神经重症专科医师培训教程

顾　问　于生元

主　编　宿英英

人民卫生出版社

·北　京·

图书在版编目（CIP）数据

神经重症专科医师培训教程 / 宿英英主编 . —北京：
人民卫生出版社，2021.9（2023.8 重印）
ISBN 978-7-117-31742-9

Ⅰ. ①神… Ⅱ. ①宿… Ⅲ. ①神经系统疾病 - 诊疗 -
岗位培训 - 教材 Ⅳ. ①R741

中国版本图书馆 CIP 数据核字（2021）第 128450 号

人卫智网	www.ipmph.com	医学教育、学术、考试、健康，
		购书智慧智能综合服务平台
人卫官网	www.pmph.com	人卫官方资讯发布平台

神经重症专科医师培训教程
Shenjing Zhongzheng Zhuanke Yishi Peixun Jiaocheng

主　　编：宿英英
出版发行：人民卫生出版社（中继线 010-59780011）
地　　址：北京市朝阳区潘家园南里 19 号
邮　　编：100021
E - mail：pmph @ pmph.com
购书热线：010-59787592　010-59787584　010-65264830
印　　刷：廊坊一二〇六印刷厂
经　　销：新华书店
开　　本：787×1092　1/16　　印张：23
字　　数：560 千字
版　　次：2021 年 9 月第 1 版
印　　次：2023 年 8 月第 2 次印刷
标准书号：ISBN 978-7-117-31742-9
定　　价：118.00 元

打击盗版举报电话：010-59787491　E-mail：WQ @ pmph.com
质量问题联系电话：010-59787234　E-mail：zhiliang @ pmph.com

编委名单

主　编　宿英英

副主编　潘速跃　江　文　张　乐　王芙蓉　王振海　滕军放

编　委　(按姓氏笔画排序)

马联胜　山西医科大学第一医院

王力红　首都医科大学宣武医院

王芙蓉　华中科技大学同济医学院附属同济医院

王胜男　南方医科大学南方医院

王彦改　首都医科大学宣武医院

王振海　宁夏医科大学总医院

邓文静　郑州大学第一附属医院

叶　红　首都医科大学宣武医院

田　飞　首都医科大学宣武医院

江　文　空军军医大学西京医院

李　玮　陆军军医大学陆军特色医学中心

肖　争　重庆医科大学附属第一医院

吴永明　南方医科大学南方医院

吴雪海　复旦大学附属华山医院

张　乐　中南大学湘雅医院

张　旭　温州医科大学附属第一医院

张　艳　首都医科大学宣武医院

张　猛　陆军军医大学陆军特色医学中心

张　蕾　昆明理工大学附属医院

张　馨　南京大学医学院附属鼓楼医院

序

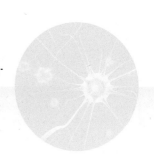

    重症监护病房(ICU)起源于 19 世纪中叶南丁格尔在医院手术室旁设立的术后病人恢复病房。1923 年 Dandy 在约翰·霍普金斯医院建立了神经外科 ICU。我国 ICU 起步较晚，1980 年广州医学院附属第一医院率先成立 ICU，1985 年解放军总医院率先成立呼吸科 ICU，1989 年首都医科大学宣武医院神经内科率先成立神经内科 ICU。随着我国经济的繁荣与医学的发展，越来越多的医院建立了神经科 ICU。但随之带来的问题是神经重症专科医师队伍不够壮大，神经重症医师的基础知识与基本技能亟待加强。

    《神经重症专科医师培训教程》是我国第一本神经重症医师的专科培训教材，由中国医师协会神经内科医师分会神经重症疾病专业委员会主任委员宿英英教授策划，委员和特邀教授合力完成。内容涵盖神经科常见急危重症，其中包括脑与脑源性多器官系统功能损伤，以及重症医学基本技能和神经重症专科技能。全书基于神经病学和危重症医学教材，重点聚焦于神经危重症的定义、诊断要点、监测治疗和预后转归，内容简明实用、重点突出，避免了与专科教科书的重复。该书的出版发行，将填补我国神经重症专科化医师培训教材的空白，为神经重症专科医师及即将从事神经重症专科的医师提供帮助与指导，由此推动我国神经科 ICU 的规范化建设和健康发展。

中国医师协会神经内科医师分会

会长　于生元

2021 年 6 月

前言

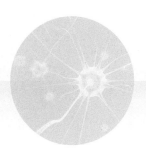

　　神经重症是神经病学的亚专业,具有神经病学与危重病学相互交融的特质。神经病学专业知识涉及神经解剖、神经电生理、神经生化、神经影像、神经药理、神经病理、神经疾病定位与定性诊断以及治疗等;危重病学专业知识涵盖危重心功能、循环功能、呼吸功能、肝肾功能、胃肠功能、凝血功能、免疫功能和营养代谢等病理生理学特征及其监护与支持。两门学科知识的掌握和运用,是对神经科 ICU 医师最基本的要求。此外,神经重症医师还需掌握与专业知识相匹配的专业技能,如颅内压、脑温、脑代谢、脑自发电、脑诱发电位和脑血流等监测技术,脑室穿刺外引流、血肿微侵袭清除、治疗性低温和血浆置换等治疗技术,脑外器官系统功能监测技术和建立人工气道、机械通气、支气管镜治疗和 ECMO 等生命支持技术。

　　为此,中国医师协会神经内科医师分会神经重症疾病专业委员会组织专家编写了本书。全书共分为两篇,即神经重症专业知识和神经重症专业技能。每一章节的编写均侧重生命监测与支持,尤其是强调"目标明确、快速简捷、准确无误"的诊治理念;每一诊疗策略均遵循基本诊治原则和最新诊治指南。希冀本书能指导神经重症医师完成规范化培训并顺利进入神经重症专业领域。

　　由于时间仓促,难免有不妥和错误之处,希望广大读者提出宝贵意见和建议,以便再版时修正。

宿英英

2021 年 6 月

目录

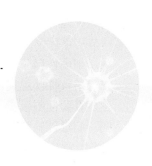

第二篇　神经重症专业技能

第一篇

神经重症专业知识

第一章

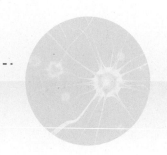

脑血管病

第一节 重症脑梗死

一、大脑半球大面积梗死

【定义】

大脑半球大面积梗死（large hemispheric infarction，LHI）是大脑中动脉供血区域≥2/3 的梗死，伴或不伴大脑前动脉 / 大脑后动脉供血区域梗死。如果 LHI 患者在发病早期神经功能缺失伴进行性意识障碍加重，并迅速出现脑疝，称为恶性大脑中动脉梗死（malignant middle cerebral artery infarction，MMI）。

【诊断要点】

1. 符合急性脑梗死发病特点。

2. 主要表现为偏瘫、偏身感觉障碍、偏盲、凝视障碍、头眼分离和失语（优势半球）。

3. 头部计算机体层血管成像（computed tomography angiography，CTA）或数字减影血管造影（digital subtraction angiography，DSA）显示大脑中动脉闭塞（图 1-1-1），计算机断层扫描（computed tomography，CT）扫描或磁共振弥散加权成像（MRI diffusion-weighted imaging，MRI-DWI）显示大脑中动脉供血区域≥2/3 缺血征象（图 1-1-2）。

4. 发病早期，美国国立卫生研究院卒中评分（National Institute of Health stroke scale，NIHSS）>15 分（非优势半球梗死）或 >20 分（优势半球梗死），伴意识障碍；发病 6 小时内梗死体积≥大脑中动脉（middle cerebral artery，MCA）供血区域 2/3，发病 6 小时内弥散加权成像（diffusion weighted image，DWI）梗死体积 >82cm^3，或 14 小时 >145cm^3，伴侧脑室和中脑受压、中线结构移位等占位效应；可伴同侧大脑前动脉和 / 或大脑后动脉供血区域受累；预示死亡风险增加。

【监测与治疗】

一旦 LHI 诊断明确，且静脉或动脉血管再通治疗受限时，除了常规抗血小板和抗凝治疗

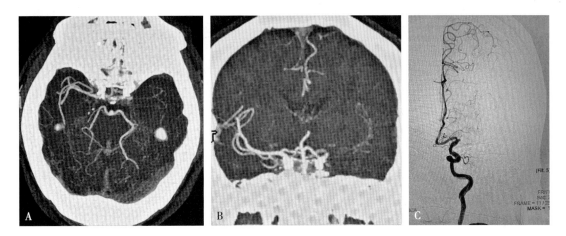

图 1-1-1　大脑中动脉闭塞

头部 CTA（图 A、图 B）和 DSA（图 C）显示：左侧大脑中动脉 M1 段闭塞。

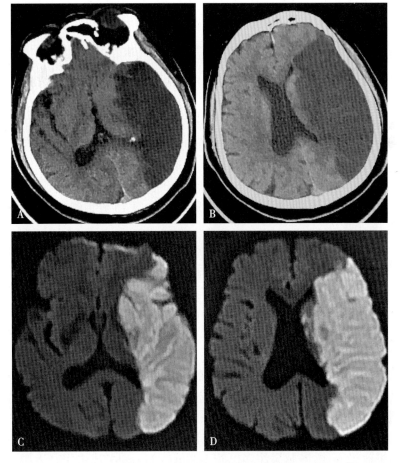

图 1-1-2　大脑中动脉供血区域梗死

头部 CT 平扫（图 A、图 B）和 MRI-DWI（图 C、图 D）显示：左侧大脑中动脉供血区域 >2/3 梗死。

外,管控脑与脑外器官系统并发症和强化生命支持,就成为降低病死率和改善神经功能预后的关键。

1. 颅内压管控

(1) 常规监测颅内压(intracranial pressure,ICP)增高征象,如头痛、恶心和呕吐、颈抵抗、眼底静脉充盈和视神经乳头水肿。定期监测头部影像占位改变。必要时予有创(脑室或脑实质)持续颅内压监测。颅内压管控的目标为 <15~20mmHg(包括颅骨切除减压术后)。

(2) 常规首选渗透性利尿剂,如 20% 甘露醇 125~250ml,或 10% 氯化钠注射液 65ml,快速静脉滴注(30 分钟),每 4~12 小时一次。维持血钠在 145~155mmol/L,血浆渗透压 ≤320mmol/L。血浆渗透压计算公式:$[2 \times (K^+ + Na^+)(mmol/L) + 葡萄糖(mmol/L) + 尿素氮(mmol/L)]$。必要时,选择治疗性低温或颅骨切除减压术(decompressive craniectomy,DC),降低颅内压。

(3) 治疗性低温(therapeutic hypothermia,TH),其不仅具有降低颅内压作用,还有神经元保护作用,从而改善预后。治疗性低温的核心温度目标为 33~35℃,持续 24~72 小时,缓慢控制性复温 24~48 小时或更长,以避免颅内压"反跳"。

(4) 颅骨切除减压术,通常切除颅骨直径 ≥12cm;此外,采取硬脑膜、颞肌、皮瓣减张缝合,以充分减压。手术指征包括:①LHI 伴意识障碍;②NIHSS>15 分;③梗死范围 ≥ 大脑中动脉供血区 2/3,伴或不伴同侧大脑前动脉和 / 或大脑后动脉供血区梗死。DC 具有显著的减压作用,因此可使 LHI 病死率大幅度下降。

2. 体温管控

(1) 常规监测体表温度,必要时予以持续核心温度(膀胱、直肠、鼻咽、脑实质)监测。核心温度管控目标为 <37.5℃。

(2) 常规选择物理降温,如体表降温。必要时药物降温,如对乙酰氨基酚,0.3g,鼻饲注入,每 4~12 小时一次,每日最大剂量不超过 2g。条件允许时予以血管内降温。降温目标为常温(36.5~37.5℃)或治疗性低温。

3. 动脉血压管控

(1) 常规监测袖带血压,在血压不稳定情况下,至少每 15 分钟测量一次。必要时予以有创持续动脉血压监测。

(2) 血压管控目标因治疗方法不同而异。血管内治疗(endovascular treatment,EVT)前,血压管控目标为 <180/105mmHg。EVT 后,血管再通良好[改良脑梗死溶栓(modified thrombolysis in cerebral infarction,mTICI)分级 ≥2b 级]时,血压管控目标为 <140/90mmHg,或低于基础血压 20mmHg;EVT 后血管再通不佳(mTICl 分级 ≤2a 级)或存在血管再闭塞风险时,血压管控目标不宜过低。颅骨切除减压术前,血压管控目标为 ≤180/100mmHg;术后 8 小时内收缩压管控目标为 140~160mmHg。

(3) 常规选择静脉滴注 β 受体阻滞剂,如拉贝洛尔静脉泵注,1~4mg/min;或 α 受体阻滞剂,如乌拉地尔静脉泵注,6~24mg/h;必要时选择血管扩张剂,如硝普钠静脉泵注,0.5~10μg/(kg·min);或尼卡地平静脉泵注,0.5~10μg/(kg·min);用药前须排除颅内压增高。用药期间,避免血压下降过快或过低;一旦血压低于管控目标值,快速静脉滴注 0.9% 氯化钠溶液 500ml 扩容升压;如果效果不佳,静脉泵注多巴胺 1~20μg/(kg·min),或去甲肾上腺素 0.05~0.2μg/(kg·min)。

4. 血氧管控

(1) 常规监测血氧和血气分析指标。血氧管控目标为 $SpO_2 \geq 94\%$，$PO_2 \geq 75mmHg$（PCO_2 35~45mmHg）。当颅内压增高时，管控目标为 $PO_2 > 100mmHg$（PCO_2 35~40mmHg）。

(2) 常规符合格拉斯哥昏迷评分（Glasgow coma scale，GCS）≤8 分、$PO_2 < 60mmHg$、$PCO_2 > 50mmHg$ 或气道功能不全等条件时，予以气管插管和 / 或机械通气。

5. 血钠管控

(1) 常规监测静脉血钠或动脉抗凝全血钠（血气分析），必要时每 1~6 小时一次。血钠管控目标为 135~145mmol/L。当颅内压增高时，血钠管控目标为 145~155mmol/L。

(2) 低钠血症时，限制管饲或静脉水摄入，促进水排出（减轻稀释性低血钠）；轻度低钠血症（>130mmol/L）时，增加管饲钠摄入，如 10% 氯化钠溶液 20~40ml，每 6~12 小时一次；重度低钠血症（<130mmol/L）时，静脉泵注 3% 氯化钠溶液 20~35ml/h，并根据血钠浓度调整泵注速度和泵注总量。

(3) 高钠血症时，限制管饲或静脉钠摄入，增加管饲水泵注或静脉等渗溶液泵注，但需避免血钠降低速度过快，每日降低血钠限制在 8~10mmol/L，每小时限制在 <0.5mmol/L，以防渗透性脑病。

6. 血糖管控

(1) 常规监测静脉血清血糖，或末梢血糖（注意核对测量误差）。必要时持续监测静脉血清血糖。鉴别短期（应激性）血糖增高时，同时检测糖化血红蛋白（glycosylated hemoglobin，GHb）（正常范围内）。血糖管控目标为 7.8~10mmol/L。

(2) 常规选择短效胰岛素静脉持续泵注，如胰岛素注射液 40IU，加入生理盐水 39ml 中，起始泵注速度 1~2ml/h。泵注胰岛素期间，每 2~6 小时监测一次血糖，并根据血糖变化调整胰岛素泵注速度和泵注总量，避免低血糖发生。持续肠内泵注营养液时，需要同时静脉泵注胰岛素，以控制血糖。

7. 胃肠功能

(1) 常规监测胃肠功能，包括急性胃肠损伤（acute gastrointestinal injury，AGI）评分。

(2) 胃肠功能正常时，尽早开始肠内营养。AGI 评分≥Ⅰ级时，调整肠内营养方案；肠内营养不足时，需辅以肠外营养。

8. 系统并发症管控　系统并发症是影响 LHI 病死率的重要因素，其中肺炎发生率为 72.2%~94.4%，心功能异常发生率为 33.3%~38.9%，应激性溃疡伴消化道出血发生率为 11.1%~22.2%，电解质紊乱发生率为 83.3%~88.9%，肾功能障碍发生率为 22.2%~50%，深静脉血栓发生率为 13%~35%。有关并发症管控参见"第十一章"。

【预后评估】

常规预后追踪时间为病后 3、6、12 个月，主要预后评估指标为病死率、改良 Rankin 评分（modified Rankin scale，mRS）；次要评估指标为 NIHSS、并发症、神经重症监护病房（neuro ICU，简称神经 ICU）停留时间，以及住院时间等。通过预后追踪可对 LHI 监测与治疗效果作出评价。

LHI 的病死率为 61%~78%，不良预后率为 43%~89%。随着治疗方法的改进，病死率（17%~50%）和不良预后率（14%~61%）有所下降。

【诊治流程】

诊治流程见图 1-1-3。

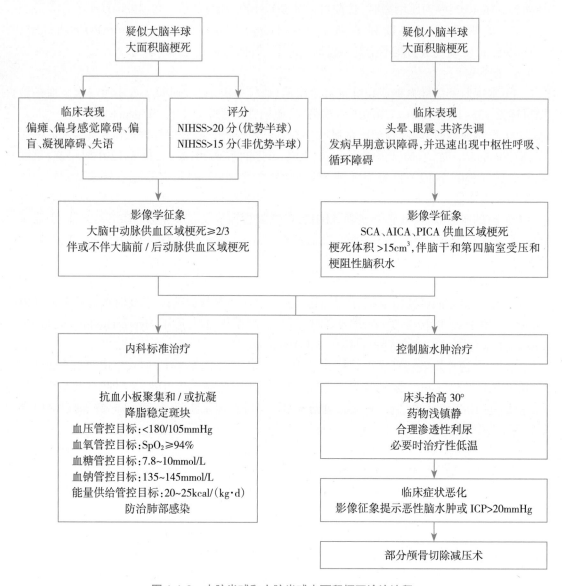

图 1-1-3 大脑半球和小脑半球大面积梗死诊治流程

NIHSS. 美国国立卫生研究院卒中评分；SCA. 小脑上动脉；AICA. 小脑前下动脉；PICA. 小脑后下动脉；ICP. 颅内压。

二、小脑半球大面积梗死

【定义】

小脑半球大面积梗死（large cerebellar hemisphere infarction，LCHI）是小脑 3 支主干动脉供血区域的梗死，通常 > 小脑半球 2/3。如果 LCHI 患者在发病早期神经功能缺失伴意识障碍，并迅速出现中枢性呼吸、循环障碍（小脑扁桃体下疝），则称为恶性小脑动脉梗死

（malignant cerebellar artery infarction，MCI）。

【诊断要点】

1. 符合急性脑梗死发病特点。

2. 主要表现为头晕、眼震和共济失调。

3. 头部 CTA 或 DSA 显示小脑动脉闭塞（图 1-1-4），CT 或 MRI 显示小脑上动脉（superior cerebellar artery，SCA）、小脑前下动脉（anterior inferior cerebellar artery，AICA）、小脑后下动脉（posterior inferior cerebella artery，PICA）供血区域缺血征象（图 1-1-4、图 1-1-5）。

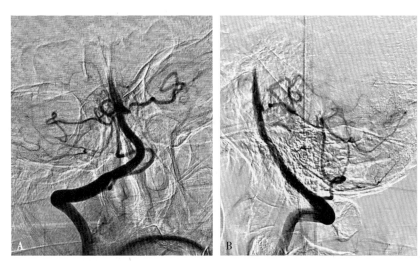

图 1-1-4 小脑动脉闭塞

A. 正位；B. 侧位。DSA 正位、侧位均显示小脑后下动脉远端闭塞。

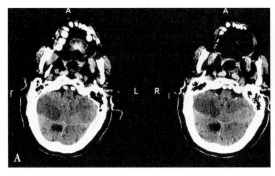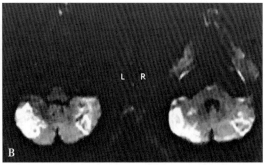

图 1-1-5 小脑动脉供血区域梗死

A. 头部 CT 扫描显示：小脑后下动脉供血区域梗死；B. 头部 MRI-DWI 显示：小脑后下动脉供血区域梗死。

4. 发病早期颅内压增高征象突显，伴意识障碍或呼吸、循环功能障碍；梗死体积 >15cm³，伴脑干和第四脑室受压以及梗阻性脑积水；预示死亡风险增加。

【监测与治疗】

LCHI 与大脑半球大面积梗死的监测与治疗相似，但需更加关注颅内压管控和生命支持。

1. 颅内压管控

(1) 常规监测颅内压增高征象,尤其是头痛伴呕吐、强迫头位和颈抵抗、呼吸和循环指标改变。必要时予以侧脑室或小脑半球脑实质持续颅内压监测,管控目标为 15~20mmHg。

(2) 常规首选渗透性利尿剂、治疗性低温等内科治疗(参考本节"大脑半球大面积梗死"内容)。必要时,选择脑室穿刺外引流术(external ventricular drainage,EVD)、颅骨切除减压术等外科治疗。

(3) 脑室穿刺外引流术,是 LCHI 伴梗阻性脑室积水的紧急外科干预手段,可快速降低颅内压,减少 LCHI 病死率。常规选择侧脑室穿刺外引流术,如若引流不畅而颅内压增高不能缓解时,需紧急采取颅骨切除减压术。

(4) 颅骨切除减压术,是更为直接有效的外科干预方法,通常采取单侧或双侧枕骨切除,硬脑膜、枕部肌、皮瓣减张缝合,以充分缓解后颅窝压力。手术指征包括:①临床征象进行性恶化,出现枕骨大孔疝早期表现;②神经影像提示后颅窝饱满,第四脑室严重受压;③内科保守治疗和脑室穿刺外引流治疗效果不佳。

2. 生命支持　基础生命支持,如体温、血压、血氧、血钠、血糖、代谢和各种系统并发症的管控与大脑半球大面积梗死相似(参见本节"大脑半球大面积梗死"内容),但更需加强呼吸频率和心率的监测,随时做好降低颅内压、机械通气和强心升压的准备。

【预后评估】

预后评估方法同大脑半球大面积脑梗死。LCHI 病死率为 27.9%,若伴有昏迷,则高达85%;若予脑室外引流术,或部分颅骨切除减压术,可降至 18% 和 23%。LCHI 不良预后率为45.6%,予脑室外引流术,或部分颅骨切除减压术后,仍无明显下降。

【诊治流程】

诊治流程见图 1-1-3。

三、重症脑干梗死

【定义】

脑干梗死中,基底动脉尖综合征(top of the basilar syndrome,TOBS)(中脑受累)、基底动脉闭塞综合征(basilar artery occlusion syndrome,BAOS)(脑桥受累)和小脑后下动脉闭塞综合征(posterior inferior cerebellar artery syndrome,PICAS)(延髓受累)最为常见,且具有高病死率和高残疾率。

1. 基底动脉尖综合征　是基底动脉远端(尖部)闭塞,使基底动脉尖部、双侧大脑后动脉(皮层支和中央支)、双侧小脑上动脉共 5 个分支动脉对称或非对称供血障碍,引起丘脑、中脑、小脑半球上部、颞叶下部、枕叶和部分顶叶对称性或非对称梗死(可向下波及脑桥)的一组临床综合征。重症 TOBS 具有长期、严重意识障碍特征。

2. 基底动脉闭塞综合征　是基底动脉中段闭塞,使基底动脉旁中央支、短旋支和长旋支供血障碍,引起双侧脑桥梗死的一组临床综合征。重症 BAOS 具有长期、严重运动障碍特征。

3. 小脑后下动脉闭塞综合征　是基底动脉近端或椎动脉闭塞(发出小脑后下动脉占70%~75%),使小脑后下动脉供血障碍,导致延髓背外侧梗死(可波及桥延部呼吸中枢)的一组临床综合征。重症 PICAS 具有长期、严重呼吸泵衰竭特征。

这些特征常常导致患者病情危重并影响远期预后。

【诊断要点】

1. **基底动脉尖综合征** 其临床表现复杂多样,如意识障碍伴或不伴幻觉、各种眼球运动障碍(垂直性注视麻痹、垂直性眼震、中脑性斜视、核间性眼肌麻痹)、瞳孔大小或形状异常、偏侧或双侧肢体瘫痪、不自主运动和假性延髓麻痹等,其中长期昏迷不醒最具特征。头部 CTA、磁共振血管成像(magnetic resonance angiography,MRA)和 DSA 显示基底动脉尖部血管闭塞(图 1-1-6),头部 CT 扫描或磁共振(MRI)显示相应部位缺血梗死(图 1-1-7)。

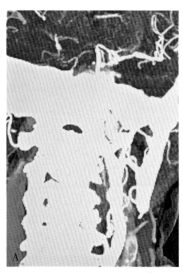
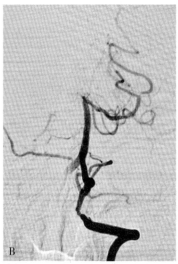
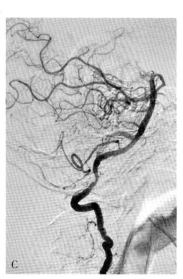

图 1-1-6 基底动脉尖部血管闭塞

A. 头部 CTA 显示:基底动脉尖部闭塞;B、C. DSA 显示:基底动脉尖部闭塞,右侧大脑后动脉 P1 闭塞和右侧小脑上动脉闭塞。

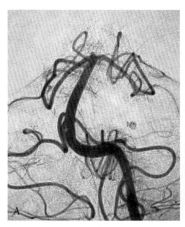
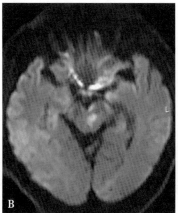
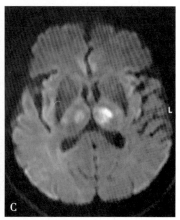

图 1-1-7 基底动脉尖部血管供血区域梗死

A. 头部 DSA 显示:基底动脉尖部闭塞,左脑大脑后动脉 P1 闭塞;B、C. 取栓术后 MRI-DWI 显示:中脑、丘脑梗死。

2. 基底动脉闭塞综合征 又称"闭锁综合征（locked-in syndrome, LIS）"，其经典临床征象是"貌似昏迷"而非昏迷，临床上唯一可以证明意识仍然存在的依据是用眼球垂直运动示意；此外，还表现为四肢瘫痪和假性延髓麻痹。脑桥凝视中枢、三叉神经核、面神经核和锥体束受损，是引起言语和运动功能障碍，并失去与外界沟通能力的原因。头部 CTA、MRA 和DSA 显示基底动脉中段闭塞（图 1-1-8），头部 CT 扫描或 MRI 显示双侧脑桥缺血梗死（图 1-1-9）。

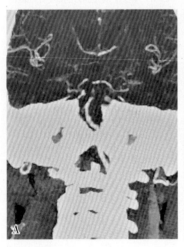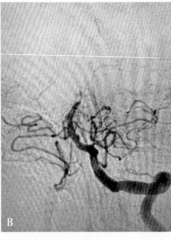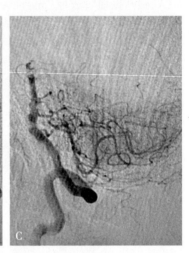

图 1-1-8 基底动脉中段闭塞

头部 CTA（A）显示：基底动脉中段闭塞；DSA（B、C）显示：基底动脉中段闭塞。

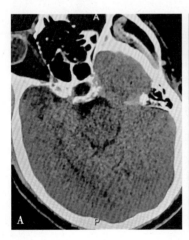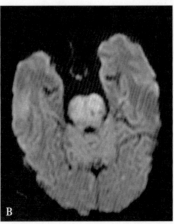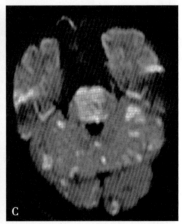

图 1-1-9 双侧脑桥梗死

头部 CT 扫描（A）显示：脑桥可疑低信号；MRI-DWI（B、C）显示：双侧脑桥梗死灶。

3. 小脑后下动脉闭塞综合征 又称"延髓背外侧综合征（lateral medullary syndrome, LMS）"。除了眩晕伴眼球震颤、真性神经性延髓麻痹、同侧面部和对侧肢体痛温觉障碍、同侧小脑性共济失调、同侧霍纳综合征（Horner syndrome）5 项经典临床表现外，还可出现中枢型睡眠呼吸暂停综合征（central sleep apnea syndrome）（又称"Ondine curse 综合征"）。其特征性临床表现为睡眠时非随意自主呼吸消失，即自发性呼吸运动暂停，胸式和腹式呼吸消失，口鼻无气流流动,并至少持续>10秒,高碳酸血症也不能驱动呼吸运动;而清醒时,因随意呼吸(大脑皮质管控的呼吸运动神经元)正常而维持呼吸运动。Ondine curse综合征的病理基础是延髓启动呼吸的神经元受损、反射性呼吸调节中枢受损和中枢性化学感受器受损。头部CTA、MRA和DSA显示小脑后下动脉闭塞(图1-1-10),头部CT扫描或MRI显示延髓背外侧缺血梗死(图1-1-11)。

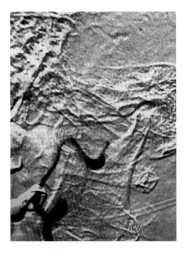 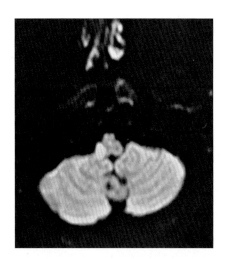

图 1-1-10　小脑后下动脉闭塞
头部 DSA 显示:椎动脉伴小脑后
下动脉闭塞。

图 1-1-11　延髓背外侧梗死
头部 MRI-DWI 显示:延髓右侧背外侧
部梗死病灶。

【监测与治疗】

脑干梗死与大脑半球大面积梗死的监测与治疗相似,但需更加关注意识障碍、呼吸功能障碍、吞咽功能障碍、肢体功能障碍及其相关并发症。

1. 意识障碍监测与治疗　对TOBS患者必须进行昏迷监测与评估,如GCS、特殊意识障碍(醒状昏迷)、脑电图(electroencephalogram,EEG)和短潜伏期体感诱发电位(short latency somatosensory evoked potentials,SLSEP)监测与评估。可试行各种促醒治疗,如药物、电刺激、磁刺激和经络刺激等。

2. 呼吸功能监测与治疗　对LMS患者必须进行呼吸功能评估,尤其睡眠(无论白日或夜间)状态下的呼吸功能评估,其中包括呼吸频率、呼吸幅度、呼吸形式评估以及血气分析。一旦Ondine curse综合征确诊,应即刻予以有创或无创呼吸机支持。如果呼吸泵衰竭恢复,则仍然存在撤机的可能,但必须基于呼吸功能评估基本正常。出院后,仍需建立长期呼吸功能评估计划和/或带机(无创或有创呼吸机)睡眠方案。此外,可试行膈肌起搏器置入,以启动呼吸运动,但不建议使用呼吸兴奋剂,因其作用有限或不确定。

TOBS和LIS很少发生呼吸泵衰竭,但因意识障碍、吞咽障碍、咳嗽障碍和长期卧床而引发细菌性肺炎,严重时可迁延不愈或反复复发,其监测与治疗参见"第十一章"。

3. 吞咽功能监测与治疗　TOBS、BAOS和LMS患者的真性或假性神经性延髓麻痹严重。监测与评估方法包括饮水吞咽试验,若≥3,需要启动肠内营养支持方案。如果存在意识障碍,不宜实施饮水吞咽试验,直接予以肠内营养即可。

4. 肢体功能监测与治疗 TOBS、BAOS 患者的言语、吞咽和肢体运动功能障碍严重,并且持续时间较长,因此需要尽早制订评估和康复方案,从而改变神经功能残疾状态,提高生活质量。

【预后评估】

预后评估方法同大脑半球大面积梗死。TOBS 的病死率为 29.5%,不良预后率为 35.5%。BAOS 的病死率为 45%~86%。经静脉溶栓、动脉溶栓和血管内治疗后,病死率分别为 43.16%、45.56% 和 31.4%;不良预后率分别为 69%、71% 和 64.78%。LMS 的病死率为 4.5%~26%。不良预后率为 40.8%。

【诊治流程】

诊治流程见图 1-1-12。

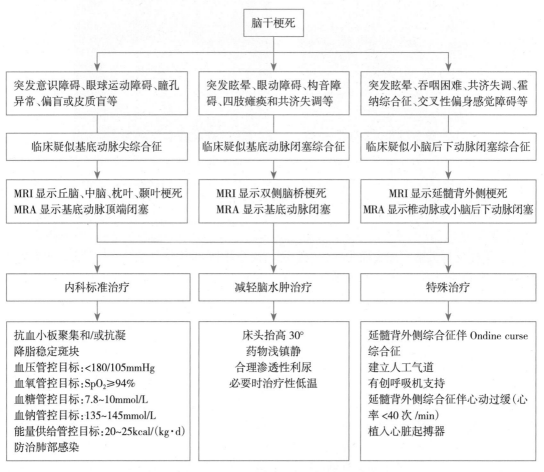

图 1-1-12 脑干梗死诊治流程

MRI. 磁共振;MRA. 磁共振血管成像。

四、急性缺血性卒中血管内治疗后早期神经功能恶化

【定义】

急性缺血性卒中血管内治疗后早期神经功能恶化,是指急性缺血性卒中(acute

ischemic stroke, AIS）患者，在血管内治疗（EVT）72 小时内，发生的早期神经功能恶化（early neurological deterioration, END）。END 是急性缺血性卒中治疗过程中出现的急危重症，发生率为 32.1%~42.9%，病死率为 38.5%~42.5%，不良预后（mRS≥3 分）率为 94.9%~97.2%。

【诊断要点】

1. 急性缺血性卒中血管内治疗后 72 小时内病情恶化，表现为 NIHSS 高于基线≥4 分，或 NIHSS-Ia 高于基线≥1 分。

2. END 临床类型包括缺血进展（ischemia progression, IS）、症状性脑出血（symptomatic intracranial hemorrhage, sICH）和血管源性脑水肿（vasogenic cerebral edema, VCE）。IS 的确诊依据为头部 MRI 提示原梗死区域扩大，或其他动脉供血区域新发梗死[DWI 高信号和表观弥散系数（apparent diffusion coeffecient, ADC）低信号]（图 1-1-13），或连续头部 CT 扫描显示梗死区域扩大。sICH 的确诊依据为头部 CT 扫描提示梗死后出血（图 1-1-14）。VCE 的确诊依据为头部 MRI 提示梗死区域 DWI 和 ADC 高信号，或头部双能 CT 扫描显示造影剂外渗（图 1-1-15）。

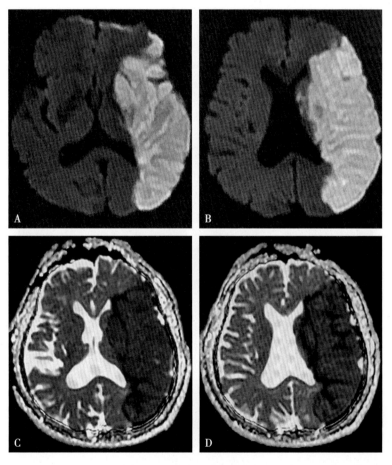

图 1-1-13 梗死区域扩大

A、B. MRI-DWI 显示高信号；C、D. ADC 显示低信号。

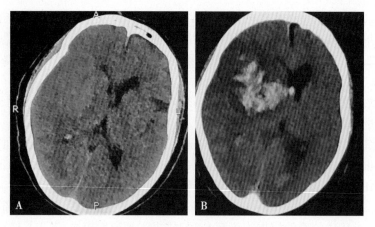

图 1-1-14　梗死后出血转化（血肿）

A. 头部 CT 扫描：术后第 1 日右侧半球肿胀；B. 术后第 2 日双能 CT/VNC 序列显示：右侧半球基底节区出血病灶。

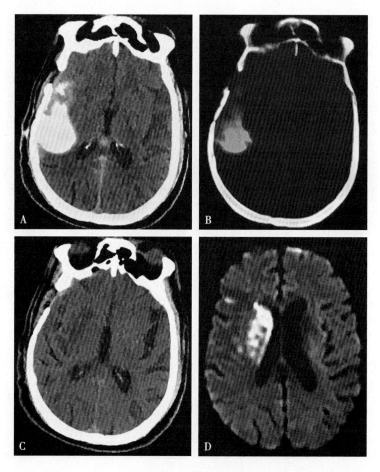

图 1-1-15　造影剂外渗

A. 头部 CT 扫描显示：右侧颞叶局部高信号影；B. 双能 CT-IOM 序列显示：造影剂外渗；C. 双能 CT-VNC 序列显示：与造影剂外渗对应区域无出血性高信号影；D. MRI-DWI 显示：右侧脑室旁核心梗死灶。

【监测与治疗】

EVT 后 END 监测与管控分为两个阶段：①第一阶段针对 END 风险，重点是维护合理的脑血流灌注和规范的抗栓、抗凝；②第二阶段针对 END，重点是不同类型的 END 予以不同的监测与管控对策。

1. 脑血流灌注监测与管控

（1）血压监测与管控：EVT 后血压管控目标与非 EVT 不同，主要包括以下几点。

1）通常要求血压监测频率更高，即 EVT 后 24 小时内袖带式无创间断血压检测，每 2 小时一次；24~72 小时时间段内，每 4~6 小时一次。有条件的情况下，可采取有创持续动脉血压监测，以实时动态观察血压变化。

2）血压管控目标更加严格，通常要求血压 <180/105mmHg；有条件的情况下，应实现管控目标个体化，如基于经颅多普勒超声（transcranial Doppler，TCD）指导下的血压管控目标。由此，可避免脑血流过度灌注导致的血管源性脑水肿和症状性脑出血，或脑血流灌注过低导致的进展性卒中。

3）血压管控的方法，最好采用药物微量泵，泵注降血压药物或升血压药物，例如：①缓慢静脉注射负荷量乌拉地尔 10~50mg（5 分钟后降血压效果不佳时可重复 1 次），后续静脉泵注维持量 50~200μg/min；②静脉泵注多巴胺 1~20μg/（kg·min），之前先予 0.9% 氯化钠溶液 500ml 扩容。

（2）颅内压监测与管控：对 EVT 后清醒患者，重点监测头痛、呕吐、瞳孔改变和意识障碍。EVT 后常常受麻醉镇静药物影响，临床监测指标受到影响，因此在有条件情况下，予以无创 TCD 监测，或有创脑室 / 脑实质颅内压监测，颅内压管控目标为 <15~20mmHg。降颅内压治疗可选择静脉滴注 20% 甘露醇 125~250ml，每 4~6 小时一次；或深静脉滴注 10% 高渗盐水 65ml，每 6~8 小时一次。

（3）个体化监测与管控：TCD 技术具有床旁、无创、动态、可重复的优势。EVT 后，TCD 监测可成为 EVT 术中 DSA 的延续，其不仅可提供脑血管开通信息，还可提供脑血流状态信息和颅内压波动信息（表 1-1-1）。通常 EVT 后每 12~24 小时监测一次，连续 3 日，并按监测结果调整治疗方案，如补充血容量、升高血压、降低血压和降低颅内压等，从而实现个体化血流灌注管控。

表 1-1-1 经颅多普勒超声（TCD）主要监测参数

指标	指标英文全称及缩写	管控目标
同侧收缩期峰值流速 /（cm·s^{-1}）	ipsilateral peak systolic velocity（iPSV）	74<iPSV<118
同侧平均血流速度	ipsilateral mean flow velocity（iMFV）	< 对侧 125%
同侧平均血流速度 / 平均动脉压	ipsilateral mean flow velocity/mean blood pressure（iMFV/MBP）	0.84
同侧搏动指数	ipsilateral pulse index（iPI）	<1.11
缺血溶栓 - 经颅多普勒超声血流分级	thrombolysis in brain ischemia-transcranial Doppler flow grades（TIBI-TCD）	>4

2. 抗栓、抗凝监测与管控 EVT 过程中，可能接受抗栓、抗凝治疗，如替罗非班［0.4μg/（kg·min），静脉滴注 30 分钟，总剂量 <1mg；后续静脉泵入 0.15μg/（kg·min），维持 24 小时］；EVT 术后 24 小时经头部 CT 扫描证实无出血征象时，需要接受规范化抗血小板、抗凝治疗，

如阿司匹林（100mg/d）和 / 或氯吡格雷（75mg/d），可重叠替罗非班。在此过程中，需要监测出凝血临床指标、实验室指标和影像学指标。

3. END 监测与管控 EVT 后头部影像检查，包括头部 CT 扫描（平扫 CT、CTA、CTP）和头部磁共振类检查（MRI、DWI、SWI、MRA），通常在 EVT 后即刻实施和 EVT 术后 24 小时重复实施。其目的为：①发现 END 前脑恶化迹象，如新梗死病灶、微小出血病灶、脑水肿肿胀、脑室受压和中线结构移位等，以预警 END 风险；②对缺血进展、症状性脑出血和血管源性脑水肿进行快速确诊。一旦 END 诊断明确，缺血进展可参考本节"大脑半球大面积梗死"相关内容，症状性脑出血可参考本章第二节，血管源性脑水肿可参考第十章第三节。

【预后评估】

预后评估方法同大脑半球大面积梗死。END 的神经功能受损严重，近期（出院时）病死率为 35%~43%，不良预后率（mRS≥3 分）为 94%~97%；远期病死率和不良预后率更差。因此，EVT 后和 END 后均需强化监测与管控。

【诊治流程】

诊治流程见图 1-1-16。

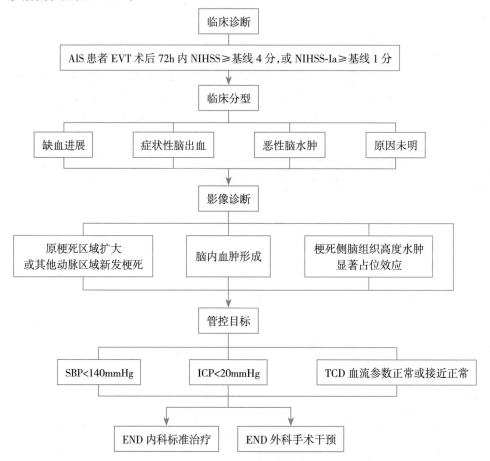

图 1-1-16 EVT 后 END 诊治流程

AIS. 急性缺血性卒中；EVT. 血管内治疗；NIHSS. 美国国立卫生研究院卒中评分；SBP. 收缩压；ICP. 颅内压；TCD. 经颅多普勒超声；END. 早期神经功能恶化。

（宿英英）

推荐阅读文献

［1］AHN S H,KIM B J,KIM Y J,et al. Patterns and outcomes of the top of the basilar artery syndrome:the role of the posterior communicating artery. Cerebrovasc Dis,2018,46(3-4):108-117.

［2］CHEN H B,SU Y Y,HE Y B,et al. Controlling blood pressure under transcranial doppler guidance after endovascular treatment in patients with acute ischemic stroke. Cerebrovasc Dis,2020,49(2):160-169.

［3］DORNAK T,KRAL M,SANAK D,et al. Intravenous thrombolysis in posterior circulation stroke. Front Neurol,2019,10:1-8.

［4］GORY B,MAZIGHI M,LABREUCHEL J,et al. Predictors for mortality after mechanical thrombectomy of acute basilar artery occlusion. Cerebrovasc Dis,2018,45(1-2):61-67.

［5］HE Y B,SU Y Y,RAJAH G B,et al. Trans-cranial Doppler predicts early neurologic deterioration in anterior circulation ischemic stroke after successful endovascular treatment. Chin Med J(Engl),2020,133(14):1655-1661.

［6］JEONG H G,KIM B J,YANG M H,et al. Neuroimaging markers for early neurologic deterioration in single small subcortical infarction. Stroke,2015,46(3):687-691.

［7］JUTTLER E,UNTERBERG A,WOITZIK J,et al. Hemicraniectomy in older patients with extensive middle-cerebral-artery stroke. N Engl J Med,2014,370(12):1091-1100.

［8］KIM J M,BAE J H,PARK K Y,et al. Incidence and mechanism of early neurological deterioration after endovascular thrombectomy. J Neurol,2019,266(3):609-615.

［9］KIM J M,MOON J,AHN S W,et al. The etiologies of early neurological deterioration after thrombolysis and risk factors of ischemia progression. J Stroke Cerebrovasc Dis,2016,25(2):383-388.

［10］KIM T J,NAM H,HONG J H,et al. Dysphagia may be an independent marker of poor outcome in acute lateral medullary infarction. J Clin Neurol,2015,11(4):349-357.

［11］KNEIHSL M,NEDERKORNL K,DEUTSCHMANN H,et al. Increased middle cerebral artery mean blood flow velocity index after stroke thrombectomy indicates increased risk for intracranial hemorrhage. J Neurointerv Surg,2018,10(9):882-887.

［12］LANSBERG M G,THIJS V N,OBRIEN M W,et al. Evolution of apparent diffusion coefficient,diffusion-weighted,and T2-weighted signal intensity of acute stroke. AJNR Am J Neuroradiol,2001,22(4):637-644.

［13］NEUGEBAUER H,WITSCH J,ZWECKBERGER K,et al. Space-occupying cerebellar infarction:complications,treatment,and outcome. Neurosurg Focus,2013,34(5):1-13.

［14］SENERS P,TURC G,OPPENHEIM C,et al. Incidence,causes and predictors of neurological deterioration occurring within 24 h following acute ischaemic stroke:a systematic review with pathophysiological implications. J Neurol Neurosurg Psychiatry,2015,86(1):87-94.

［15］SENERS P,TURC G,TISSERAND M,et al. Unexplained early neurological deterioration after intravenous thrombolysis:incidence,predictors,and associated factors. Stroke,2014,45(7):2004-2009.

［16］SHENG K,TONG M. Therapy for acute basilar artery occlusion:a systematic review and meta-analysis. F1000Res,2019,8:1-17.

［17］SOOD R,YANG Y,TAHERI S,et al. Increased apparent diffusion coefficients on MRI linked with matrix metalloproteinases and edema in white matter after bilateral carotid artery occlusion in rats. J Cereb Blood Flow Metab,2009,29(2):308-316.

［18］SU Y Y,FAN L L,ZHANG Y Z,et al. Improved neurological outcome with mild hypothermia in surviving patients with massive cerebral hemispheric infarction. Stroke, 2016, 47 (2): 457-463.

[19] TROUILLAS P, KUMMER R V. Classification and pathogenesis of cerebral hemorrhages after thrombolysis in ischemic stroke. Stroke, 2006, 37 (2): 556-561.

[20] VAHEDI K, HOFMEIJER J, JUETTLER E, et al. Early decompressive surgery in malignant infarction of the middle cerebral artery: a pooled analysis of three randomised controlled trials. Lancet Neurol, 2007, 6 (3): 215-222.

[21] WEIMER J M, JONES S E, FRONTERA J A. Acute cytotoxic and vasogenic edema after subarachnoid hemorrhage: A quantitative MRI study. AJNR Am J Neuroradiol, 2017, 38 (5): 928-934.

[22] ZHANG Y B, SU Y Y, HE Y B, et al. Early neurological deterioration after recanalization treatment in patients with acute ischemic stroke: a retrospective study. Chin Med J (Engl), 2018, 131 (2): 137-143.

[23] ZHAO J W, SU Y Y, ZHANG Y, et al. Decompressive hemicraniectomy in malignant middle cerebral artery infarct: a randomized controlled trial enrolling patients up to 80 years old. Neurocrit Care, 2012, 17 (2): 161-171.

第二节　重症脑出血

【定义】

自发性脑出血（intracerebral hemorrhage, ICH）发病早期表现为局限性神经功能缺损, 如果伴有意识障碍（GCS≤8 分）、瞳孔不等大、呼吸节律异常, 提示大容积 ICH。头部 CT 扫描显示大脑半球出血≥30ml、丘脑出血≥15m、小脑出血≥15ml, 以及脑干出血≥5ml 时, 可确诊为大容积 ICH。

【诊断要点】

1. **临床表现** 大容积 ICH 起病急, 进展迅速, 表现为头痛、呕吐、局限性神经功能缺损, 伴意识障碍、瞳孔改变和呼吸节律异常。

2. **影像学检查** 头部 CT 扫描显示: 大脑半球出血≥30ml、脑干出血≥5ml、丘脑或小脑出血≥15ml; 血肿占位效应明显, 引起脑组织结构移位; 或破入脑室, 导致脑积水（图 1-2-1）。

【监测与治疗】

大容积 ICH 的主要治疗为清除血肿, 围手术期加强生命支持和各器官功能维护。

1. **血肿清除**

（1）监测指标: 围手术期常规监测呼吸、心率、血压和瞳孔等生命体征变化, 间断监测 GCS 和 NIHSS。

（2）手术方案

1）幕上出血首选微侵袭血肿清除术联合尿激酶（20 000~40 000IU, 可酌情增减）或 rt-PA（1.0mg, 8 小时一次, 总量≤9.0mg）治疗方案。手术指征为: ①高血压脑出血发病 72 小时内; ②血肿体积 20~40ml、GCS≥9 分。

2）对幕上血肿 >40ml 伴占位效应明显和意识障碍恶化患者, 可选择: ①微侵袭血肿清除术联合尿激酶（20 000~40 000IU, 酌情增减）。②rt-PA（1.0mg, 8 小时一次, 总量≤9.0mg）治疗方案。③开颅血肿清除手术方案: 手术目标为残余血肿体积≤15ml。对小脑血肿直径 >3cm 伴脑干受压或脑积水患者, 可选择开颅血肿清除治疗方案; 手术目标为尽快清除血肿和减压。

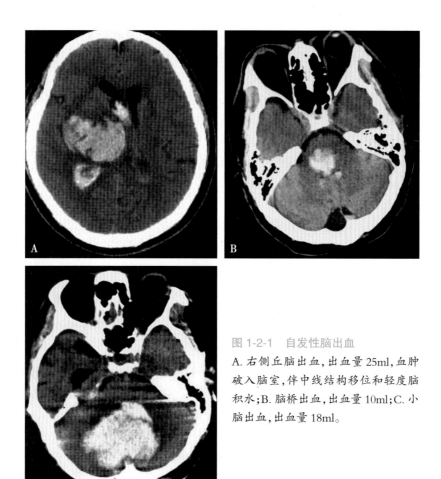

图 1-2-1 自发性脑出血

A.右侧丘脑出血,出血量 25ml,血肿破入脑室,伴中线结构移位和轻度脑积水;B.脑桥出血,出血量 10ml;C.小脑出血,出血量 18ml。

3)对血肿破入脑室患者,可选择脑室穿刺外引流联合脑室内注射尿激酶(20 000~40 000IU,酌情增减),或 rt-PA(1.0mg,8 小时一次,总量≤12.0mg)治疗方案。必要时,联合腰椎穿刺置管引流,加速血性脑脊液清除。

4)对脑干出血患者,不宜手术清除血肿治疗,但伴有脑积水时,可行脑室穿刺外引流术。

2. 颅内压管控

(1)监测指标:常规监测颅内压增高征象,如头痛、恶心、呕吐,眼底静脉充盈或视神经乳头水肿,颈抵抗和影像学占位效应。必要时,予有创持续(脑室或脑实质)颅内压监测。

(2)治疗方案:对颅内压增高并伴早期脑疝征象患者,常规首选快速静脉滴注渗透性利尿剂,如 20% 甘露醇(125~250ml)或高浓度氯化钠溶液(10% 氯化钠注射液 65ml),每 4~12 小时一次。颅内压管控目标为≤20mmHg,颅内压变异性 <2.8mmHg/h。

3. 体温管控

(1)监测指标:常规监测体表温度,在有条件的情况下,监测更加接近脑温的核心(膀胱、直肠、鼻咽深部)温度。

(2)管控方法:①常规物理降温;②必要时药物降温(非甾体抗炎药),如对乙酰氨基酚

(0.3g)管饲注入,每 4~12 小时一次,每日最大剂量不超过 2g;③必要时,予血管内降温,管控目标为 36.5~37.5℃。降温或低温规范参见《神经重症低温治疗中国专家共识》。

4. 血压管控

(1) 监测指标:常规监测袖带血压;在血压不稳定情况下,至少每 15 分钟测量一次,以免血压过度、过快波动。必要时,予持续动脉血压监测。

(2) 治疗方案:可选择静脉持续泵注尼卡地平、乌拉地尔、拉贝洛尔,血压管控目标为 <140/90mmHg。但对大容积脑出血患者,须保证足够的脑灌注压(cerebral perfusion pressure, CPP),以避免脑缺血。

5. 血氧管控

(1) 监测指标:常规监测呼吸频率、节律和幅度。必要时监测血气分析。

(2) 治疗方案:对 GCS≤8 分、PO_2<60mmHg、PCO_2>50mmHg 或气道功能不全患者,予以气管插管和 / 或机械通气。血氧管控目标为 SpO_2≥94%,PaO_2≥75mmHg,$PaCO_2$ 35~45mmHg。

6. 血钠管控

(1) 监测指标:常规监测(每 6 小时,或 12 小时,或 24 小时)静脉血钠或动脉抗凝全血钠(血气分析)。

(2) 治疗方案:控制水、钠出入量。纠正高钠血症时,避免短时间内血钠快速降低,即每日血钠降低 8~10mmol/L,或 <0.5mmol/(L·h),以避免渗透性脑病。血钠管控目标为 135~155mmol/L,血浆渗透压管控目标为 280~330mmol/L。

7. 血糖管控

(1) 监测指标:常规监测静脉血清血糖,或末梢血糖(注意核对测量误差)。必要时持续监测静脉血清或组织血糖。

(2) 治疗方案:常规选择短效胰岛素静脉持续泵注,如胰岛素注射液 40IU 加入生理盐水 39ml 中,起始泵注速度 1~2ml/h,每 1~4 小时监测一次血糖,并根据血糖变化调整胰岛素泵注速度和泵注总量。血糖管控目标为 7.8~10mmol/L,但须警惕低血糖发生。持续肠内泵注营养液时,需同时静脉泵注胰岛素。

8. 胃肠功能管控

(1) 监测指标:常规监测胃肠功能,包括急性胃肠损伤(acute gastrointestinal injury,AGI)评分。

(2) 治疗方案:胃肠功能正常时,尽早开始肠内营养;AGI 评分≥Ⅰ级时,调整肠内营养方案;肠内营养不充分时,肠外营养补充。必要时予甲氧氯普胺、红霉素等胃动力药物辅助治疗。

9. 系统并发症管控　　系统并发症是影响 ICH 病死率的重要因素。ICH 伴肺炎的发生率为 19.4%、病死率为 22%;ICH 患者应激性溃疡伴消化道出血的发生率为 26.7%、病死率为 50%;血栓相关并发症的发生率为 18.4%,病死率为 8.7%。并发症管控参见"第十一章"。

【预后评估】

大容积 ICH 病死率 >70%,多数生存患者 mRS≥3 分。

【诊治流程】

相关诊治流程见图 1-2-2。

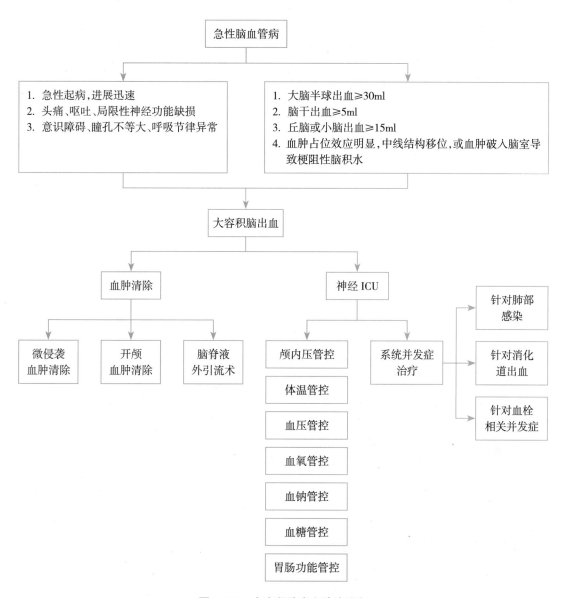

图 1-2-2　大容积脑出血诊治流程

（王芙蓉）

推荐阅读文献

［1］BRODERICK J P,BROTT T G,DULDNER J E,et al. Volume of intracerebral hemorrhage. A powerful and easy-to-use predictor of 30-day mortality. Stroke,1993,24（7）:987-993.

［2］HANLEY D F,LANE K,MCBEE N,et al. Thrombolytic removal of intraventricular haemorrhage in treatment of severe stroke:results of the randomised,multicentre,multiregion,placebo-controlled CLEAR Ⅲ trial. Lancet, 2017,389（10069）:603-611.

［3］HANLEY D F,THOMPSON R E,ROSENBLUM M,et al. Efficacy and safety of minimally invasive surgery with thrombolysis in intracerebral haemorrhage evacuation（MISTIE Ⅲ）:a randomised,controlled,open-label, blinded endpoint phase 3 trial. Lancet, 2019, 393 (10175): 1021-1032.

[4] MENDELOW A D, GREGSON B A, FERNANDES H M, et al. Early surgery versus initial conservative treatment in patients with spontaneous supratentorial intracerebral haematomas in the international surgical trial in intracerebral haemorrhage (STICH): a randomised trial. Lancet, 2005, 365 (9457): 387-397.

[5] MENDELOW A D, GREGSON B A, ROWAN E N, et al. Early surgery versus initial conservative treatment in patients with spontaneous supratentorial lobar intracerebral haematomas (STICH II): a randomised trial. Lancet, 2013, 382 (9890): 397-408.

[6] MOULD W A, CARHUAPOMA J R, MUSCHELLI J, et al. Minimally invasive surgery plus recombinant tissue-type plasminogen activator for intracerebral hemorrhage evacuation decreases perihematomal edema. Stroke, 2013, 44 (3): 627-634.

[7] SEDER D B, JAGODA A, RIGGS B. Emergency neurological life support: airway, ventilation, and sedation. Neurocrit Care, 2015, 23 (Suppl 2): S5-S22.

第三节　重症蛛网膜下腔出血

【定义】

重症蛛网膜下腔出血（severe subarachnoid hemorrhage, SSAH），是指大量蛛网膜下腔出血引起昏迷、中重度偏瘫、去大脑强直等一系列严重神经功能障碍，是 Hunt-Hess 分级或世界神经外科医师联盟（World Federation of Neu Rological Surgeons, WFNS）分级 >Ⅲ级的危重神经疾病，多由动脉瘤破裂引起，且通常预后不良。病死率高达 30.5%~35.0%。

【诊断要点】

1. 符合蛛网膜下腔出血发病特点。

2. 主要表现为突发剧烈爆裂样头痛、呕吐，伴有意识障碍，脑膜刺激征阳性。

3. 早期（24 小时内）头部 CT 扫描检查显示蛛网膜下腔和脑池高密度出血影。头部 CTA/DSA 检查发现颅内动脉瘤（图 1-3-1）。

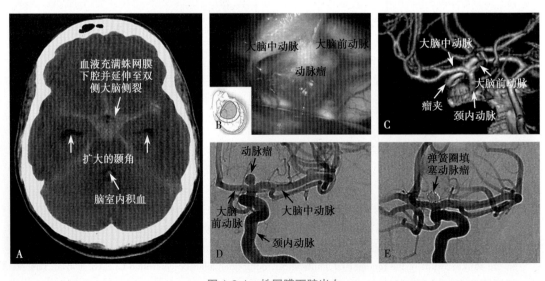

图 1-3-1　蛛网膜下腔出血

A. CT 扫描显示 SAH；B. CTA 显示后交通段动脉瘤；C. 镜下显示瘤夹叶片避开 PcomA 起始部夹闭动脉瘤；D. DSA 显示前交通动脉瘤；E. DSA 显示动脉瘤填塞术后。

4. Hunt-Hess 分级或 WFNS 分级(表 1-3-1)。

表 1-3-1　动脉瘤性 SAH 临床分级

分级	Hunt-Hess 分级	WFNS 分级
Ⅰ级	无症状或有轻度头痛、颈项强直	GCS 15 分,无运动功能障碍
Ⅱ级	中度至重度头痛、颈项强直、脑神经麻痹	GCS 13~14 分,无运动功能障碍
Ⅲ级	轻度局灶性神经障碍、嗜睡、精神错乱	GCS 13~14 分,有运动功能障碍
Ⅳ级	昏迷、中度至重度偏瘫、去大脑强直	GCS 7~12 分,有 / 无运动功能障碍
Ⅴ级	深昏迷、去大脑强直、濒死	GCS 3~6 分,有 / 无运动功能障碍

注:伴有严重系统疾病(如动脉粥样硬化、高血压等)或血管造影证实严重脑血管痉挛患者,加 1 级。未破裂动脉瘤为 0 级,仅有脑神经麻痹而无急性脑膜刺激征患者为Ⅰa 级。WFNS. 世界神经外科医师联盟;GCS. 格拉斯哥昏迷评分。

【监测与治疗】

SSAH 患者具有发病急骤,症状危重,病情多变,且继发性脑损伤风险高,系统并发症多等特征,需要在神经重症监护病房进行监测与治疗。

1. **基础指标管控**　常规监测体温、呼吸、血压、心电图、血气分析、肺部影像、血糖、尿量等,并予目标管控。

2. **专科指标管控**　常规监测包括意识水平、瞳孔状态、GCS 等临床征象,以及 TCD;必要时予有创持续颅内压监测、脑电图监测和头颅影像监测,并予目标管控。

3. **再出血管控**　再出血是 SSAH 常见并发症,病死率高,即便存活,也有严重神经功能损伤。通常 24 小时内再出血率为 4.0%~13.6%,预后不良率高达 80%。预防及相关处理如下:

(1) 绝对卧床休息。

(2) 动脉瘤手术前,血压管控目标为收缩压 140~160mmHg。动脉瘤手术后,在血压管控的基础上更加关注脑灌注管控,以防缺血性脑损伤;脑灌注压管控目标为 >65mmHg。常用降压药物有乌拉地尔、尼莫地平和尼卡地平。

(3) 发病 72 小时内,明确诊断后,动脉瘤手术前,予氨甲环酸、氨基己酸等抗纤溶药物,以降低早期再出血风险。

(4) 早期开颅夹闭术或血管内介入栓塞术:①对技术上两种手术均适合的患者,优先选择血管内介入治疗;②对后循环动脉瘤且高龄(>70 岁)、Hunt-Hess 分级或 WFNS 分级 >Ⅲ级、脑血管痉挛的患者,优先考虑介入治疗;③对大脑中动脉瘤、脑实质血肿量 >30ml、颅内压在 30~40mmHg 患者,优先选择手术夹闭并清除血肿,同时根据手术情况,判断是否予颅骨切除减压术。在条件允许情况下,72 小时内实施手术。

4. **脑血管痉挛管控**　脑血管痉挛(cerebral vasospasm,CVS)发生率为 70%,通常在动脉瘤破裂后 3~4 日出现,7~10 日达到峰值,14~21 日内消退(自行缓解)。CVS 常导致迟发性脑缺血(delayed cerebral ischaemia,DCI),表现为局限性神经功能缺损,约 1/3 的患者发生在动脉瘤破裂后 4~14 日,是致死和致残的主要原因。

(1) CVS 诊断:通常选择 TCD、头部 CTA 或 DSA 确定诊断。TCD 平均流速 >120cm/s,或第 2 次检测比第 1 次检测增加 20cm/s,提示 CVS;前循环(大脑中动脉平均血流速度 / 颈内动脉颅外段平均血流速度)或后循环(基底动脉平均血流速度/椎动脉颅外段平均血流速度)Lindegaard 指数比值在 5~6 之间,提示重度 CVS。其灵敏度和特异度分别高达 80%~99% 和 93%~100%。头部 CTA 显示血管直径狭窄并小于相邻正常近侧血管直径,按程度分为轻度(<25%)、中度(25%~50%)和重度(≥50%),但评估的可靠性较差。头部 DSA 显示大脑中动脉主干或大脑前动脉 A1 段直径 <1mm,或大脑中动脉和大脑前动脉远端直径 <0.5mm,提示 CVS。当头部 CT 或 MRI 灌注成像发现缺血病灶时,提示 DCI。

(2) CVS 治疗:予以等容量和诱导高血压的液体容量输注;选择口服或静脉滴注尼莫地平,或静脉滴注法舒地尔,不选择罂粟碱;上述治疗无效时,考虑球囊血管成形术和/或选择性动脉内注射血管扩张剂(罂粟碱、尼莫地平)。

5. **脑积水管控** 动脉瘤性蛛网膜下腔出血(aneurysmal subarachnoid haemorrhage,aSAH)患者急性脑积水(<72 小时内脑室扩张)发生率为 15%~87%,SSAH 患者伴急性脑积水的发生率(20%~70%)更高。第三、四脑室积血的急性脑积水患者,应在颅内压监测下行控制性 EVD,由此达到监测颅内压、降低颅内压和清除血性脑脊液目的。脑脊液引流速度为 5~10ml/h。

(1) 颅内压监测方法常规选择侧脑室脑脊液监测。其适应证包括:GCS<9 分、Hunt-Hess Ⅳ~Ⅴ级、Hunt-Hess Ⅲ级合并脑积水。颅内压管控目标为动脉瘤术前颅内压 <20mmHg,动脉瘤术后颅内压 5~10mmHg。颅内压管控方法包括 EVD 和脱水利尿剂输注(甘露醇、高渗盐水、甘油果糖等),当 EVD 治疗后颅内压 <20mmHg 时,可不予脱水利尿剂。

(2) EVD 适应证为第三、四脑室积血并导致急性脑积水。EVD 管控方法包括引流管开口高于侧脑室 10~15cm;每日引流量 <500ml。

(3) 症状性慢性脑积水患者,需行脑室-腹腔分流术,或脑室-心房分流术。

6. **系统并发症管控** 包括发热、低钠血症、高血糖症、应激性溃疡、深静脉血栓等管控。

【预后评估】

SSAH 患者病情危重,即便积极治疗,预后也大多不良,病死率高达 30.5%~35.0%。

主要预后评估指标除了病死率外,还有 mRS 评分和格拉斯哥预后评分(Glasgow outcome scale,GOS);次要评估指标为 aSAH 入院患者预后(prognosis on admission of aneurysmal subarachnoid haemorrhage,PAASH)评分(表 1-3-2)、SF-36 量表评分、并发症和住院时间等。

表 1-3-2 PAASH 评分

分级	标准
Ⅰ级	GCS 15 分
Ⅱ级	GCS 11~14 分
Ⅲ级	GCS 8~10 分
Ⅳ级	GCS 4~7 分
Ⅴ级	GCS 3 分

注:PAASH. aSAH 入院患者预后;GCS. 格拉斯哥昏迷评分。

【诊治流程】

诊治流程见图 1-3-2。

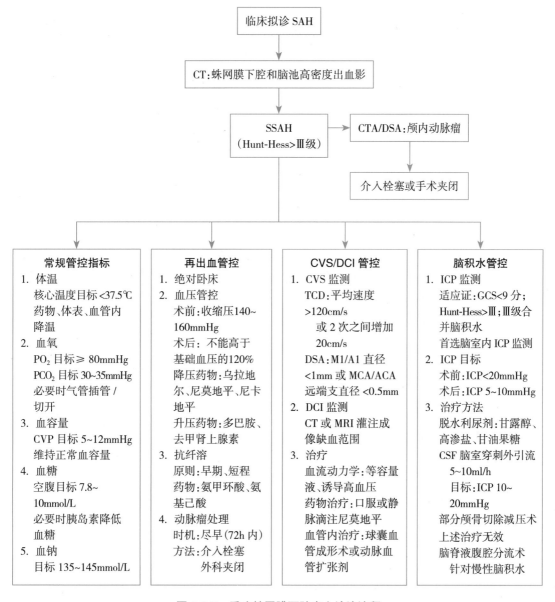

图 1-3-2 重症蛛网膜下腔出血诊治流程

SAH.蛛网膜下腔出血;SSAH.重症蛛网膜下腔出血;MCA.大脑中动脉;ACA.大脑前动脉;GCS.格拉斯哥昏迷评分;CVS.脑血管痉挛;DCI.迟发性脑缺血;ICP.颅内压;CSF.脑脊液。

（张 猛）

推荐阅读文献

［1］鲍月红,丹金秀,王军.高分级动脉瘤性蛛网膜下腔出血的监护.护理实践与研究,2011,8(11):68-69.

［2］王宁,徐跃峤,曲鑫,等.重症动脉瘤性蛛网膜下腔出血的监护治疗及疗效分析.中华神经外科杂志,2018,34(2):139-143.

［3］郑丽娜,刘丽萍.颅内动脉瘤性蛛网膜下腔出血的治疗.临床荟萃,2018,33(4):290-293,297.

［4］DIRINGER M N，BLECK T P，HEMPHILL J C，et al. Critical care management of patients following aneurysmal subarachnoid hemorrhage：recommendations from the neurocritical care society's multidisciplinary consensus conference. Neurocrit Care，2011，15（2）：211-240.

［5］LAWTON M T，VATES G E. Subarachnoid hemorrhage. N Engl J Med，2017，377（3）：257-266.

［6］MACDONALD R L，SCHWEIZER T A. Spontaneous subarachnoid haemorrhage. Lancet，2017，389（10069）：655-666.

［7］MOLYNEUX A J，BIRKS J，CLARKE A，et al. The durability of endovascular coiling versus neurosurgical clipping of ruptured cerebral aneurysms：18 year follow-up of the UK cohort of the international subarachnoid aneurysm trial（ISAT）. Lancet，2015，385（9969）：691-697.

第四节 重症脑静脉系统血栓形成

一、静脉窦血栓形成

【定义】

脑静脉窦血栓形成（cerebral venous sinus thrombosis，CVST）是由于多种病因引起脑静脉、静脉窦回流受阻，常伴有脑脊液吸收障碍（图 1-4-1），从而导致以颅内压增高为特征的特殊类型的脑血管病，占脑血管病 0.5%~1%。CVST 多见于青壮年，其中育龄期女性发病率较高（31~50 岁 2.78/100 000；产褥期 10/100 000）。儿童发病率为 0.67/100 000，其中 43% 为新生儿。CVST 常见病因 / 诱因包括：感染性和非感染性（先天性、后天性）（表 1-4-1）。重症 CVST 基于多个部位静脉窦受累。

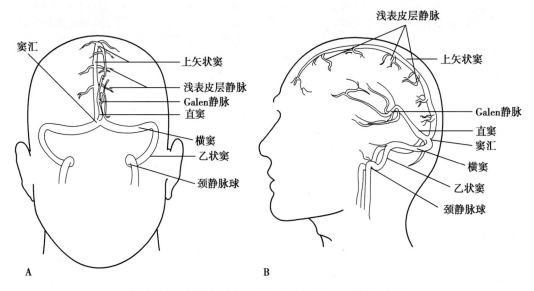

图 1-4-1 脑静脉系统主要静脉窦及 Galen 静脉示意图

A. 正面观；B. 侧面观。

表 1-4-1 CVST 常见病因和诱因

分类		病因/诱因
感染性		慢性脑膜炎(细菌性、病毒性、真菌性等)或脑脓肿
		中耳炎、鼻窦炎、扁桃体炎
非感染性	先天性	抗凝血酶Ⅲ缺乏
		蛋白C或S缺乏
		抗磷脂综合征
		莱顿V因子基因突变
		凝血酶原 *G20210A* 基因突变
	后天性	恶性肿瘤
		妊娠及产褥期
		口服避孕药或雌激素替代治疗
		系统性疾病(系统性红斑狼疮、贝赫切特综合征、结节病、肾病综合征等)
		创伤(头颈部外伤、颅脑手术等)
		其他:原发性红细胞增多症、休克、脱水等

【诊断要点】

1. 临床表现 CVST 因发生部位、范围、性质及继发性脑损害不同,临床表现会有所不同;除海绵窦血栓外,大多缺乏特异性;其中包括头痛(90%)、喷射性呕吐和视神经乳头水肿等颅内压增高症状,肢体偏瘫等卒中症状,精神行为异常、意识障碍和癫痫发作等脑病症状。由于脑静脉间吻合丰富,所以临床表现具有轻重波动、复杂多变(单侧或双侧、左侧或右侧交替)、神经功能障碍与动脉供血区域不对等特征。

2. 头部 CT 检查 主要表现为静脉窦走行区"高密度征"(图 1-4-2)和"条索征",其灵敏度仅为 30%;增强造影后可见静脉窦走行区"δ 征",即"空三角征"(图 1-4-3)。

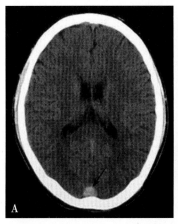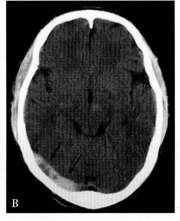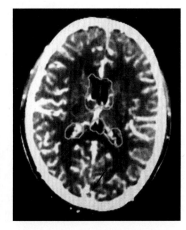

图 1-4-2 头部 CT 平扫:走行区"高密度征"
A.窦汇;B.右侧横窦。

图 1-4-3 头部 CT 增强造影
窦汇区"空三角征"。

3. 脑 CT 静脉造影（CT venography，CTV） 可同时显示静脉窦闭塞及窦内血栓，无血流相关伪影。如果结合头部 CT 平扫，诊断灵敏度达 75%~100%，特异度达 81%~100%，尤其适用于亚急性期或慢性期 CVST 的诊断（图 1-4-4）。

4. 头部 MRI 和磁共振静脉成像（magnetic resonance venography，MRV）检查 不同时期 MRI 表现不同，典型的影像学改变为静脉窦走行区"流空影"（图 1-4-5）。如果梯度回波 T_2 磁敏感序列与 MRV 结合，则对于 CVST 诊断最为敏感，且能监测微出血。

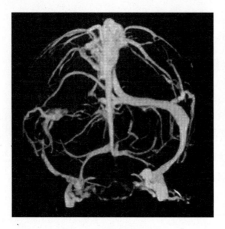 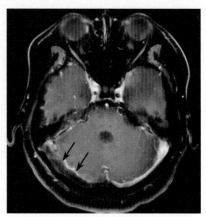

图 1-4-4 头部 CTV
右侧横窦、乙状窦充盈缺损。

图 1-4-5 头部 MRI 增强
右侧横窦"流空影"。

5. 数字减影血管造影（DSA） 为侵入性影像学检查，可显示静脉窦血栓累及的部位、范围、程度以及代偿，可发现皮层及深部静脉结构、引流方向和完整的血流循环，是诊断 CVST 的"金标准"（图 1-4-6）。

6. 其他辅助检查 D- 二聚体增高有助于辅助诊断。血抗磷脂抗体、蛋白 C 或 S 检测及抗凝血酶Ⅲ等血栓形成易感因素检测有助于明确促血栓形成易感因素。腰椎穿刺脑脊液检查有助于明确颅内压和颅内感染。

7. CVST 诊断依据 ①类似卒中而又缺乏血管事件危险因素的青中年患者；②性质多变的头痛；③显著增高的颅内压；④多个不按血管分布的梗死或出血性梗死病灶；⑤符合静脉窦血栓的影像学特征。

8. 重症 CVST 判断依据 ①意识水平下降；②持续颅内压升高；③深部静脉血栓合并脑出血；④抗凝治疗无效；⑤伴严重并发症，如难治性癫痫、肺栓塞等；⑥病因为严重感染或恶性肿瘤。

【监测与治疗】

首先需要针对重症 CVST 进行病因治疗，因为病因不消除，其他治疗很难奏效，其中包括感染、非感染因素的消除与对抗。同时，需要强化生命支持和开通静脉窦血流，因为只有生存，才能为病因治疗争取时间，并由此改变预后和结局。

1. 常规监测与治疗 参见"第四章第一节"。

2. 降颅内压监测与治疗 常规监测颅内压增高的临床表现，如头痛、呕吐、颈抵抗、眼底静脉充盈和视神经乳头水肿等。必要时重复腰椎穿刺术，或实施有创颅内压监测（脑室或

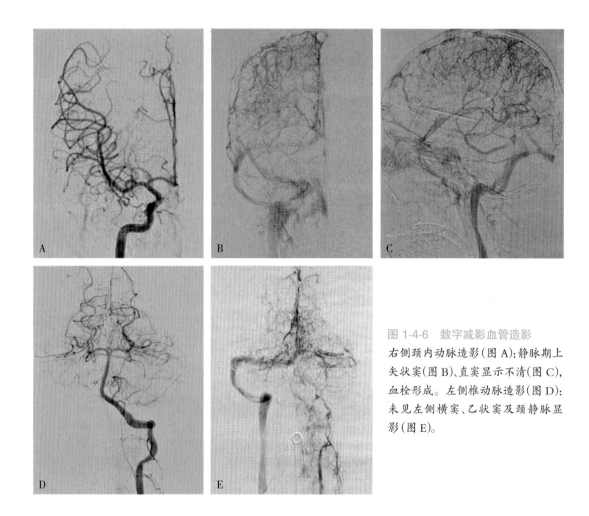

图 1-4-6 数字减影血管造影

右侧颈内动脉造影(图 A):静脉期上
矢状窦(图 B)、直窦显示不清(图 C),
血栓形成。左侧椎动脉造影(图 D):
未见左侧横窦、乙状窦及颈静脉显
影(图 E)。

脑实质)。颅内压管控目标为 <20mmHg。降颅内压药物选择参见"第十章第三节"。对持续的视神经乳头水肿,可考虑使用乙酰唑胺,以抑制脑脊液分泌;必要时行脑脊液分流术,如椎管 - 腹腔分流术,脑室腹腔分流术,或视神经开窗术,以保存视力。

3. **终止癫痫持续状态监测与治疗** 需在 EEG(动态 EEG 或视频 EEG)监测指导下,制订终止癫痫发作方案,监测和治疗目标为快速达到抗癫痫药物血药浓度和脑电图痫性放电消失。常用终止癫痫持续状态药物选择参见"第十章第四节"。急性期过后,如无癫痫发作可逐渐减量,不需长期抗癫痫治疗。

4. **抗凝监测与治疗** 急性期在无抗凝禁忌的情况下(伴有少量出血或颅内压增高不是绝对禁忌证),尽早予以规范抗凝治疗。首选低分子量肝素[皮下注射 180aXa IU/(kg·d),相当于 0.4ml,每日 2 次],或普通肝素(部分凝血活酶时间延长 1 倍)。急性期过后,需继续抗凝治疗,通常选用华法林(国际标准化比值 2~3)。病因明确患者,建议抗凝治疗维持 3~6 个月;病因不明确患者,建议抗凝治疗维持 6~12 个月;反复复发患者,建议长期维持抗凝治疗。

5. **神经影像学监测与血管内治疗** 经规范化抗凝治疗无效,或神经功能持续恶化时,需要神经影像学监测,必要时行血管内治疗。常规神经影像学监测技术包括头部 CT、MRI 和血管造影等。常规血管内治疗技术包括静脉窦接触溶栓、机械取栓和血管成形术(图 1-4-7)。

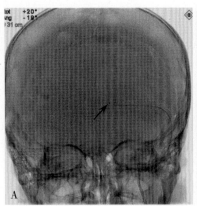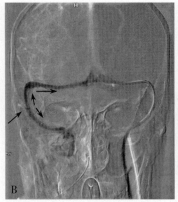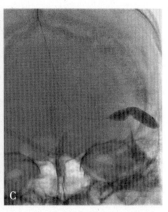

图 1-4-7 静脉窦接触溶栓、机械取栓、血管成形术

A. 微导管窦汇处接触溶栓术；B. 左侧入路行右侧乙状窦、横窦抽吸取栓术；C. 左侧横窦局部狭窄球囊扩张术。

(1) 接触溶栓术：常用的静脉窦内接触溶栓药物包括尿激酶、链激酶和阿替普酶，但使用剂量和维持时间不统一。通常阿替普酶 1mg/h，持续 48~72 小时；开始用药后每隔 24 小时头部 CT 检查 1 次，监测溶栓效果、出血转化和血肿变化（图 1-4-8）。

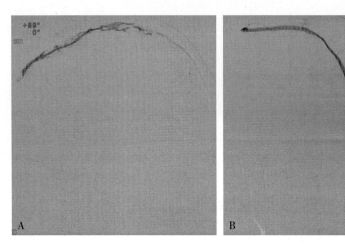

图 1-4-8 头部 CT

A. rt-PA 微导管接触溶栓 1 小时后血管造影：上矢状窦显影不清；B. rt-PA
微导管接触溶栓 24 小时后血管造影：上矢状窦血流通畅。

(2) 机械取栓术：当血栓负荷大、闭塞节段长和接触溶栓效果不佳时，可行机械取栓（操作流程同颅内大动脉闭塞机械取栓），包括支架取栓器取栓和导管抽吸取栓。机械取栓后需监测颅内压变化和颅内出血变化。

(3) 血管成形术：当存在静脉窦局部狭窄时，可行静脉窦内球囊扩张和 / 或支架植入等血管成形术，但其疗效和安全性有待进一步研究证实。血管成形术后监测临床症状和颅内压变化，必要时行血栓弹力图检查，以评价抗血小板药物，警惕支架内血栓形成等并发症。

6. 梗死后出血监测与治疗 抗凝治疗和 / 或血管内治疗过程中，需要动态监测头部

CT。当持续性梗死后出血转化或血肿形成占位效应时，停用抗凝治疗或外科手术干预。

【预后评估】

常规预后评估时间为抗凝和 / 或血管内治疗后 3、6、12 个月；主要评估指标为病死率、mRS 评分；次要评估指标为静脉窦再通率、GCS、NIHSS 和并发症。

【诊治流程】

诊治流程见图 1-4-9。

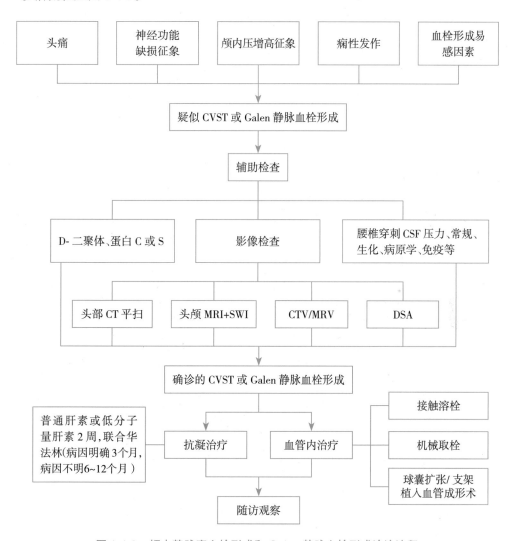

图 1-4-9　颅内静脉窦血栓形成和 Galen 静脉血栓形成诊治流程

CVST. 脑静脉窦血栓形成；MRV. 磁共振静脉成像；CTV. CT 静脉造影；CSF. 脑脊液；DSA.数字减影血管造影。

二、Galen 静脉血栓形成

【定义】

引起大脑深部白质、基底节和间脑静脉回流障碍（大脑大静脉阻塞）的疾病，称为大脑大静脉血栓形成，即 Galen 静脉血栓形成。

【诊断要点】

1. 临床表现　头痛、呕吐等颅内压增高症状出现的更早、更重,高热、精神症状、意识障碍、癫痫发作和去大脑强直更为显著。

2. 头部 CT 检查　可见 Galen 静脉走行区高密度征(图 1-4-10),并可见丘脑、基底节对称性低密度改变,有时伴出血(图 1-4-11)。

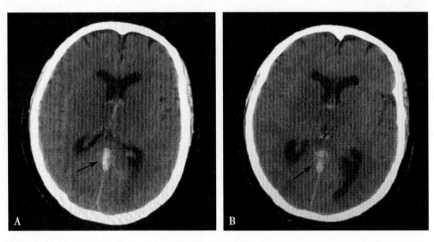

图 1-4-10　头部 CT 平扫

A. 直窦、Galen 静脉"高密度征";B. 双侧基底节区低密度影。

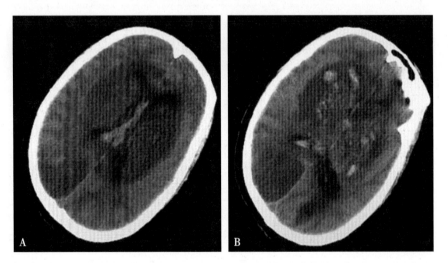

图 1-4-11　头部 CT 平扫

A. 基底节区对称性梗死,右侧枕叶梗死;B. 伴梗死区出血转化。

3. 头部 MRI 检查　双侧丘脑、基底节区呈对称性 T_1WI 低信号、T_2WI 高信号,Galen 静脉、直窦内 T_1WI、T_2WI 高信号,提示双侧梗死或水肿;有时伴有出血,T_1WI 和 T_2WI 均呈高信号。

4. 头部 CTV 或 MRV 检查　Galen 静脉不显影、充盈缺损,或血栓形成。

5. DSA 检查　Galen 静脉不显影(图 1-4-12)。

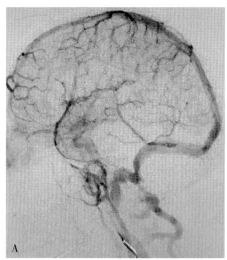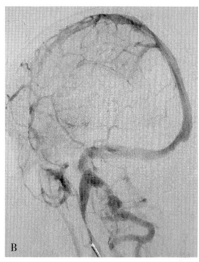

图 1-4-12　数字减影血管造影（DSA）

A、B. 直窦、Galen 静脉未显影。

【监测与治疗】

Galen 静脉血栓形成治疗与 CVST 治疗一致。监测指标更重视体温和意识水平。

1. 体温　Galen 静脉血栓形成可更早累及双侧丘脑，中枢性高热更为突出，因此需要持续监测体温变化。降温治疗仍以物理降温为主，如持续全身体表降温或血管内降温，必要时辅以药物降温。

2. 意识水平　Galen 静脉血栓形成将导致双侧丘脑、基底节及大脑深部白质梗死，因此需要持续监测意识障碍和去大脑强直变化。当意识水平进行性下降时，尽早实施血管内治疗。

【预后评估】

常规预后评估时间为抗凝和 / 或血管内治疗后 3、6、12 个月；主要评估指标为病死率、mRS 评分；次要评估指标为静脉窦再通率、GCS、NIHSS 和并发症。详细内容可参见"第一章第四节"。

【诊治流程】

诊治流程见图 1-4-9。

（张永巍）

推荐阅读文献

［1］张阳,张璐,段卫晓,等 . Galen 静脉血栓临床和影像学表现 . 脑与神经疾病杂志,2016,24（12）:770-774.

［2］COUTINHO J M,FERRO J M,CANHAO P,et al. Cerebral venous and sinus thrombosis in women. Stroke,2009,40（7）:2356-2361.

［3］FERRO J M,CANHAO P. Cerebral venous sinus thrombosis:update on diagnosis and management. Curr Cardiol Rep,2014,16（9）:1-10.

［4］PHILIPS M F,BAGLEY L J,SINSON G P,et al. Endovascular thrombolysis for symptomatic cerebral venous thrombosis. J Neurosurg,1999,90(1):65-71.

［5］SAPOSNIK G,BARINAGARREMENTERIA F,BROWNJR R D,et al. Diagnosis and management of cerebral venous thrombosis:a statement for healthcare professionals from the American Heart Association/American Stroke Association. Stroke,2011,42(4):1158-1192.

［6］STAM J. Thrombosis of the cerebral veins and sinuses. N Engl J Med,2005,352:1791-1798.

［7］VIEGAS L D,STOLZ E,CANHAO P,et al. Systemic thrombolysis for cerebral venous and dural sinus thrombosis:a systematic review. Cerebrovasc Dis,2013,37(1):43-50.

第二章

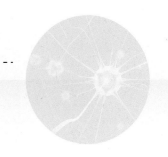

神经外伤

第一节　硬膜外血肿

【定义】

硬膜外血肿（epidural hematoma，EDH）是颅脑损伤后血液在硬脑膜外层与颅骨内板之间潜在间隙内的聚集，多见于幕上大脑半球凸面。EDH是一种危及生命的疾病，需要立即干预，一旦延误时机，致死、致残风险增高。EDH多见于青少年（平均20~30岁），由交通事故、跌倒等头部创伤所致，75%~95%伴有颅骨骨折。多数（85%）EDH为颅底创伤伴脑膜中动脉撕裂，引起中颅窝大脑凸面出血；少数脑膜前动脉破裂，引起前颅窝出血。极少数见于颅顶硬脑膜动静脉瘘。

【诊断要点】

1. 临床表现　头部外伤后，头痛呕吐、意识障碍、失语偏瘫和癫痫发作为常见临床表现，但轻重程度不一。部分患者表现为"中间清醒期"，即短暂意识丧失后清醒，数小时内再次意识丧失伴神经功能恶化。病情恶化持续数小时至数日不等，大多随着血肿量的增加出现颅内压进行性升高，表现为呕吐、躁动，甚至生命体征变化（库欣反应）。

2. 头部X线片检查　当存在跨越脑膜中动脉的骨折线时（该类骨折线CT三维重建较X线片良好，CT三维重建示例如图2-1-1），需高度警惕硬膜外血肿；跨越乙状窦、横窦、上矢状窦的骨折线，也需考虑硬膜外血肿可能。但值得注意的是，75%~95%的EDH患者合并颅骨骨折，而其并不代表一定存在硬膜外血肿。

3. 头部CT扫描检查　表现为颅骨内板与脑表面之间呈"双凸透镜形"均匀高密度影，边界清楚，占位效应突显。84%的EDH患者经CT检查明确诊断，并准确确定血肿部位和血肿容量（图2-1-2）。此外，骨窗像将有利于颅骨骨折的确诊。CT具有快速、简便、普及等优势，已成为急性头部创伤诊断中使用最为广泛的影像学检查。但值得注意的是，创伤早期因血液在颅骨内板与硬脑膜之间积聚量不够而使头部CT检查呈阴性结果，特别是静脉出血的血液积聚更为缓慢，因此对这一结果需要正确解读。

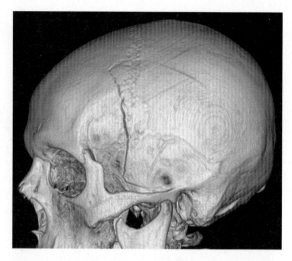

图 2-1-1 CT 三维重建图

显示左额颞骨折线通过蝶骨脑膜中动脉走行区域(骨折线跨越脑膜中动脉)。

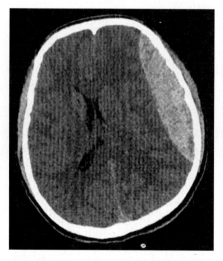 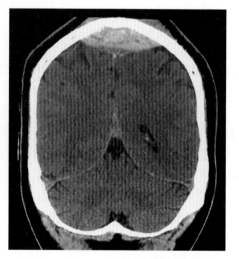

图 2-1-2 硬膜外血肿

头部 CT 扫描显示:左顶"双凸透镜形"高密度影。

图 2-1-3 硬膜外血肿

头部 CT 扫描显示:双侧颅顶高密度影。

4. 头部 MRI 检查 当临床高度怀疑 EDH 或硬膜下血肿(表现为创伤背景下意识水平下降,或出现局灶性神经功能缺损),而头部 CT 检查结果阴性时,需实施 MRI 检查。尽管 MRI 对颅内出血检测的灵敏度高于头部 CT,尤其是颅顶 EDH 的确诊,但一般情况下急诊仍以 CT 检查(图 2-1-3)为主。

5. 头部血管造影检查 当 EDH 位于颅顶时,应考虑血管造影检查,因为颅顶 EDH 可源于脑膜中动脉的硬脑膜动静脉瘘(罕见)。

【监测与治疗】

急性症状性 EDH 为神经外科急危重症,就诊 1~2 小时内需快速制订治疗方案,其中包括保守治疗方案和手术治疗方案。

1. 保守治疗方案　符合以下指征时,仅需维持生命体征稳定:①神经系统症状和体征轻;②EDH 血肿体积 <30cm³;③EDH 血肿厚度 <15mm;④中线移位 <5mm;⑤GCS>8 分;⑥无局灶性神经功能缺损。在保守治疗方案期间需进行常规临床征象监测和连续神经影像监测(脑损伤后 6~8 小时内),以防血肿扩大。

2. 手术治疗方案　需符合以下任一指征:①EDH 血肿体积 >30cm³,无论 GCS 多少分;②GCS<9 分,伴瞳孔不等大。实施手术方案的时机通常在头部创伤后 1~2 小时内或神经功能恶化时,此时动态神经系统缺失征象、GCS、影像学血肿体积和中线移位成为重要监测指标。手术治疗方案包括开颅血肿清除和责任血管止血。

【预后评估】

EDH 患者病死率为 20%~55%,老年患者病死率更高。及时接受手术的患者,神经功能预后和结局良好,诊断和治疗延迟使残疾和死亡风险增加。动脉出血所致的 EDH 发展迅速,识别容易;静脉或硬脑膜窦撕裂所致的 EDH 发展较慢,临床征象延迟,容易耽搁手术治疗。

影响预后因素包括:年龄、受伤至治疗间隔时间(即刻昏迷或中间清醒期)、瞳孔改变、GCS(尤其是运动评分),以及头部 CT 显示的血肿体积、中线移位、活动性出血征象和相关硬脑膜内病变等。

不良预后标志包括:术前或就诊时低 GCS、瞳孔异常(尤其是单侧或双侧瞳孔无反应)、高龄、神经功能恶化至手术时间间隔较长、术后颅内压升高等。此外,还包括头部 CT 显示血肿体积 30~150ml、中线移位 10~12mm、存在活动性出血"漩涡征"(图 2-1-4),以及存在相关的颅内病变,如脑挫伤、脑出血、蛛网膜下腔出血和弥漫性脑肿胀。

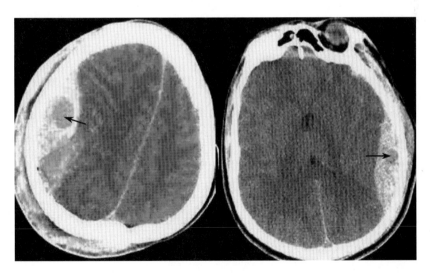

图 2-1-4　硬膜外血肿

头部 CT 扫描显示:"漩涡征",即高密度的硬膜外血肿中出现圆形、低密度区域,提示活动性出血。

【诊治流程】

神经外伤诊治流程见图 2-1-5。

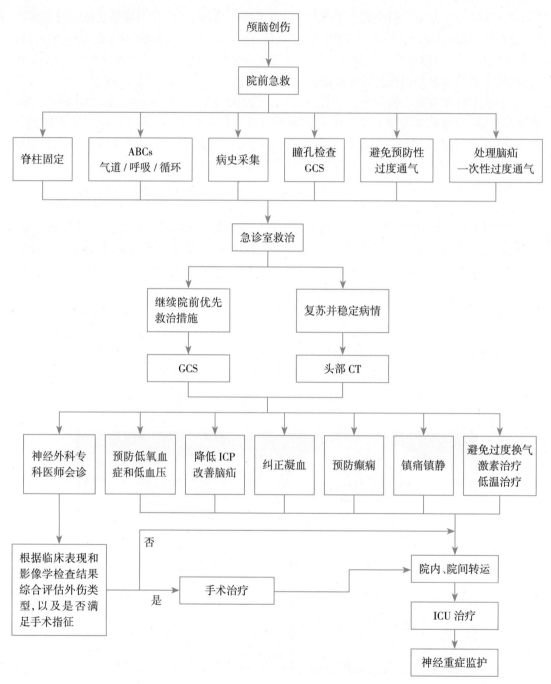

图 2-1-5 神经外伤诊治流程

ABCs. A 表示气道, B 表示呼吸, C 表示循环; GCS. 格拉斯哥昏迷评分; ICP. 颅内压。

（高 亮）

推荐阅读文献

[1] BABU J M, PATEL S A, PALUMBO M A, et al. Spinal emergencies in primary care practice. Am J Med, 2019, 132 (3): 300-306.

[2] BASAMH M, ROBERT A, LAMOUREUX J, et al. Epidural hematoma treated conservatively: when to expect the worst. Can J Neurol Sci, 2016, 43 (1): 74-81.

[3] BHORKAR N M, DHANSURA T S, TARAWADE U B, et al. Epidural hematoma: vigilance beyond guidelines. Indian J Crit Care Med, 2018, 22 (7): 555-557.

[4] BRINK W A V D, ZWIENENBERG M, ZANDEE S M, et al. The prognostic importance of the volume of traumatic epidural and subdural haematomas revisited. Acta Neurochir (Wien), 1999, 141 (5): 509-514.

[5] BULLOCK M R, CHESNUT R, GHAJAR J, et al. Surgical management of acute epidural hematomas. Neurosurgery, 2006, 58 (3 suppl): S7-S15.

[6] GUTOWSKI P, MEIER U, ROHDE V, et al. Clinical outcome of epidural hematoma treated surgically in the era of modern resuscitation and trauma care. World Neurosurg, 2018, 118: e166-e174.

[7] HASELSBERGER K, PUCHER R, AUER L M. Prognosis after acute subdural or epidural haemorrhage. Acta Neurochir (Wien), 1988, 90 (3-4): 111-116.

[8] HORI E, OGIICHI T, HAYASHI N, et al. Case report: acute subdural hematoma due to angiographically unvisualized ruptured aneurysm. Surg Neurol, 2005, 64 (2): 144-146.

[9] KHAIRAT A, WASEEM M. Epidural hematoma. Treasure Island: StatPearls Publishing, 2019.

[10] LEE E J, HUNG Y C, WANG L C, et al. Factors influencing the functional outcome of patients with acute epidural hematomas: analysis of 200 patients undergoing surgery. J Trauma, 1998, 45 (5): 946-952.

[11] MATSUMOTO K, AKAGI K, ABEKURA M, et al. Vertex epidural hematoma associated with traumatic arteriovenous fistula of the middle meningeal artery: a case report. Surg Neurol, 2001, 55 (5): 302-304.

[12] RIVAS J J, LOBATO R D, SARABIA R, et al. Extradural hematoma: analysis of factors influencing the courses of 161 patients. Neurosurgery, 1988, 23 (1): 44-51.

[13] ROSENTHAL A A, SOLOMON R J, EYERLY-WEBB S A, et al. Traumatic epidural hematoma: patient characteristics and management. Am Surg, 2017, 83 (11): e438-e440.

[14] TALBOTT J F, GEAN A, YUH E L, et al. Calvarial fracture patterns on CT imaging predict risk of a delayed epidural hematoma following decompressive craniectomy for traumatic brain injury. AJNR Am J Neuroradiol, 2014, 35 (10): 1930-1935.

[15] TSAI F Y, TEAL J S, HIESHIMA G B. Neuroradiology of head trauma. Baltimore: University Park Press, 1984.

第二节 硬膜下血肿

【定义】

硬膜下血肿 (subdural hematoma) 是指颅内出血的血液积聚在硬脑膜下腔。根据伤后血肿发生时间，分为急性硬膜下血肿 (伤后 3 日内)、亚急性硬膜下血肿 (伤后 3 日~3 周发生) 和慢性硬膜下血肿 (伤后 >3 周)。急性和亚急性硬膜下血肿多由脑皮质血管破裂所致，大多是对冲性脑挫裂伤，好发于额极、颞极及其底面，被视为脑挫裂伤的并发症，称为复合型硬膜下血肿。另一少见血肿是由桥静脉或静脉窦撕裂所致，可不伴脑挫裂伤，称为单纯性硬膜下血肿。

【诊断要点】

1. 临床表现

（1）意识障碍：急性复合型血肿多表现为持续昏迷或昏迷进行性加重，而亚急性/单纯性血肿则多有中间清醒期。

（2）颅内压增高：血肿和脑挫裂伤均可引起颅内压升高，表现为头痛、呕吐和生命体征变化。

（3）瞳孔改变：复合型血肿病情进展迅速，早期出现颞叶钩回疝，表现为瞳孔不等大；单纯性或亚急性血肿的瞳孔变化出现较晚。

（4）神经功能缺损：脑挫裂伤后立即出现偏瘫等神经功能缺损，之后可能出现血肿压迫或脑疝形成。

2. 分类诊断

（1）急性或亚急性硬膜下血肿：头部外伤史较重；伤后即刻出现意识障碍并逐渐加重，或出现中间清醒期；颅内压增高症状突显；头部 CT 扫描可见脑表面"新月形"高密度或混杂密度或等密度影，伴有脑挫裂伤和脑组织受压（图 2-2-1）。

（2）慢性硬膜下血肿：头部外伤史较轻，病程长（数月或数年）、进展慢、临床表现差异大，表现为三种临床类型：①以颅内压增高症状为主，缺乏定位征象；②局限性病灶症状为主，如偏瘫、失语、局限性癫痫等；③智能和精神症状为主，如记忆力减退、精神迟钝或失常等。前两种类型易与颅内肿瘤混淆，第三种类型易误诊为神经症或精神病；头部 CT 可见脑表面"新月形"或"半月形"低密度影或等密度影，MRI 为同样形状的短 T_1、长 T_2 信号，但伴有亚急性出血和/或分隔形成者，信号可混杂多变（图 2-2-2）。

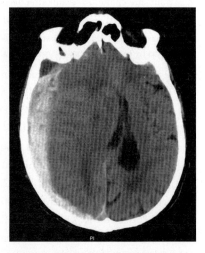

图 2-2-1　急性或亚急性硬膜下血肿
头部 CT 扫描显示：右侧额颞枕"新月形"高密度影伴中线移位。

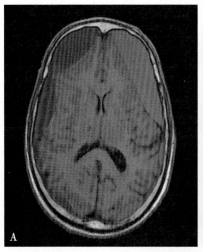
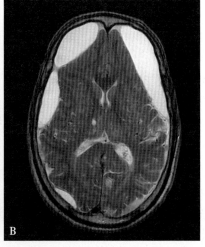

图 2-2-2　双侧慢性硬膜下血肿
头部 MRI 显示：T_1 像（图 A）呈等/低信号，T_2 像（图 B）呈高信号。

【监测与治疗】

1. **颅内压监测与管控** 采取保守治疗的患者颅内压监测更为重要,其可辅助判断颅内积血进展状况,并可预测预后。颅内压监测指征包括:血压、呼吸、心率和瞳孔,必要时予以有创持续颅内压监测。降颅内压措施包括:①镇静,目标为生命体征稳定和配合医护诊疗;②过度通气,目标为 $PaCO_2$ 32~36mmHg;③氧疗,目标为 $SpO_2 \geqslant 95\%$;④头部抬高,目标为床头抬高 >30°;⑤控制体温,目标为体温 <37.5℃;⑥脱水利尿(静脉滴注高渗盐水或甘露醇),目标为血浆渗透压 320~350mmHg。

2. **手术治疗**

(1) 急性和亚急性硬膜下血肿:手术治疗强调定位准确,即除了头部着力部位外,还需关注对冲部位。当病情危急或条件受限(头部 CT 检查缺如)时,头部着力部位和对冲部位均需探查,尤其是额极、颞极及其底部。此外,该类血肿大多伴有脑挫裂伤,因此相应处理需加强。

(2) 慢性硬膜下血肿:手术治疗首选钻孔置管引流术,主要步骤包括:①血肿较小时顶结节处钻孔,血肿较大时增加额部一处钻孔;②切开硬脑膜和血肿的壁层包膜,经骨孔置入导管于血肿腔内;③生理盐水反复冲洗,直至流出清亮溶液;④保留顶结节钻孔处导管,引流2~3 日。

【预后评估】

各个国家对硬膜下血肿预后良好的比例报告不一,巴西 88.3%,韩国 80.0%,印度72.3%,法国 72.1%。总体慢性硬膜下血肿出院时恢复良好者占 71.6%。与硬膜外血肿对比,急性和亚急性硬膜下血肿的预后更差,因为大多伴有严重脑损伤。慢性硬膜下血肿预后影响因素包括:术前是否结合头部 CT(血肿密度、分隔、大小)选择了最合适的手术方式,术中是否经过仔细观察血肿性状和实际引流量采取了合理的措施等。此外,部分血肿量较少或拒绝手术的患者,可尝试阿托伐他汀治疗。

【诊治流程】

诊治流程见图 2-1-5。

(高 亮)

推荐阅读文献

[1] 侯梅英,张蕾,程刚,等. 慢性硬膜下血肿患者影像学表现及疗效分析. 河北医药,2018,40(19):2950-2953.

[2] 胡琳,姚源,谢明国,等. 慢性硬膜下血肿影像学多形性表现及临床诊治. 医学信息,2018,31(14):167-168,171.

[3] 黄辉. 双侧额顶部硬膜下出血的 CT 及 MRI 影像特点分析. 中国 CT 和 MRI 杂志,2016,14(12):47-49.

[4] CASTELLANI R J,MOJICA-SANCHEZ G,SCHWARTZBAUER G,et al. Symptomatic acute-on-chronic subdural hematoma:a clinicopathological study. Am J Forensic Med Pathol,2017,38(2):126-130.

[5] CZOSNYKA M,PICHKARD J D,STEINER L A. Principles of intracranial pressure monitoring and treatment. Handb Clin Neurol,2017,140:67-89.

[6] FOMCHENKO E I,GILMORE E J,MATOUK C C,et al. Management of subdural hematomas:part I. medical management of subdural hematomas. Curr Treat Options Neurol,2018,20(8):3-12.

［7］MANGAT H S, HARTL R. Hypertonic saline for the management of raised intracranial pressure after severe traumatic brain injury. Ann N Y Acad Sci, 2015, 1345: 83-88.

［8］RAO M G, SINGH D, VASHISTA R K, et al. Dating of acute and subacute subdural haemorrhage: a histopathological study. J Clin Diagn Res, 2016, 10(7): HC01-07.

［9］WAKAI A, MCCABE A, ROBERTS I, et al. Mannitol for acute traumatic brain injury. Cochrane Database Syst Rev, 2013, 2013(8): 1-19.

［10］WALTER T, MEISSNER C, OEHMICHEN M. Pathomorphological staging of subdural hemorrhages: statistical analysis of posttraumatic histomorphological alterations. Leg Med(Tokyo), 2009, Suppl 1: S56-62.

第三节 脑挫裂伤

【定义】

创伤性颅脑损伤(traumatic brain injury, TBI),是由创伤引起的结构损伤和/或脑功能障碍,可导致一系列严重后果,甚至死亡。根据伤后脑组织是否与外界相通,分为开放性和闭合性;根据损伤机制,分为原发性和继发性。TBI 的发生以年轻人居多,多由车祸伤、打击伤、坠落伤和运动伤引起。中度 TBI 的 GCS 9~12 分,重度 TBI 的 GCS 3~8 分。脑挫裂伤是脑挫伤和脑裂伤的统称,由脑组织在颅腔内滑动、碰撞或剪切应力所致,以挫伤和局灶出血为主。脑挫伤是单纯脑实质损伤,软脑膜保持完整。脑裂伤是脑实质破损伴随软脑膜撕裂。因脑挫伤和脑裂伤往往同时并存,故合称脑挫裂伤。

【诊断要点】

1. 临床表现 头部受到机械性撞击或冲击波损伤。常见症状包括头晕、头痛、呕吐、意识障碍、基本生命体征紊乱等。通常用 GCS 综合评估临床严重程度。

2. 影像学检查 头部 CT、MRI、单光子发射计算机成像、功能近红外光谱等可评估颅内结构损伤程度(图 2-3-1)。

3. 实验室检查 实验室检查是病因诊断的重要组成部分,其包括血常规、生化、凝血功能、毒理学检测等。当 TBI 伴低血压和/或低氧血症时,需要考虑合并其他器官功能损伤,并应即刻纠正呼吸、循环衰竭,维护相应器官功能正常。当 TBI 伴凝血功能障碍时,需要考虑凝血障碍疾病,并应即刻改善凝血功能。当 TBI 伴酒精含量或药物含量增高时,需要考虑酒精中毒或药物中毒,并应实施相应解毒措施。

【监测与治疗】

1. 脑功能监测与治疗 颅内压增高、脑灌注异常和脑氧合不足与不良预后相关。GCS 3~8 分或部分 GCS 9~12 分患者应予有创颅内压(ICP)监测和脑灌注压(CPP)监测。合并脑外器官损伤(尤其是肺损伤)导致脑灌注不足或氧合不足的高风险患者,应增加脑氧和脑温监测。管控目标为: ICP<20mmHg, CPP 60~70mmHg, 脑组织氧分压($PbtO_2$)>20mmHg, 脑温 <38℃ (低于核心温度 0.5℃以上,但不要超过 1℃)。颅内压管控方案包括: 镇痛、镇静、渗透性利尿剂(甘露醇、高渗盐水、袢利尿剂等)、药物性(戊巴比妥)昏迷等。必要时,行治疗性低温、脑室穿刺脑脊液外引流术、部分颅骨切除减压手术等治疗。

2. 呼吸功能监测与管控 氧分压低于临界水平(PaO_2<60mmHg, 氧饱和度 SaO_2<95%)时,病死率增加。呼吸功能管控目标为 $PaCO_2$ 30~35mmHg、PaO_2≥75mmHg、SaO_2≥95%。

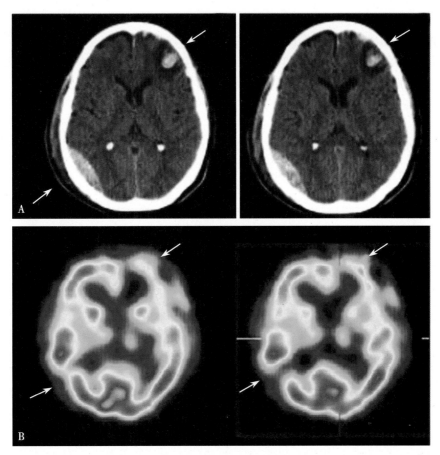

图 2-3-1　脑挫裂伤影像学检查

A.头部CT显示:左额挫裂伤和右枕硬膜外血肿;B.头部SPECT显示局部灌注减低。

过度通气的时机限于伤后24小时内,并启动颈静脉氧饱和度($SajvO_2$)或脑组织氧分压($PbtO_2$)监测技术。

　　3. **循环功能监测与管控**　低血压与重型TBI不良预后独立相关。在有条件情况下,予以持续动脉血压监测。管控目标为收缩压 >100mmHg;同时启动脑灌注压监测。

　　4. **体液容量监测与管控**　中重度TBI患者需维持正常血容量。血容量管控目标为:维持正常血容量,保障脑灌注压 60~70mmHg(基于减少不必要血管活性药物),保障微循环畅通(乳酸 <4mmol/L)。中重度TBI伴低血容量时,可予全血、浓缩红细胞、新鲜冰冻血浆、冷沉淀和凝血因子制剂输注。颅内压增高时,予以甘露醇、高渗盐水、呋塞米,可减少血容量,降低颅内压。

　　5. **癫痫发作监测与管控**:创伤后癫痫发作可发生在超早期(伤后 <24 小时)、早期(伤后 <7 日内)或晚期(伤后 >7 日)。预防早期或晚期癫痫发作,可予苯妥英钠或丙戊酸钠。治疗用药可参考"第十章第四节"。脑电图监测和血药浓度监测有助于非惊厥性癫痫持续状态的诊断和用药方案的调整。

　　6. **体温监测与管控**　治疗性低温具有神经保护作用。重度TBI患者应早期预防性轻度低温(32~35℃)治疗。

7. **营养代谢功能监测与管控** 尽早提供肠内营养支持,如果肠内不足可肠外补充,具体胃肠功能监测与喂养管控方案见"第十一章第十节"。

8. **系统并发症监测与防治** TBI 常见并发症包括肺炎、深静脉血栓形成、静脉血栓栓塞、压疮溃疡和关节挛缩等,其监测与管控方案见"第十一章"。

【预后评估】

TBI 常规预后追踪时间为病后 3、6、12 个月;主要预后评估指标为病死率、格拉斯哥预后评分(Glasgow outcome scale,GOS)(表 2-3-1);次要评估指标为并发症、神经 ICU 停留时间和住院时间等。

表 2-3-1 格拉斯哥预后评分(GOS)

评分/分	状态
1	死亡
2	持续性植物状态:持续数周至数月对外界刺激无应答和无言语
3	严重伤残(有意识但不能自理):身心功能受限,依赖日常护理
4	中度伤残(可以自理):日常生活可自理,如使用公共交通工具出行,在残疾、弱智者福利场所工作。伤残包括不同程度的失语、偏瘫、共济失调、智能或记忆力减退和人格改变等
5	恢复良好:重返正常生活、遗留轻微神经功能或心理障碍、评价结果应包括社会功能

TBI 是全球造成人类死亡和残疾的主要原因之一,是世界范围内一个巨大的公共卫生和社会问题。中国 TBI 基于人群的死亡率为 12.99/100 000,与欧洲(11.7/100 000)相似。TBI 不良预后受多种因素影响,如高龄、遗传(携带载脂蛋白 E 等位基因 E4)、高温、高血糖、受伤程度、颅内高压、脑灌注不足、脑氧合不良、创伤后癫痫发作控制不佳、合并其他脏器损伤、院前救治不及时和医护质量差等。

【诊治流程】

诊治流程见图 2-1-5。

(高 亮)

推荐阅读文献

[1] ALAHMADI H,VACHHRAJANI S,CUSIMANO M D. The natural history of brain contusion:an analysis of radiological and clinical progression. J Neurosurg,2010,112(5):1139-1145.

[2] AMYOT F,ARCINIEGAS D B,BRAZAITIS M P,et al. A review of the effectiveness of neuroimaging modalities for the detection of traumatic brain injury. J Neurotrauma,2015,32(22):1693-1721.

[3] BERGMAN K,MALTZ S,FLETCHER J. Evaluation of moderate traumatic brain injury. J Trauma Nurs,2010,17(2):102-108.

[4] COOPER D J,NICHOL A D,BAILEY M,et al. Effect of early sustained prophylactic hypothermia on neurologic outcomes among patients with severe traumatic brain injury:the POLAR randomized clinical trial. JAMA,2018,320(21):2211-2220.

[5] ELM E V,SCHOETTKER P,HENZI I,et al. Pre-hospital tracheal intubation in patients with traumatic brain injury:systematic review of current evidence. Br J Anaesth,2009,103(3):371-386.

[6] GIACINO J T,KATZ D I,SCHIFF N D,et al. Comprehensive systematic review update summary：disorders of consciousness：report of the guideline development，dissemination，and implementation subcommittee of the American Academy of Neurology. Neurology，2018，91(10)：461-470.

[7] LEE H,MIZRAHI M A,HARTINGS J A,et al. Continuous electroencephalography after moderate to severe traumatic brain injury. Crit Care Med,2019,47(4)：574-582.

[8] MAAS AIR,MARMAROU A,MURRAY G D,et al. Prognosis and clinical trial design in traumatic brain injury：The IMPACT Study. J Neurotrauma,2007,24(2)：232-238.

[9] NUPUR P,CHANDRAMOULI B A,KUTTAPPA T B,et al. Apolipoprotein E polymorphism and outcome after mild to moderate traumatic brain injury：a study of patient population in India. Neurol India,2010,58(2)：264-269.

[10] SHERIFF F G,HINSON H E. Pathophysiology and clinical management of moderate and severe traumatic brain injury in the ICU. Semin Neurol,2015,35(01)：42-49.

[11] TIMMONS S D. Current trends in neurotrauma care. Critical Care Medicine,2010,38(9)：S431-S444.

第四节　弥漫性轴索损伤

【定义】

弥漫性轴索损伤(diffuse axonal injury，DAI)是脑组织在剪切力(加速-减速暴力)作用下，神经轴索(尤其是皮层、胼胝体和脑干等部位的白质传导束)发生变形所造成的损伤，甚至断裂，导致了一系列原发和继发损害。病理学表现为白质、灰质-白质交界区多处局灶损伤。约 28.1% 的 TBI 患者存在 DAI，所有致命性 TBI 患者均存在 DAI，甚至脑震荡也是一种轻型DAI。

【诊断要点】

1. 临床表现

(1) 意识改变：DAI 患者伤后多即刻昏迷，意识障碍程度深且长，中间极少清醒。意识障碍程度可采用 GCS 评估，低评分提示预后差。

(2) 神经功能改变：若未合并其他类型颅脑损伤，多无明确定位体征。瞳孔可无改变；也可一侧或双侧瞳孔散大，对光反射迟钝或消失；双眼向病变对侧偏斜或强迫下视。

(3) 自主神经功能改变：可有生命体征改变、多汗、发热和流涎。

2. 病理检查　虽然 DAI 的典型表现是伤后即刻意识改变，但仅依据临床表现难以确诊，病理检查可协助诊断。Adams 依据病理将 DAI 分为 3 级。

(1) Ⅰ级：灰质-白质损伤为主，常见于额叶的矢状窦旁区域和颞叶的脑室旁区域，也可见于顶枕叶、基底节和小脑(很难被传统的影像学检查发现)。

(2) Ⅱ级：在Ⅰ级基础上累及胼胝体，常见于胼胝体后部和压部，伤情严重者胼胝体前部也受累。

(3) Ⅲ级：在Ⅱ级基础上累及脑干，常见于中脑、小脑上脚和皮质脊髓束。

3. 头部 CT 扫描检查　对于病情尚不稳定的急性期重型 TBI 患者，仍常规首选 CT 扫描检查。高分辨率 CT 可提高脑组织受损出血检出率，表现为 Adams 分级中的易受损区域小片状高密度影(直径 <2cm)，亦可显示损伤区域低密度灶(脑组织水肿)。值得注意的是，CT 扫描阴性(50%)结果不能除外 DAI。所以，不能完全依赖辅助检查而忽略临床表现。

4. 头部 MRI 检查 特殊序列对 DAI 诊断比 CT 扫描更具优势,如 T_2 梯度回波(gradient recalled echo,GRE)序列和磁敏感加权成像(susceptibility weighted imaging,SWI)可显示 DAI 所致的微出血病灶,弥散张量成像(diffusion tensor imaging,DTI)对传导束损伤更为敏感(图 2-4-1)。

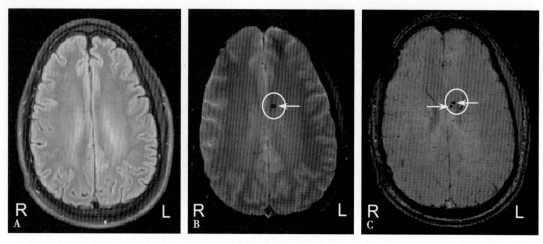

图 2-4-1 弥漫性轴索损伤头部磁共振
A. FLAIR;B. GRE;C. SWI。B、C 图中箭头指向低信号区域,提示侧脑室旁散在微出血。

5. 生物标志物检查 血清和脑脊液的生物标志物,如神经微丝(neurofilament,NF)等,不仅有助于 DAI 诊断,也有助于病情严重程度判断和预后评估。

6. 诊断

(1)伤后昏迷持续 >6 小时。

(2)头部 CT 显示脑组织撕裂出血或无明显异常。

(3)颅内压正常,但临床表现严重。

(4)伤后持续性植物状态,但头部 CT 未见明确脑结构异常。

(5)慢性期出现弥漫性脑萎缩。

(6)尸检病理确诊。

【监测和治疗】

DAI 尚无有别于重型颅脑损伤的监测和治疗原则。对重型 TBI 实施颅内压、脑灌注压、脑血流个体化目标管控,在有条件情况下,对继发性损伤的易损区进行脑组织氧、微透析和脑电图等多模态监测;维持生命体征稳定、内环境(水电解质和酸碱平衡)稳态;手术清除显著占位性效应血肿或病灶、进行部分颅骨切除减压;管控颅外器官系统并发症;早期且系统的康复治疗等。

【预后评估】

伴有 DAI 的 TBI 患者 62% 预后不良,是未伴有 DAI 患者不良预后的 3 倍;其中胼胝体损伤是 DAI 患者不良预后的恒定危险因素。存活患者即便苏醒,也会遗留认知功能缺损、记忆减退、情感障碍和偏瘫等运动障碍,由此影响生活质量。随着对 DNI 诊断、治疗和康复水平的提高,神经功能结局可能有所改善。

【诊治流程】

诊治流程见图 2-1-5。

（高　亮）

推荐阅读文献

［1］ADAMS J H, JENNETT B, MCLELLAN D R, et al. The neuropathology of the vegetative state after head injury. J Clin Pathol, 1999, 52(11): 804-806.

［2］ADAMS J H. Diffuse axonal injury in non-missile head injury. Injury, 1982, 13(5): 444-445.

［3］EIJCK M M V, SCHOONMAN G G, NAALT J V D, et al. Diffuse axonal injury after traumatic brain injury is a prognostic factor for functional outcome: a systematic review and meta-analysis. Brain Inj, 2018, 32(4): 395-402.

［4］GENTLEMAN S M, ROBERTS G W, GENNARELLI T A, et al. Axonal injury: a universal consequence of fatal closed head injury? Acta Neuropathol, 1995, 89(6): 537-543.

［5］MBEMBA D M, MUGIKURA S, NAKAGAWA A, et al. Intraventricular hemorrhage on initial computed tomography as marker of diffuse axonal injury after traumatic brain injury. J Neurotrauma, 2015, 32(5): 359-365.

［6］PEARN M L, NIESMAN I R, EGAWA J, et al. Pathophysiology associated with traumatic brain injury: current treatments and potential novel therapeutics. Cell Mol Neurobiol, 2017, 37(4): 571-585.

［7］TSITSOPOULOS P P, HAMDEH S A, MARKLUND N. Current opportunities for clinical monitoring of axonal pathology in traumatic brain injury. Front Neurol, 2017, 8: 599.

［8］VIEIRA R C, PAIVA W S, OLIVEIRA D V, et al. Diffuse axonal injury: epidemiology, outcome and associated risk factors. Front Neurol, 2016, 20(7): 178.

［9］WANG H, DUAN G, ZHANG J, et al. Clinical studies on diffuse axonal injury in patients with severe closed head injury. Chin Med J(Engl), 1998, 111(1): 59-62.

第五节　创伤性蛛网膜下腔出血

【定义】

创伤性蛛网膜下腔出血（traumatic subarachnoid hemorrhage, tSAH）是指各种类型的颅脑损伤所致的颅内血管损伤或破裂，血液流入蛛网膜下腔。

【诊断要点】

1. 明确的颅脑损伤史。

2. 主要临床表现为剧烈头痛、呕吐，脑膜刺激征阳性。

3. 头部 CT 扫描显示蛛网膜下腔高密度影，或腰椎穿刺为血性脑脊液。

4. 头部 MRI、SWI、GRE 序列，以及磁共振液体衰减反转恢复（FLAIR）序列，显示微量出血。

5. 头部 CTA 或 DSA 除外脑动脉瘤或创伤性假性动脉瘤。

【监测与治疗】

1. 基本监测与管控

（1）生命体征监测：包括体温、呼吸频率、血压、血氧饱和度、心电图、中心静脉压、颅内压和液体出入量。

(2) 实验室指标监测:包括血常规、电解质、血糖和肝肾功能。

(3) 运动与情绪管控:包括绝对卧床,头抬高 30°,避免频繁转运,保持呼吸道通畅,避免一切形式的刺激,维持情绪稳定,避免主动用力,保持大便通畅。

(4) 镇痛、镇静管控:实施随机镇静、镇痛评估,如数字评定量表和视觉模拟量表。①镇痛以阿片类药物为主,可联合对乙酰氨基酚、奈福泮、氯胺酮和神经性镇痛药物(如加巴喷丁、卡马西平、普瑞巴林等);②镇静以丙泊酚或右美托咪定等短效药物为主。管控目标为避免疼痛和躁动引起的情绪波动、血压增高和心率加快,以减少颅内压波动和诱发再出血。

2. 颅内压监测与管控　常规监测颅内压增高临床指征,必要时行有创持续颅内压监测。颅内压管控目标值为 20mmHg,通过头位摆放、过度通气、镇静镇痛、高渗药物、轻度低温等治疗维持;必要时实施外科手术,如脑室外引流,一旦合并其他类型的脑损伤,可考虑部分颅骨切除减压术,以降低颅内压。

3. 再出血监测与管控　常规监测颅内压增高临床指征,必要时复查头部 CT 扫描,以明确是否再出血。可选择止血药物(如氨甲环酸等),但对预后的影响仍存在争议。

4. 腰大池置管持续外引流管控　取 $L_3 \sim L_4$ 或 $L_4 \sim L_5$ 椎间隙为穿刺点,局部麻醉下穿刺入腰大池,置入引流管,通过带有调节阀门的三通连接器与闭式引流袋相连。根据患者颅内压和对引流的耐受程度,引流量控制在每日 50~200ml。腰大池引流可改善患者的 GOS 评分,降低脑积水风险,改善脑血管痉挛。适用于头部 CT 扫描检查无脑挫裂伤、脑内血肿和脑疝征象的患者。然而,对 tSAH 急性期伴颅内压升高的患者,腰椎穿刺和腰大池置管持续外引流术可增加脑疝风险,故应严格掌握适应证。

5. 并发症监测与管控

(1) 水电解质紊乱:tSAH 并发水电解质紊乱的概率极高,其原因为下丘脑 - 垂体轴损伤。对高钠血症的治疗,需注意颅内压过高或严重脑水肿时,血钠管控目标为 150~155mmol/L。对低钠血症的治疗,需注意脑性耗盐综合征(cerebral salt wasting syndrome,CSWS)与抗利尿激素分泌失调综合征(syndrome of inappropriate secretion of antidiuretic hormone,SIADH)处理有别(参见"第十一章第十三节")。

(2) 脑血管痉挛:tSAH 引发脑血管痉挛(post-traumatic vasospasm,PTV)后,预示神经功能预后不良。TCD、头部 CTA 或 DSA 对脑血管的连续监测,可协助评估与治疗。目前,缓解 PTV 的药物可选择钙通道阻滞剂,如尼莫地平[治疗开始 2 小时内,$15\mu g/(kg \cdot h)$ 静脉滴注 / 泵注;如无不良反应,2 小时后改为 $30\mu g/(kg \cdot h)$ 静脉滴注 / 泵注,14 日后改为口服尼莫地平(60mg,4 小时一次,连续 7 日)]。

(3) 交通性脑积水:tSAH 后脑积水(hydrocephalus)发生率为 0.7%~29%,通常为交通性脑积水,临床表现为痴呆、共济失调和尿失禁。而导致交通性脑积水的危险因素主要为高龄、入院时低 GCS、脑室内出血和 / 或 tSAH 出血量大。确定诊断后可行脑脊液分流术。

6. 外科手术治疗　单纯性 tSAH 不需要手术治疗。但若合并其他形式的颅脑创伤,或出现再出血、迟发性颅内血肿,或创伤性假性动脉瘤,可选择手术治疗。根据颅脑损伤类型的不同选择不同的手术方式,包括颅内血肿清除、动脉瘤夹闭或栓塞等。

【预后评估】

单纯性 tSAH 临床表现较轻，无意识障碍，GCS 13~15 分，预后良好。重度 tSAH 通常合并其他颅脑损伤，且预后不良。重度颅脑损伤合并 tSAH，则是死亡的独立预测因素。

【诊治流程】

诊治流程见图 2-1-5。

（高　亮）

推荐阅读文献

[1] 康德智. 关于创伤性蛛网膜下腔出血诊疗的争议与探讨. 中华神经创伤外科电子杂志, 2017, 3 (1): 4-6.

[2] 李志峰, 陈勇, 方红娟, 等. 腰大池持续引流治疗外伤性蛛网膜下腔出血的系统评价. 北京医学, 2017, 39 (1): 26-30.

[3] AREAS F Z, SCHWARZBOLD M L, DIAZ A P, et al. Predictors of hospital mortality and the related burden of disease in severe traumatic brain injury: a prospective multicenter study in Brazil. Front Neurol, 2019, 10: 432.

[4] CHAN D Y C, TSANG A C O, LI L F, et al. Improving survival with tranexamic acid in cerebral contusions or traumatic subarachnoid hemorrhage: univariate and multivariate analysis of independent factors associated with lower mortality. World Neurosurgery, 2019, 125: e665-e670.

[5] DEMIRCIVI F, OZKAN N, BUYUKKECECI S, et al. Traumatic subarachnoid haemorrhage: analysis of 89 cases. Acta Neurochir (Wien), 1993, 122 (1-2): 45-48.

[6] GIJN J V, RINKEL G J. Subarachnoid haemorrhage: diagnosis, causes and management. Brain, 2001, 124 (Pt2): 249-278.

[7] MODI N J, AGRAWAL M, SINHA V D. Post-traumatic subarachnoid hemorrhage: a review. Neurol India, 2016, 64 (Suppl): S8-13.

[8] VERGOUWEN M D I, VERMEULEN M, ROOS Y B W E M. Effect of nimodipine on outcome in patients with traumatic subarachnoid haemorrhage: a systematic review. Lancet Neurol, 2006, 5 (12): 1029-1032.

[9] WU Z, L I S, LEI J, et al. Evaluation of traumatic subarachnoid hemorrhage using susceptibility-weighted Imaging. AJNR Am J Neuroradiol, 2010, 31 (7): 1302-1310.

第六节　创伤性脊髓损伤

【定义】

创伤性脊髓损伤（traumatic spinal cord injury）是指在各种外力作用下导致椎管内神经结构（脊髓和神经根）及其功能损害，出现损伤水平及其以下脊髓功能（感觉、运动、反射）障碍。除了机械外力导致的原发性损伤外，还会引起脊髓损伤后继发性损害，即脊髓内部一系列病理生理改变，由此进一步加重了脊髓神经功能障碍。

【诊断要点】

1. 临床表现　取决于神经损伤平面和正常脊髓组织保存量。通常导致损伤节段水平以下肢体感觉、运动功能障碍。此外，脊髓损伤还可影响以下功能。

（1）呼吸功能：如 C_5 以上损伤，累及支配膈肌的神经；T_{11} 以上损伤，累及支配肋间肌的神经；L_1 以上损伤，累及支配腹肌的神经，并产生低氧血症和高碳酸血症。

（2）循环功能：如胸、腰段脊髓损伤可减少脊髓交感神经输出，导致损伤水平以下血管张力丧失，表现为血压下降，脉搏缓慢和体温随外界环境变化而波动；颈段或上胸段损伤，可引起严重低血压和心动过缓（神经源性休克）。

（3）免疫功能：如支配淋巴器官（脾脏）的神经受损，可导致继发性免疫缺陷（又称"免疫麻痹"），由此肺部感染和尿路感染频发。而这些神经损伤相关功能障碍成为早期死亡的主要原因。

2. 影像学检查 常规进行头部 CT 扫描检查和 MRI 检查。当怀疑脊髓损伤时，首选 CT 扫描检查，但 MRI 检查是确认椎管内软组织的最佳技术，通常表现为脊髓受压、变形和 / 或肿胀，可伴随挫伤、出血等相关信号变化，严重者可见脊髓横断（图 2-6-1）。

3. 神经电生理检查 通过运动诱发电位（motor evoked potential，MEP）、体感诱发电位（somatosensory evoked potential，SSEP）、肌电图（electromyogram，EMG）、神经传导（nerve conduction studies，NCS）和交感神经皮肤反应（sympathetic skin response，SSR）等神经电生理检查技术可辅助评估脊髓生理和解剖功能。神经电

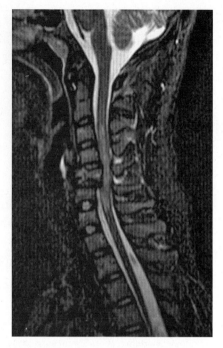

图 2-6-1 创伤性脊髓损伤

颈部磁共振脂肪抑制序列显示：脊髓损伤后颈髓受压、变形，伴挫伤水肿。

生理检查对脊髓功能的评定更客观，并可准确预判脊髓损伤程度。通常获取的检查参数有：不同脊髓节段的上 / 下肢肌群运动诱发电位潜伏期及波幅、感觉诱发电位潜伏期及波幅、复合肌群动作电位波幅和 F 波持续时长以及 H 反射波幅的改变。

4. 脊髓损伤分级 美国脊髓损伤协会（American Spinal Injury Association，ASIA）分级基于"保留骶段"概念，将脊髓损伤分为 A~E 级。

A 级：损伤平面以下感觉和运动功能完全丧失，包括骶段脊髓功能障碍，即无随意肛门收缩，无足踇趾屈曲，无会阴、生殖器、肛门针刺感或轻触觉。

B 级：损伤平面以下感觉功能保留而运动功能丧失，包括远端骶段（S_4~S_5）。

C 级：损伤平面以下运动功能（包括远端骶段）保留，半数以上关键肌群（即肘关节屈伸肌群、腕关节屈伸肌群、指屈肌、指外展肌、屈髋肌群、膝关节屈伸肌群、趾长伸肌和足跖屈肌）肌力 <3 级。

D 级：损伤平面以下运动功能（包括远端骶段）保留，半数以上关键肌群≥3 级（ASIA 分级），即能够抵抗重力。

E 级：神经系统功能完整，即所有节段感觉、运动功能正常。

【监测与治疗】

"时间就是脊髓"已经成为对任何脊髓损伤患者进行管理的核心理念。与其他急性中枢神经系统损伤类似，脊髓损伤后的数小时内，有功能的神经组织逐渐丧失，因此在急性损伤阶段迅速对确诊患者实施神经保护和干预治疗至关重要。现场急救过程中对患者完成初始评估后进行脊柱制动（如滚动搬运法、颈托固定），防止二次损伤。进行脊柱制动时，患者应

处于相对平卧位。研究证实,反向特伦伯格卧位可使患者获益。对重症监护室内患者进行气道管理也是必不可少的环节,若伤者未进行气管插管,应积极清理气道分泌物,确保充分镇痛、稳定呼吸,使潮气量最大化。脊髓损伤后出现截瘫或四肢瘫痪的患者常伴有消化道梗阻,应积极采取胃肠减压,该类患者亦常出现膀胱功能障碍,应常规留置导尿管。对于瘫痪患者,要多次检查其触压觉,并反复进行损伤平面定位。及时关注伤者,尤其是年轻患者的情绪状态及心理健康。

1. 血流动力学监测与管控　与创伤性颅脑损伤相似。如果脊髓损伤合并神经源性休克,则对液体复苏治疗反应较差,但对缩血管药物反应迅速。因此,可选择去氧肾上腺素(苯福林)等单纯外周血管收缩剂(α1 受体激动剂)。但此类药物在升压的同时会反射性引起心率减慢,因此仅适用于下胸段和腰段脊髓损伤患者。对于多发伤或颈髓及上段胸髓损伤所致低血压合并心动过缓患者,可选择去甲肾上腺素。伤后 1 周,平均动脉压维持目标为 >85mmHg,也可用硬膜内导管监测脊柱内压(intraspinal pressure, ISP),由此指导血压管控范围。

2. 甲泼尼龙琥珀酸钠药物治疗　鉴于急性脊髓损伤时,并未改善神经功能预后,且药物相关并发症,如肺部感染、胃肠溃疡、静脉血栓栓塞和伤口感染等发生率增加,故不推荐大剂量糖皮质激素治疗。

3. 椎管减压手术治疗　对硬脊膜外血肿、韧带水肿、出血或碎骨片等脊髓压迫,椎管减压手术是最有效的治疗方法。最终神经功能缺损严重程度与脊髓受压程度和持续时间相关,因此,对不完全脊髓损伤,在最初 8~24 小时内减压,可改善神经功能预后。此外,早期手术减压还与呼吸并发症下降、机械通气持续时间减少、重症监护病房停留时间和住院总时间缩短有关。但对 ASIA 分级为 A 级患者,手术减压效果不佳。

【预后评估】

常规伤后 6 个月进行脊髓神经功能评估,但 5 年后仍可见持续改善。神经功能恢复与初始脊髓损伤严重程度(ASIA 分级)和脊髓损伤部位(与颈椎、腰椎脊髓损伤相比,胸部损伤的运动功能恢复可能性很小)相关,ASIA 分级为 A 级患者的良好神经功能恢复仅占 5%。

【诊治流程】

诊治流程见图 2-1-5。

(高　亮)

推荐阅读文献

[1] BRACKEN M B. Steroids for acute spinal cord injury. Cochrane Database Syst Rev,2012,1(1):CD001046.

[2] AHUJA C S, WILSON J R, NORI S, et al. Traumatic spinal cord injury. Nat Rev Dis Primers,2017,3:17018.

[3] ECKERT M J, MARTIN M J. Trauma:spinal cord injury. Surg Clin North Am,2017,97(5):1031-1045.

[4] JAIN N B, AYERS G D, PETERSON E N, et al. Traumatic spinal cord injury in the United States,1993-2012. JAMA,2015,313(22):2236-2243.

[5] KAMIYA K, KODA M, FURUYA T, et al. Neuroprotective therapy with granulocyte colony-stimulating factor in acute spinal cord injury:a comparison with high-dose methylprednisolone as a historical control. Eur Spine J, 2015,24(5):963-967.

[6] KIRSHBLUM S C, WARING W, BIERING-SORENSEN F, et al. Reference for the 2011 revision of the

international standards for neurological classification of spinal cord injury. J Spinal Cord Med,2011,34(6):
547-554.

[7] WILSON J R,FORGIONE N,FEHLINGS M G. Emerging therapies for acute traumatic spinal cord injury.
CMAJ,2013,185(6):485-492.

[8] WILSON J R,SINGH A,CRAVEN C,et al. Early versus late surgery for traumatic spinal cord injury:the
results of a prospective Canadian cohort study. Spinal Cord,2012,50(11):840-843.

第三章

神经肿瘤

第一节　重症脑肿瘤

【定义】

中枢神经系统肿瘤分为神经上皮组织肿瘤、脑神经和脊旁神经肿瘤、脑膜肿瘤、淋巴和造血组织肿瘤、生殖细胞肿瘤、蝶鞍区肿瘤和转移性肿瘤 7 大类。重症脑肿瘤常见于胶质瘤晚期、转移瘤晚期、肿瘤卒中和脑肿瘤大型手术后。

【诊断要点】

1. 发病特点

（1）以局灶性体征,进行性加重为特征。首发症状可为神经定位征,如肌无力、癫痫等,也可为颅内压增高,如头痛、呕吐。数周、数月、数年后,症状增多,病情加重。

（2）以急性病症为特征,即数小时或数日内突然恶化,陷入瘫痪或昏迷。多见于肿瘤囊性变、瘤出血（瘤卒中）、高度恶性肿瘤及转移、伴发癫痫持续状态和瘤体（囊肿）突然阻塞脑脊液循环通路等,颅内压可急剧增高,甚至导致脑疝危象。

2. 临床表现

（1）慢性头痛史。

（2）视力进行性减退、视神经乳头水肿、复视或斜视,难以用眼部疾病解释。

（3）癫痫发作,尤其是局限性癫痫。

（4）其他部位（肺、乳腺、子宫、胃肠道）癌症或肿瘤手术史,数月、数年后出现颅内压增高和神经定位征。

（5）突发偏瘫或昏迷,并伴视神经乳头水肿。

3. 辅助性检查　头部 CT 扫描、正电子发射体层成像（positron emission tomography, PET）、MRI 平扫和增强、磁共振波谱（magnetic resonance spectrum, MRS）、相关局部脑血容量（regional cerebral blood volume, rCBV）、功能磁共振（function MRI, fMRI）检查发现脑肿瘤（图 3-1-1）。

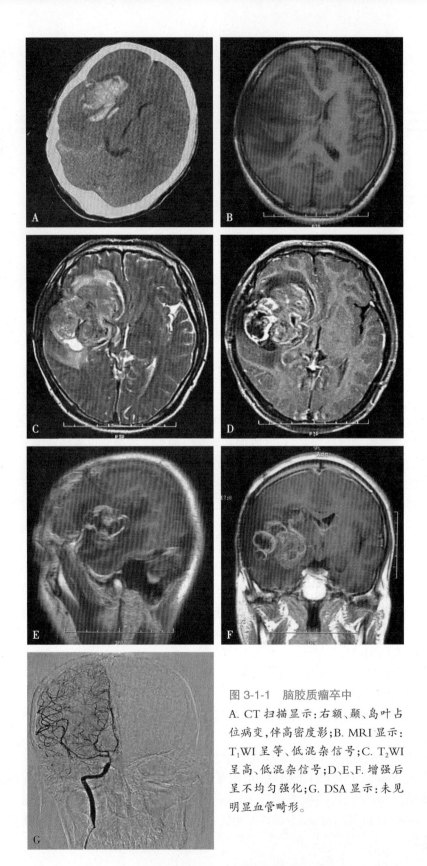

图 3-1-1 脑胶质瘤卒中

A. CT 扫描显示：右额、颞、岛叶占位病变，伴高密度影；B. MRI 显示：T_1WI 呈等、低混杂信号；C. T_2WI 呈高、低混杂信号；D、E、F. 增强后呈不均匀强化；G. DSA 显示：未见明显血管畸形。

4. 诊断步骤

(1) 定位诊断:根据病史、体格检查、辅助性检查,尤其影像学检查等定位诊断技术,确定肿瘤位置。

(2) 定性诊断

1) 根据肿瘤位置和临床特征初步确定脑肿瘤性质。

2) 对手术(包括立体定向活检)获取的肿瘤组织进行病理学检查,最终确定脑肿瘤性质(金标准)。

【监测与治疗】

1. 生命体征管控

(1) 常规监测血压、脉搏、呼吸和颅内压。

(2) 对气道梗阻患者,必须立即清理气道,保持气道通畅,必要时气管插管或气管切开,以避免缺氧加重已有的脑损伤。如果预判机械通气时间较长,应尽早气管切开。

(3) 对血压增高患者,适当降压治疗可降低血肿发展和再出血危险,但应避免血压过低导致的脑灌注不足。降压药物首选乌拉地尔或尼卡地平静脉泵注。对伴有颅内压增高的患者,需遵循先降颅内压,后调整血压的原则。

2. 血容量管控

(1) 常规监测液体出入量、血细胞比容、血钠、血肌酐、血糖、血浆渗透压、尿渗透压和尿比重、利尿钠肽和全身炎症因子。

(2) 对低血容量不伴严重全身炎症反应的患者,需警惕呼吸道或体表的隐性液体丢失,并予以液体容量复苏。复苏目标为:尿量 1ml/(kg·h);液体入量 30ml/(kg·d);液体正平衡 750~1 000ml/d。

(3) 对低血容量伴严重全身炎症反应的患者,需根据炎症反应程度调整每日液体量。

3. 意识状态管控　常规监测意识水平和 GCS。对 GCS 迅速下降患者,予以相关辅助检查(如影像学检查),以明确意识改变原因。

4. 瞳孔状况管控

(1) 常规监测瞳孔变化,警惕肿瘤卒中伴发脑疝。

(2) 以下情况的患者需要及时完善检查,做好再次手术的准备:病侧瞳孔进行性扩大、瞳孔对光反应逐渐消失、意识障碍进行性加重、生命体征逐渐紊乱,以及病变对侧肢体瘫痪或瘫痪加重,提示颞叶钩回疝形成的患者;双侧瞳孔针尖样缩小、眼球固定、深昏迷或颈项强直,提示原发性脑干病变的患者。

5. 颅内压管控

(1) 常规监测颅内压增高征象和腰椎穿刺脑脊液压力(正常 80~180mmH_2O,即 0.8~1.8kPa),必要时实施脑室或脑实质有创颅内压持续监测。

(2) 保持正中 30° 抬高头位和镇痛镇静。

(3) 对早期颅内压增高患者,首选渗透性利尿剂,如 20% 甘露醇 125ml,快速静脉滴注(30 分钟),每 4~6 小时一次;或 10% 氯化钠溶液 65ml,快速静脉滴注(30 分钟),每 6~12 小时一次。

(4) 对药物治疗效果不佳患者,可予治疗性低温(核心温度 33~35℃)。

(5) 对急性重度颅内压增高患者,可予短时过度通气治疗。

（6）对内科标准治疗无效患者，予部分颅骨切除减压术。

6. 癫痫发作管控　常规脑电图检查，警惕非惊厥性癫痫；动态检测血乳酸水平，评估机体代谢和缺氧状况。进行常规抗癫痫治疗。

7. 颅内出血管控

（1）对需要手术治疗的脑肿瘤伴脑出血的患者，进行常规监测头部 CT 扫描。对仅需保守治疗脑肿瘤的患者，常规增强 CT 随访，以分辨肿瘤（强化）与出血灶（不强化）。

（2）对脑出血诊断明确、意识状态进行性下降、幕上血肿量≥30ml、丘脑出血破入侧脑室并阻塞第三和第四脑室、中线移位≥0.5cm、幕下血肿≥10ml、环池消失的患者，予以手术治疗。

8. 高凝状态管控　常规监测弥散性血管内凝血相关指标和血栓弹力图，以了解脑肿瘤患者凝血功能、血小板功能和纤溶功能，避免高凝血栓风险。

9. 水电解质平衡管控

（1）常规监测血钠、血浆渗透压、尿量和尿钠。

（2）对伴发抗利尿激素分泌失调综合征的患者，限制液体摄入，促进水的排出。

（3）对伴发 CSWS 的患者，经口增加钠盐补充，可予盐皮质激素（醋酸可的松、氢化可的松）增强保钠。

（4）对尿崩症患者，予以加压素治疗；对尿崩症伴高钠血症者，限制管饲或静脉钠摄入，增加管饲水泵注或静脉滴注低渗溶液，同时避免血钠调整速度过快导致渗透性脑病，管控每日血钠波动在 7~10mmol/L，每小时 <0.5mmol/L；对尿崩症合并 CSWS 患者，补液以生理盐水为主，使用加压素时加用醋酸可的松或氢化可的松。

10. 感染管控　神经外科术后颅内感染的早期临床表现不典型，且往往被术后正常应激反应或其他并发症的症状掩盖。因此，更应提高警惕。

（1）常规监测体温、脑膜刺激征、实验室炎性指标（血白细胞、C 反应蛋白、降钙素原和血乳酸）、脑脊液白细胞和病原学检查，以及影像学检查。

（2）对颅内感染明确的患者，尤其是细菌培养和药敏明确的感染，应给予合理抗菌药物治疗、脑脊液持续引流治疗、导航下外科手术穿刺引流治疗（脑脓肿伴颅内高压或局限性神经功能缺损）或切除治疗（炎性肉芽肿伴颅内高压或局限性神经功能缺损）。

（3）对肺部感染并发症患者的处理参见"第十一章第十六节"。

11. 营养支持　常规监测体重、体重指数和血清蛋白等。能量摄入按 25~30kcal/（kg·d）计算。

【预后评估】

肿瘤卒中和脑肿瘤患者的预后与肿瘤性质、级别、切除程度、辅助治疗等多种因素相关。常规预后追踪的时间点为急性期或围手术期后 3 日、1 周、1~12 个月，主要预后评估指标为病死率及复发率。

【诊治流程】

诊治流程见图 3-1-2。

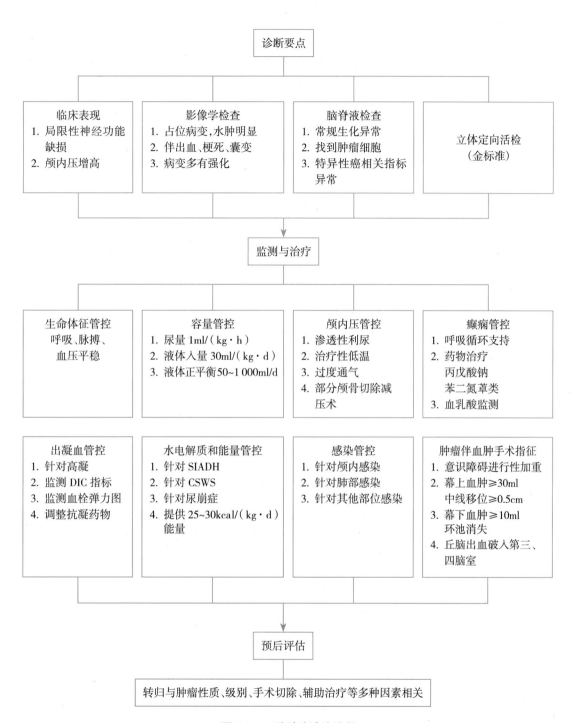

图 3-1-2 脑肿瘤诊治流程

SIADH. 抗利尿激素分泌失调综合征;CSWS. 脑性耗盐综合征。

(吴雪海)

推荐阅读文献

［1］BRITT L D. Acute care surgery：the curriculum should address the needs. J Surg Educ，2007，64（5）：300-301.

［2］COOPER D J，MYLES P S，MCDERMOTT F T，et al. Prehospital hypertonic saline resuscitation of patients with hypotension and severe traumatic brain injury：a randomized controlled trial. JAMA，2004，291（11）：1350-1357.

［3］IKEDA D E，CHIOCCA E A. Perioperative mortality. J Neurosurg，2012，116（4）：821-824.

［4］MEIR E G V，HADJIPANAYIS C G，NORDEN A D，et al. Exciting new advances in neuro-oncology：the avenue to a cure for malignant glioma. CA Cancer J Clin，2010，60（3）：166-193.

［5］POTTS M B，DEGIACOMO A F，DERAGOPIAN L，et al. Use of intravenous conivaptan in neurosurgical patients hyponatremia from syndrome of inappropriate antidiuretic hormone secretion. Neurosurgery，2011，69（2）：268-273.

［6］POWNER D J，HARTWELL E A，HOOTS W K. Counteracting the effects of anticoagulants and antiplatelet agents during neurosurgical emergencies. Neurosurgery，2005，57（5）：823-831.

［7］SOMAND D，MEURER W. Central nervous system infections. Emerg Med Clin North Am，2009，27（1）：89-100.

第二节　脊　髓　肿　瘤

【定义】

脊髓肿瘤（spinal cord tumors）按起源分为原发性与转移性；按解剖部位分为高颈段、颈膨大段、胸段、腰段；按解剖层次分为硬脊膜外、硬脊膜下、硬脊膜髓内；按病理性质分为良性与恶性。脊髓肿瘤可起源于脊髓外胚层的室管膜和胶质细胞，如神经胶质瘤、神经纤维瘤；可起源于脊髓的中胚叶间质，如脊膜瘤；亦可由椎管周围组织直接侵入椎管，如淋巴肉瘤；或来自身体其他部位恶性肿瘤的转移，如肺癌、鼻咽癌、甲状腺癌等。脊髓肿瘤突发加重或伴有严重并发症，如肿瘤卒中或呼吸泵衰竭时，需要进入神经重症监护病房，以加强监护与生命支持。

【诊断要点】

仍需根据病史、体格检查、辅助检查进行定位诊断，根据定位诊断和临床特征进行初步定性诊断，根据肿瘤组织病理学检查最终作出定性诊断。以下以脊髓肿瘤卒中为例表述诊断要点。

1. 临床表现

（1）脊髓肿瘤卒中为类卒中样发病，卒中节段出现剧烈疼痛以及节段以下麻木、无力，严重时出现截瘫、尿潴留／尿失禁、排便障碍等。

（2）高位颈髓和／或胸髓上段卒中时，还可出现呼吸功能障碍、心动过缓、低血压和胃肠动力障碍等。

2. 辅助检查　脊柱X线片、CT、MRI和脊髓血管造影检查发现脊髓肿瘤征象（图3-2-1）。

3. 病理学检查　予以脊髓肿瘤切除手术，获取肿瘤组织样本后进行病理学检查（确定诊断金标准）。

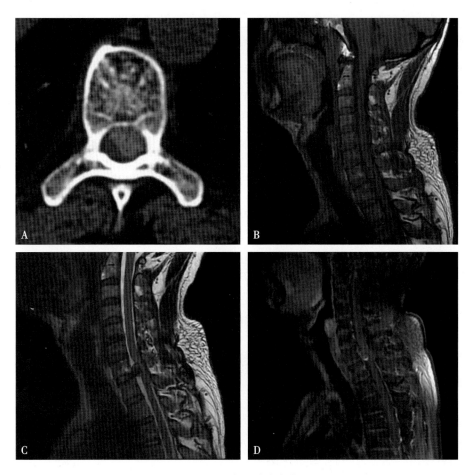

图 3-2-1 脊髓肿瘤卒中

CT 扫描可见 $C_7 \sim T_1$ 平面椎管内脊膜瘤。A. CT 示椎体层面椎管内偏左侧梭形较高密度占位性病变；B. T_1WI 呈高、等混杂信号；C. T_2WI 呈高、低混杂信号；D. 增强扫描见病变呈环状强化，邻近硬脊膜有强化，相应脊髓受压。

【监测与治疗】

1. 脊髓压迫管控

（1）对已确诊脊髓肿瘤患者，一旦出现症状，予渗透性利尿剂（甘露醇或高渗盐水）和糖皮质激素（甲泼尼龙或地塞米松），以减轻脊髓水肿。

（2）对显著脊髓压迫症患者，应行椎板切开减压术，但需考虑脊柱稳定性破坏后的继发性脊髓损伤风险（表 3-2-1）。

2. 呼吸功能管控

（1）常规监测呼吸频率、幅度，以免发生呼吸停止，特别是 C_3 以上的高颈位病变（累及膈肌功能）患者，或 C_3 以下病变（累及呼吸辅助肌肉功能）患者，必要时机械通气辅助呼吸。

（2）对脊髓肿瘤卒中和脊髓肿瘤术后患者，常规监测脊髓固定状况；判断气道梗阻：首先根据口鼻空气的流动，其次根据说话的喘鸣或嘶哑；避免脊柱过度活动。

（3）对常规气道管理，特别是抬起下颌开放气道患者，需临时气管插管或紧急气管切开。

表 3-2-1　脊髓损伤后早期手术与预后文献报道

作者(年份)	研究方法	例数/例	临床评估	结论
Asazuma(1996)	手术时间 <72h	35	ASIA 分级	伤后 72h 内手术有效
Guest(2002)	早期手术 <24h	50	ASIA 分级	早期手术获益 ICU 和住院时间缩短
Koyanagi(2003)	早期手术 <24h	28	ASIA 分级	伤后 72h 内手术有效 早期与晚期手术有效率分别为 83% 和 58%
Yamazaki(2005)	手术时间 <2 周	47	JOA 分级	伤后 2 周手术无效
Song(2005)	手术时间 <72h	22	ASIA 分级	伤后 72h 内手术有效 临床改善率 100%
Chen(2009)	早期手术 <4d	49	ASIA 分级	早期与晚期手术预后无显著差异

注:ASIA. 美国脊髓损伤协会;JOA. 日本骨科协会。

(4) 对清醒患者行气管插管,可有效减少误吸。

3. 脊柱稳定性管控

(1) 术前定位准确,详细制订手术方案,尽可能保留不需要咬除的骨质,尤其咬除关节突时需非常慎重。

(2) 偏一侧肿瘤尽量采用"半椎板"切除,保留棘突、棘上韧带、棘间韧带,从而最大限度保留后柱结构。

(3) 超过一个节段的椎板切除,同时伴有关节突切除、切除椎板 >3 个节段、切除椎板位于颈胸交界区或胸腰交界部时,考虑内固定手术。

4. 脊髓术后管控　一般术后管控项目参见"第三章第一节"。其他管控项目如下:

(1) 保护性体位管控:颈髓术后采用平卧位,颈部可用颈托,腰部可用腰托。翻身时注意头部、脊柱保持轴线位翻转,以免损伤脊髓。骶部术后尽可能取俯卧位。高颈位脊髓术后头部搬动需格外小心,避免过屈或过伸,床旁备用气管插管和气切包,必要时紧急气管插管或气管切开。

(2) 感觉与运动功能管控:常规监测感觉平面变化和肌无力变化,做好随时应急准备。

(3) 泌尿系统感染管控:对排尿功能障碍并长期留置导尿管的患者,应定期监测尿常规,并加强膀胱功能锻炼,以尽早拔除导尿管。

【预后评估】

脊髓肿瘤卒中的预后取决于:①术前神经系统的功能状态;②神经功能障碍出现到脊髓减压手术的时间间隔;③肿瘤的性质与部位;④患者一般情况;⑤术后护理与康复措施。一旦发生脊髓肿瘤卒中,约 60% 患者会最终存在脊髓功能障碍。

【诊治流程】

脊髓肿瘤诊治流程见图 3-2-2。

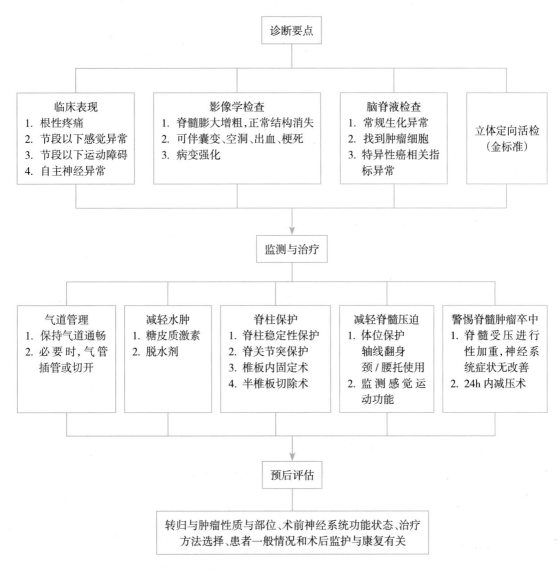

图 3-2-2 脊髓肿瘤诊治流程

（吴雪海）

推荐阅读文献

［1］杨彬彬,唐晓平,赵龙,等. 椎管内脊膜瘤出血2例报道并文献复习. 中国现代医生,2016,54(7):116-118,169.

［2］MATTEI T A. Surgical decompression after spinal cord injury:the earlier,the better. World Neurosurgery, 2012,78(5):384-387.

［3］QIU J. China spinal cord injury network:changes from within. The Lancet Neurology,2009,8(7):606-607.

第三节 癌性脑膜病

【定义】

癌性脑膜病（meningeal carcinomatosis）又称"脑膜癌或癌性脑膜炎"，是恶性肿瘤细胞浸润或播散脑膜（硬脑膜、蛛网膜及软脑膜）或脊髓膜而导致的一种恶性疾病，是中枢神经系统转移癌的一种特殊类型，是恶性肿瘤晚期致死的重要原因之一。虽然所有恶性肿瘤均可发生脑转移，但癌性脑膜病很少见，尸检发现率8%。多见于急性白血病、非霍奇金淋巴瘤、乳腺癌、肺癌和黑色素瘤等。

【诊断要点】

血源播散是癌性脑膜病的主要播散途径，也可由脑转移（常见乳腺癌）引起脑膜播散，因此好发于基底池、侧裂池前部。病理学表现为蛛网膜增厚、呈不透明灰白色，可见瘤结节和点状出血，软脑膜纤维变性以及癌细胞和炎症细胞浸润。脉络膜丛和脑室壁上可有肿瘤沉着。

1. **临床表现** 精神症状显著，脑膜刺激征阳性、四肢反射迟钝，剧烈神经根痛、多脑神经麻痹和脑积水征象。

2. **影像学检查** 头部CT扫描或MRI平扫无特异性，但增强MRI（使用Gd-DTPA造影剂）可见基底池、侧裂池、皮质沟回和小脑幕强化结节，以及侧脑室增大、脑沟消失或无明显诱因的脑积水等间接征象（图3-3-1）。

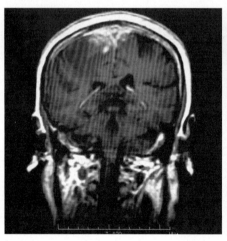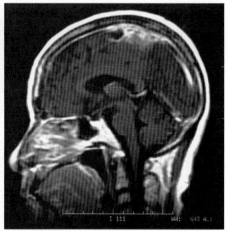

图 3-3-1 脑转移癌

头部增强 MRI 显示顶叶病灶增强。

3. **脑脊液检查** 是癌性脑膜病最有价值的诊断方法。

（1）多次反复寻找肿瘤细胞的阳性率可达80%。

（2）脑脊液白细胞增多，糖降低，蛋白质增高，细菌和真菌培养阴性。

（3）β葡糖醛酸糖苷酶（β-glucuronidase，GUS）、β微球蛋白、癌胚抗原（carcinoembryonic antigen，CEA）、组织多肽抗原、葡萄糖磷酸异构酶（glucose phosphate isomerase，GPI）、碱性磷

酸酶（alkaline phosphatase，AKP）、肌酸激酶 -BB 增高。

（4）80% 的淋巴瘤或脑膜播散患者，GUS 和 β 微球蛋白增高。

（5）半数脑膜转移患者，CEA 和 GPI 增高。

（6）多数乳腺癌脑膜转移患者，组织多肽抗原和肌酸激酶 -BB 增高。

（7）肺癌脑膜转移患者，AKP 增高。

（8）绒癌脑转移患者，绒毛膜促性腺激素增高。

（9）脑膜转移瘤患者，可用基质辅助激光解吸电离飞行时间、基质辅助红外激光解吸离子化 / 傅里叶变换离子回旋共振、钠升级液相色谱 / 傅里叶变换离子回旋共振质谱联合检测脑膜转移瘤相关蛋白。

4. 活检病理检查　以上检查仍不能明确诊断患者，可行立体定向活检术，即枕下小切口暴露枕大孔，取枕大池蛛网膜活检。

【监测与治疗】

目前癌性脑膜病的治疗效果不佳，传统治疗方法包括：

1. 常规监测　包括生命体征和颅内压征象。

2. 对症支持治疗　包括镇痛、镇吐、抗癫痫、抗抑郁、营养支持等缓解症状和改善生存质量治疗。

3. 降颅内压治疗　包括 20% 的甘露醇或 10% 高渗盐水，可减轻头痛、呕吐等颅内压增高症状，但仅仅是姑息性治疗，对预后影响不大。

4. 手术治疗　药物治疗难以奏效时，可考虑行侧脑室腹腔分流术或 Ommaya 储液囊置入外引流术，以此建立人工脑脊液循环通路。必要时，鞘内或脑室内给药。

5. 放疗　通常选择全脑放疗和 / 或脊髓病灶局部放疗，可缓解神经根痛、消除大体积病灶、改善脑脊液循环障碍等，但需避免严重骨髓抑制。

6. 化疗

（1）局部化疗：可鞘内或脑内给药。即头皮下埋入 Ommaya 储液囊，经皮穿刺置入此囊，经此注射药物至侧脑室内。其优势在于：①操作方便；②药物容易且可靠地分布于脑室和蛛网膜下腔；③药物浓度高。常用药物有甲氨蝶呤，每次 $7mg/m^2$，加入注射用水 2ml，第一周 2 次，后续视患者药物反应和脑脊液变化，每 6 周一次。或使用阿糖胞苷，每次 $35mg/m^2$，加入生理盐水 2ml，方法同上。可同时口服甲酰四氢叶酸，每次 9mg，每日 2 次，共 4 日。

（2）全身化疗：可选择渗透型脑脊液化疗药物，如替莫唑胺、洛莫司汀（lomustine、CCNU）、拓扑替康、卡培他滨、拉帕替尼和高剂量甲氨蝶呤；此外，大剂量甲氨蝶呤（$3.5\sim16g/m^2$）可取得较好结果。

【预后评估】

癌性脑膜病的危险因素包括卡诺夫斯凯计分（Kanofsky performance score，KPS）<60 分（表 3-3-1）、多发严重神经功能损害、严重脑病、大病灶、缺乏有效治疗的广泛系统病变。70% 的癌性脑膜病存在全身肿瘤进展和广泛播散；而且癌性脑膜病患者死亡原因中，全身肿瘤进展占 10%~64%，治疗相关不良反应占 0~15%，提示癌性脑膜病预后较差，即便生存，平均生存期也仅为 4~6 周，多死于颅内压增高引起的脑疝和脑干受压。

表 3-3-1 卡诺夫斯凯计分

体力状况	评分 / 分
正常,无症状和体征	100
能进行正常活动,有轻微症状和体征	90
勉强进行正常活动,有一些症状或体征	80
生活能自理,但不能维持正常生活和工作	70
生活能大部分自理,但偶尔需要别人帮助	60
常需要人照料	50
生活不能自理,需要特别照顾和帮助	40
生活严重不能自理	30
病重,需要住院和积极的支持治疗	20
重危,临近死亡	10
死亡	0

【诊治流程】

诊治流程见图 3-3-2。

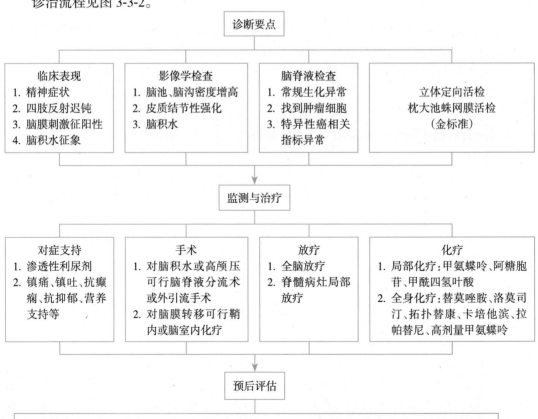

图 3-3-2 癌性脑膜病诊治流程

KPS. 卡诺夫斯凯计分。

(吴雪海)

推荐阅读文献

[1] IKEDA D E,CHIOCCA E A. Perioperative mortality. J Neurosurg,2012,116(4):821-824.

[2] POTTS M B,DEGIACOMO A F,DERAGOPAIN L,et al. Use of intravenous conivaptan in neurosurgical patients hyponatremia from syndrome of inappropriate antidiuretic hormone secretion. Neurosurgery,2011,69 (2):268-273.

[3] MEIR E G V,HADJIPANAYIS C G,NORDEN A D,et al. Exciting new advances in neuro-oncology:the avenue to a cure for malignant glioma. CA Cancer J Clin,2010,60(3):166-193.

[4] OECHSLE K,LANGE-BROCK V,KRUELL A,et al. Prognostic factors and treatment options in patients with leptomeningeal metastases of different primary tumors:a retrospective analysis. J Cancer Res Clin Oncol,2010, 136(11):1729-1735.

[5] SOMAND D,MEURER W. Central nervous system infections. Emerg Med Clin North Am,2009,27(1):89-100.

[6] BRITT L D. Acute care surgery:the curriculum should address the needs. J Surg Educ,2007,64(5):300-301.

[7] POWNER D J,HARTWELL E A,HOOTS W K. Counteracting the effects of anticoagulants and antiplatelet agents during neurosurgical emergencies. Neurosurgery,2005,57(5):823-831.

[8] COOPER D J,MYLES P S,MCDERMOTT F T,et al. Prehospital hypertonic saline resuscitation of patients with hypotension and severe traumatic brain injury:a randomized controlled trial. JAMA,2004,291(11):1350-1357.

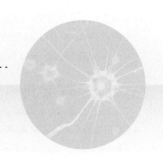

第四章

中枢神经系统感染

第一节 重症脑膜脑炎

脑膜脑炎是由细菌、结核分枝杆菌、真菌和病毒等病原体感染引起的颅内感染性疾病。重症脑膜脑炎可出现意识障碍、颅内压增高、癫痫持续状态、呼吸泵衰竭等神经急危重症,甚至危及生命。

一、细菌性脑膜脑炎

【定义】

细菌性脑膜脑炎是由化脓性细菌感染所致的脑脊膜、脑实质炎症,是中枢神经系统最常见的化脓性感染,通常急性或暴发性起病。

【诊断要点】

1. **临床表现** 发热、头痛伴呕吐;精神症状、抽搐发作和意识障碍;脑膜刺激征阳性。

2. **血常规** 白细胞计数增加$(10\sim30)\times10^9$/L,并以中性粒细胞为主。血培养可见细菌感染。

3. **腰椎穿刺脑脊液检查** 压力增高;外观浑浊,多核细胞增高;蛋白增高、糖和氯化物降低;脑脊液涂片革兰氏染色阳性,细菌培养阳性,宏基因高通量二代测序发现致病细菌(表4-1-1)。成人常见的病原体包括肺炎链球菌、脑膜炎奈瑟菌和李斯特菌等。腰椎穿刺脑脊液检查前已予抗菌治疗患者,脑脊液革兰氏染色和细菌培养阳性率降低;治疗前血和脑脊液检查结果可为细菌性脑膜脑炎诊断提供可靠依据。

4. **头部 CT 或 MRI 检查** 腰椎穿刺前有以下情况时,行头部影像学检查:局灶性神经功能缺损、新发癫痫发作、严重意识障碍(GCS<10分)、严重免疫缺陷状态(艾滋病、免疫抑制剂治疗期间、器官移植后)。头部 CT 或 MRI 显示脑膜强化和/或脑实质炎性病灶(图4-1-1)。

表 4-1-1 脑膜炎的脑脊液改变

指标	正常值	细菌性脑膜脑炎	结核性脑膜炎	真菌性脑膜炎	病毒性脑膜炎
压力	<25cmH$_2$O	高	高	很高	正常或高
细胞计数 /L^{-1}	<5×10^6	(100~50 000)×10^6	(5~500)×10^6	(5~1 000)×10^6	(5~1 000)×10^6
细胞分类		中性粒细胞为主	淋巴细胞为主	淋巴细胞为主	淋巴细胞为主
糖(脑脊液:血浆)	>0.5	低,严重时 <0.4	非常低,<0.3	正常或低	正常
蛋白 /(g·L^{-1})	<0.5	>1.0	1.0~5.0	0.2~5.0	0.5~1.0

注:正常脑脊液中可见淋巴细胞和单核细胞,无中性粒细胞和红细胞;1cmH$_2$O=0.098kPa。

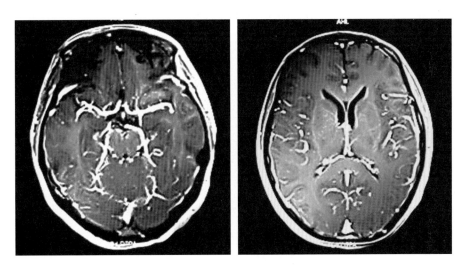

图 4-1-1 化脓性脑膜炎

头部 MRI 显示:双侧额、颞、顶、枕部、脑干腹侧脑膜强化。

【监测与治疗】

1. 监测 重点监测体温、血压、血常规、颅内压和脑脊液变化(如抗菌治疗 48 小时未见明显好转,需复查脑脊液检查)、药物不良反应(药物过敏和肝肾毒性)、药敏和血药浓度。

2. 抗生素

(1)经验性治疗:根据患者年龄,本地区细菌耐药和药敏趋势,脑膜炎程度,治疗前脑脊液细胞学、生化、细菌涂片结果选择抗生素。对重症细菌性脑膜脑炎患者,可予万古霉素联合头孢曲松 / 美罗培南。

(2)目标治疗:根据病原菌和药物敏感性选择抗生素。

(3)治疗疗程:根据细菌种类和对抗生素的反应确定治疗疗程。通常脑膜炎球菌和流感嗜血杆菌感染疗程为 7 日;肺炎链球菌感染者在体温正常后持续疗程 10~14 日;无乳链球菌感染疗程为 14~21 日;需氧革兰氏阴性杆菌和单核细胞增多性李斯特菌感染疗程≥21 日。对未检出病原体的患者,按经验性治疗疗程,疗程应 >2 周。

3. 糖皮质激素 怀疑或证实为肺炎球菌脑膜炎的患者可给予糖皮质激素治疗。给药时间选择在抗生素应用之前,或第 1 次抗生素应用之后 4 小时内,以减轻炎症反应,减轻神经功能损伤。用药方法:地塞米松静脉滴注(10~20mg/d,连续 3~5 日)。重症(GCS≤11 分)患者使用地塞米松效果更好。对其他病原体感染患者是否糖皮质激素治疗有争议。

4. 外科治疗 清除邻近颅内结构(鼻窦、乳突、眼眶)的感染病灶,或颅内(硬膜外、硬膜下、脑内)感染病灶。

5. 生命支持治疗 颅内压增高、癫痫持续状态和呼吸泵衰竭等诊治参见"第十章";其他器官系统损伤参见"第十一章"。

【预后评估】

细菌性脑膜脑炎的预后取决于治疗时机、细菌对药物的敏感性,以及药物在脑脊液中的浓度等。抗菌药物问世之后,细菌性脑膜脑炎总体病死率从 100% 降至 20%,其中肺炎链球菌脑膜炎的病死率为 19%~26%,产单核细胞李斯特菌脑膜炎病死率 15%~29%,流行性脑脊髓膜炎病死率 3%~13%,流感嗜血杆菌性脑膜炎病死率 3%~6%。此外,存活患者的神经功能残疾率也不高,可表现为脑积水(婴幼儿常见)、眼肌麻痹、共济失调、轻偏瘫或智能低下等。

【诊治流程】

诊治流程见图 4-1-2。

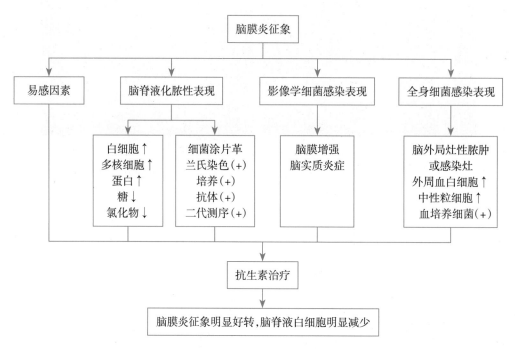

图 4-1-2 细菌性脑膜脑炎诊治流程

二、结核性脑膜炎

【定义】

结核性脑膜炎是由结核分枝杆菌感染所致的脑脊膜炎症。可因为脑实质结核瘤或继发性脑血管炎性病变引起脑实质受损。

【诊断要点】

1. **临床表现** 结核接触史、免疫功能抑制疾病史、长期大量免疫抑制药物使用史；急性发病，表现为非特异性乏力、不适、肌痛、盗汗等前驱症状（2周），发热、头痛、呕吐、脑膜刺激征等脑膜炎征象（2~3周）；可伴有脑神经和脑实质损害。

2. **腰椎穿刺脑脊液检查** 压力增高；细胞数增高并以淋巴细胞为主；糖降低和蛋白增高。抗酸染色、培养、聚合酶链反应（polymerase chain reaction, PCR）、抗体等结核分枝杆菌检查阳性（表4-1-1）。

3. **影像学检查** 脑膜和脑实质炎性改变，可伴有结核瘤，脑膜粘连可导致脑积水（图4-1-3）。

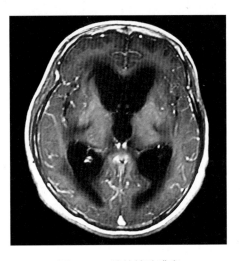

图 4-1-3 结核性脑膜炎
头部 MRI 显示双侧额、颞、顶、枕部脑膜强化，脑室扩大。

【监测与治疗】

1. **监测** 重点监测脑脊液改变、颅内压变化（必要时予持续脑室内压力监测）、药物不良反应（肝毒性）、药敏和血药浓度。

2. **抗结核化学药物治疗**

（1）用药原则：遵循早期给药、合理选药、联合用药和全程规范用药原则，参考《中国结核病预防控制工作技术规范》（2020 年版）国家防痨规划的结核病化疗方案（表4-1-2）。

表 4-1-2 《中国结核病预防控制工作技术规范》（2020 年版）利福平敏感或耐药性未知患者的治疗方案

用药疗程		药物方案
6 个月	2RHZ/4RH	利福平、异烟肼、吡嗪酰胺（2 个月）/ 利福平、异烟肼（4 个月）
	2ERHZ/4RH 或 4R$_2$H$_2$	乙胺丁醇、利福平、异烟肼、吡嗪酰胺（2 个月）/ 利福平、异烟肼（每日 1 次或每周 2 次，4 个月）
	2SRHZ/4RH 或 4R$_2$H$_2$	链霉素、利福平、异烟肼、吡嗪酰胺（2 个月）/ 利福平、异烟肼（每日 1 次或每周 2 次，4 个月）
8 个月	2SRHZ/6TH 或 6EH	链霉素、利福平、异烟肼、吡嗪酰胺（2 个月）/ 丙硫异烟胺、异烟肼 或乙胺丁醇、异烟肼（6 个月）
	2SRHZ/6S$_2$H$_2$Z$_2$	链霉素、利福平、异烟肼、吡嗪酰胺（2 个月）/ 链霉素、异烟肼、吡嗪酰胺（每周 2 次，6 个月）

（2）用药选择：①选择一线抗结核药物，目的在于迅速杀灭细菌、提高疗效、尽量防止耐药菌株产生；②减少用药剂量、缩短疗程、减轻药物毒副作用。异烟肼（H）、利福平（R）、吡嗪酰胺（Z）、乙胺丁醇（E）和链霉素（S）是最有效的一线药物。儿童因视神经毒性作用而不选择乙胺丁醇，孕妇因对胎儿前庭蜗神经的影响而不选用链霉素。

（3）用药疗程：通常 9~12 个月，如果耐药则治疗时间延长（≥24 个月）。

3. **糖皮质激素** 抗结核药物联合地塞米松、甲泼尼龙、泼尼松龙治疗后，2~24 个月的病死率降低近 1/4。因此，如无用药禁忌证，可使用糖皮质激素治疗，而不必考虑病情轻重。用药方法:泼尼松龙60mg/d,连续4周,之后30mg/d,连续4周,之后15mg/d,连续2周,之后5mg/d,连续1周。

4. 外科治疗　对脑或脊髓结核瘤患者,予以手术摘除治疗。对脑积水患者,予以脑脊液引流或分流术。

5. 生命支持治疗　包括降颅内压、肝肾功能保护、营养支持和维持水电解质平衡(参见"第十章"和"第十一章")。

【预后评估】

预后良好的标准是临床症状体征消失,脑脊液细胞数和糖恢复正常。病死率与宿主免疫力差、细菌毒力强、确诊延迟、治疗不及时或不合理、脑脊液蛋白含量明显增高(>3g/L)等因素有关。老年人临床表现不典型,全身一般情况差,合并症或并发症多,病死率高。直接死亡原因为脑疝或多器官功能衰竭。早期诊断、早期治疗、合理用药可提高存活率。幸存者可能遗留神经功能缺损、智力发育迟缓、精神错乱、癫痫发作、视觉和眼动障碍等。

【诊治流程】

诊治流程见图4-1-4。

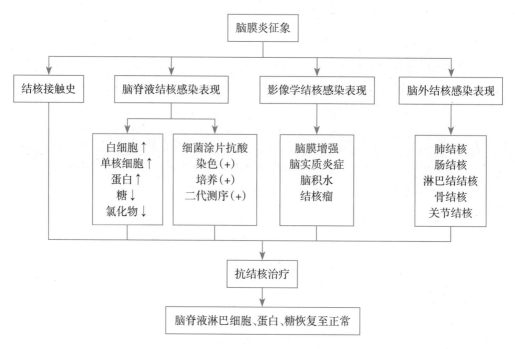

图4-1-4　结核性脑膜炎诊治流程

三、真菌性脑膜炎

【定义】

真菌性脑膜炎是由真菌感染所致的脑膜炎症。其中隐球菌性脑膜炎是中枢神经系统最常见的真菌感染性疾病。

【诊断要点】

1. **临床表现** 可有免疫功能抑制疾病,或长时间大剂量使用免疫抑制药物史。亚急性或慢性起病,症状和体征与结核性脑膜炎相似,早期表现为头痛、发热和脑膜刺激征,后期出现脑神经损害、脑梗死或脑出血、肉芽肿或脑脓肿,以及交通性或梗阻性脑积水等临床表现。

2. **腰椎穿刺脑脊液检查** 多数患者压力增高,细胞数 <1 000×10⁶/L,淋巴细胞占多数,糖降低(表 4-1-1)。少数患者细胞数 >1 000×10⁶/L,中性粒细胞占多数;涂片可见真菌;真菌培养或动物接种试验阳性;真菌抗原检测阳性。成人真菌性脑膜炎感染最常见的病原体是新型隐球菌。

3. **影像学检查** 脑膜与脑实质炎性损害征象(图 4-1-5)。头部 CT 或 MRI 有鼻、鼻窦或眼眶感染征象,如果病变向脑膜和脑组织浸润,应考虑霉菌感染(图 4-1-6)。

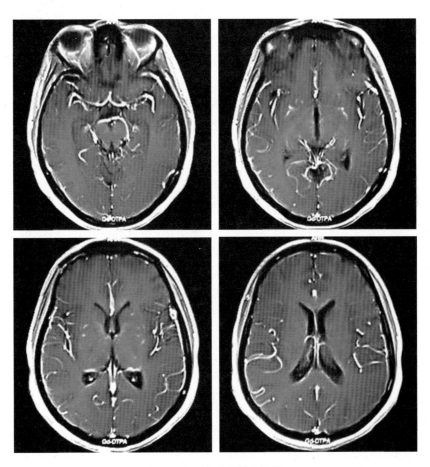

图 4-1-5 隐球菌性脑膜炎

头部 MRI 显示双侧额、颞、顶、枕部脑膜强化。

【监测与治疗】

1. **监测指标**　重点监测脑脊液改变、颅内压变化(必要时予持续脑室内压力监测)、药物不良反应(肝肾毒性)和血药浓度。

2. **抗真菌药物治疗**

(1) 多选择两性霉素 B、氟胞嘧啶(flucytosine, 5-Fc)、氟康唑(fluconazole)联合抗真菌治疗。诱导期使用两性霉素 B(0.7~1mg/kg,每日 1 次)、氟胞嘧啶(100mg/kg,每日 1 次)、氟康唑(400~800mg,每日 1 次)4~8 周;之后氟康唑(400~800mg,每日 1 次)维持治疗 6~12 个月。

(2) 鞘内注射限于重症患者。两性霉素 B 首次剂量 0.05~0.1mg,以后每次增加 0.1mg,直至每次0.5~1mg,每周 2~3 次,总剂量 15mg。注射前,先溶于注射用水 1~2ml 中,可加入地塞米松 2~4mg;注射时用 3~5ml 脑脊液反复稀释药物,缓慢推注。鞘

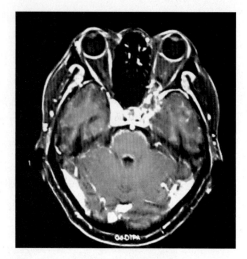

图 4-1-6　霉菌感染

头部 MRI 显示蝶窦内强化病灶和脑膜强化。

内与静脉同时给药比单独静脉注射效果好,但鞘内注射为有创治疗,药物对鞘内神经组织的毒性作用不明确,因此应慎重。颅内压增高患者慎用鞘内注射。

3. **糖皮质激素治疗**　对免疫重建炎症综合征(immune reconstitution inflammatory syndrome,IRIS)患者和伴有颅内压增高的炎症反应患者,可用糖皮质激素。通常选用泼尼松,起始量 0.5~1mg/kg,或地塞米松 10mg。

4. **外科治疗**　当甘露醇、高渗盐水、甘油果糖、呋塞米等降低颅内压药物难以奏效时,为了保护视神经和避免脑疝形成,可采取外科手术干预,如脑室扩大时,予脑室穿刺外引流术;脑和脊髓肉芽肿或囊肿引起占位性病变时,予手术切除术;毛霉菌或曲霉菌感染时,予局部病灶清除术。

5. **生命支持治疗**　降颅内压、维持水电解质平衡、肝肾功能保护和营养支持等生命支持治疗参见"第十章"和"第十一章"。

【预后评估】

未经抗真菌治疗,隐球菌性脑膜炎的病死率高达 87%。多数患者经彻底的抗真菌药物治疗好转或痊愈。部分患者病程迁延,反复缓解复发。影响预后的因素为早期不能确诊而延误治疗时间;伴有慢性或严重的基础疾病;不能耐受药物治疗或治疗不彻底。

【诊治流程】

诊治流程见图 4-1-7。

四、病毒性脑膜脑炎

【定义】

病毒性脑膜脑炎是由病毒感染所致的脑膜、脑实质炎症。

【诊断要点】

1. **临床表现**　急性或亚急性起病,发病前后多有发热。脑实质受累征象包括癫痫或癫

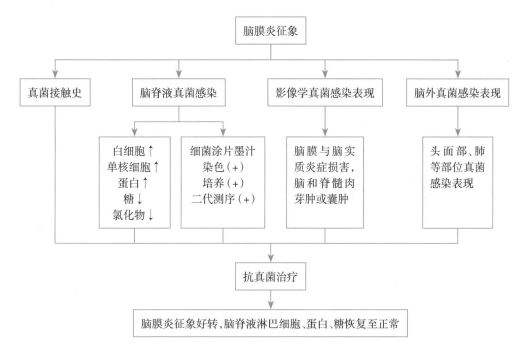

图 4-1-7 真菌性脑膜炎诊治流程

痫持续状态、意识障碍、精神障碍、局灶性神经功能缺损等。脑膜受累征象包括发热、头痛、呕吐和颈项强直等。重症患者可出现脑疝形成和中枢性呼吸循环衰竭。

2. **腰椎穿刺脑脊液检查** 压力增高;白细胞计数≥$5×10^6$/L,单核细胞为主;糖和蛋白正常(表 4-1-1)。PCR 检测发现脑脊液病毒 DNA 以及病毒抗原或抗体。病毒基因组测序检测发现病毒基因组序列信息。

3. **神经影像学检查** 头部 MRI 显示以皮层为主的脑实质病变(图 4-1-8)。

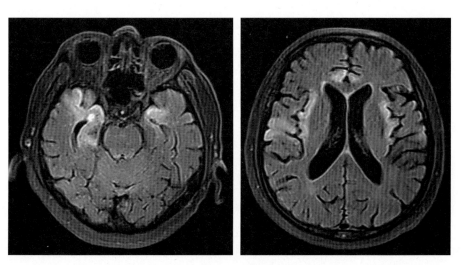

图 4-1-8 单纯疱疹病毒 1 型脑炎
头部 MRI 显示双侧额叶、颞叶、岛叶皮层异常信号。

4. 脑电图检查 显示弥漫性慢波,轻者 θ 波为主,重者高波幅 δ 波,或痫性放电(图 4-1-9)。

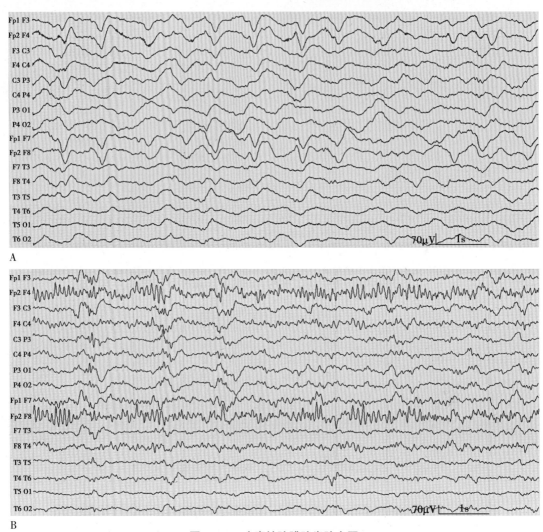

图 4-1-9 病毒性脑膜脑炎脑电图

A.脑电图显示慢波增多模式;B.脑电图显示痫性放电。

5. 脑组织病理检查 脑组织细胞核内包涵体,或原位杂交发现病毒核酸。

【监测与治疗】

1. 监测 重点监测脑脊液改变、颅内压变化、长程脑电图(特别是非惊厥性癫痫持续状态)、药物不良反应(肝毒性)。

2. 抗病毒治疗

(1) 单纯疱疹病毒性脑炎:阿昔洛韦静脉滴注(10mg/kg,每 8 小时一次)14 日,免疫异常患者延至 >21 日。停用抗病毒药物条件:治疗结束后,脑脊液单纯疱疹病毒(herpes simplex virus,HSV) PCR 检测二次阴性后 24~48 小时,头部 MRI 无单纯疱疹病毒性脑炎典型改变;脑脊液 HSV PCR 检测于症状改善 72 小时后一次阴性,无意识障碍,头部 MRI 正常,脑脊液白细胞计数 $<5\times10^6/L$。

（2）带状疱疹病毒性脑炎：阿昔洛韦静脉滴注（10~12.5mg/kg，每 8 小时一次）7~14 日。

（3）巨细胞病毒性脑炎：更昔洛韦静脉滴注（5mg/kg，每 12 小时 1 次）或膦甲酸钠静脉滴注（40mg/kg，每 8~12 小时一次），或二者联合治疗。

（4）人类疱疹病毒 6：更昔洛韦或膦甲酸钠。

（5）流感病毒：奥司他韦（达菲）口服（75mg，每 8 小时一次）。

（6）麻疹病毒：利巴韦林静脉滴注（0.5g，每 12 小时一次）。

3. 糖皮质激素　伴有严重脑水肿时，地塞米松或甲泼尼龙短期（3~5 日）静脉滴注。脑炎合并血管炎、EB 病毒性脑炎（不推荐阿昔洛韦）可用糖皮质激素治疗。

4. 丙种球蛋白　丙种球蛋白静脉滴注［0.4g/（kg·d），连续 5 日］用于肠道病毒性脑炎和乙型脑炎。

5. 生命支持治疗　降颅内压、抗癫痫、控制精神症状、控制阵发性交感神经过度兴奋、营养支持和维持水电解质平衡等生命支持。

【预后评估】

高达 50% 的患者经历短期意识障碍或活动障碍。5~40 岁存活患者 30%~40% 遗留后遗症，如癫痫、认知功能障碍、肢体瘫痪和锥体外系症状等。不良预后与难治性癫痫持续状态、延迟入重症监护病房、局灶性神经功能损害、头部 MRI 异常、高龄、免疫力受损、HSV 感染和靶向治疗延迟有关。

【诊治流程】

诊治流程见图 4-1-10。

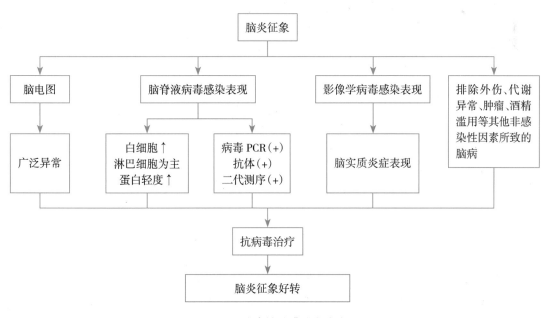

图 4-1-10　病毒性脑膜脑炎诊治流程

PCR. 聚合酶链反应。

（张　艳）

推荐阅读文献

[1] 冯国栋,贺旻,汪昕. 二代测序技术在诊断神经系统感染性疾病中的应用. 诊断学理论与实践,2018,17(4):391-395.

[2] 张文宏. 中枢神经系统感染的抗菌药物应用. 中国实用内科杂志,2011,31(12):980-982.

[3] BOOKSTAVER P B,MOHORN P L,SHAH A,et al. Management of viral central nervous system infections:a primer for clinicians. J Cent Nerv Syst Dis,2017,9:1179573517703342.

[4] LEVIN S N,LYONS J L. Infections of the nervous system. Am J Med,2018,131(1):25-32.

[5] MIGLIORI G B,SOTGIU G,ROSALES-KLINTZ S,et al. ERS/ECDC statement:European Union standards for tuberculosis care,2017 update. Eur Respir J,2018,51(5):1702678.

[6] SINGHI P,SAINI A G. Fungal and parasitic CNS infections. Indian J Pediatr,2019,86(1):83-90.

[7] SORRELL T C,CHEN S C. Recent advances in management of cryptococcal meningitis:commentary. F1000 Med Rep,2010,2:82.

[8] VAN ETTEKOVEN C N,VAN DE BEEK D,BROUWER M C. Update on community-acquired bacterial meningitis:guidance and challenges. Clin Microbiol Infect,2017,23(9):601-606.

第二节　重症自身免疫性脑炎

【定义】

自身免疫性脑炎(autoimmune encephalitis,AE)泛指一类由自身免疫机制介导的脑炎,包括经典的副肿瘤性脑炎(抗细胞内抗原抗体)、抗细胞膜表面抗原抗体或抗突触蛋白抗体相关脑炎以及其他自身免疫异常相关脑炎。除了广义的 AE 定义外,还有狭义的 AE 定义:以神经元某些成分为靶抗原,引起异常免疫反应,导致中枢神经系统炎症性改变。

【诊断要点】

1. 临床表现　急性或者亚急性起病(<3 个月),具备以下 1 个或多个神经精神症状,或临床综合征。

(1) 边缘系统症状:近事记忆减退、癫痫发作、精神行为异常,3 个症状中的 1 个或者多个。

(2) 弥漫性或多灶性脑损害的脑炎综合征。

(3) 基底节和 / 或间脑、下丘脑受累症状。

(4) 精神障碍,且精神心理专科认为不符合非器质疾病。

2. 辅助检查　具备以下 1 个或多个辅助检查异常,或合并相关肿瘤。

(1) 脑脊液异常:白细胞增多(>5×10^6/L);或脑脊液细胞学呈淋巴细胞性炎症;或脑脊液寡克隆区带(OB)阳性。

(2) 神经影像学异常:头部 MRI 显示边缘系统单侧或双侧 T_2/FLAIR 异常信号,或其他区域 T_2/FLAIR 异常信号(除外非特异性白质改变和卒中);头部 PET 显示边缘系统高代谢改变 / 多发皮质和 / 或基底节高代谢改变(图 4-2-1)。

(3) 脑电图异常:癫痫 / 痫样放电,或弥漫 / 多灶慢波节律。

(4) 与 AE 相关的特定类型的肿瘤:如边缘性脑炎合并小细胞肺癌,抗 N- 甲基 -D- 天冬氨酸(N-methyl-D-aspartate,NMDA)受体脑炎合并畸胎瘤。

3. 排除其他病因

4. **实验室检查** AE 的确诊取决于神经元表面抗原的自身抗体是否阳性。抗体检测方法为间接免疫荧光法(indirect immunofluorescence assay, IIF)。根据抗原底物分为基于细胞底物的试验(cell based assay, CBA)与基于组织底物的试验(tissue based assay, TBA)检查。CBA 具有较高的特异度。应尽可能同时采集脑脊液和血清标本进行检测。脑脊液和血清的起始稀释滴度分别为 1：1 与 1：10。少数 AE 患者会出现 2 种或 2 种以上抗神经抗体阳性(多重抗体阳性或抗体叠加)现象,对此需加以分析。

5. **诊断标准** 分为可能 AE 和确诊 AE。①可能 AE 诊断标准:符合上述"诊断要点"中的第 1~3 条。②确诊 AE 诊断标准:符合上述"诊断要点"第 1~4 条。

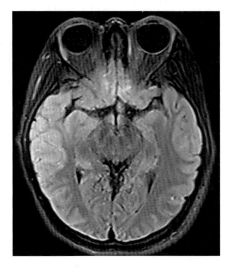

图 4-2-1 抗 NMDA 受体脑炎
头部 MRI 显示双侧大脑皮层 FLAIR 异常信号。

【监测与治疗】

部分类型的重症 AE 患者比例较高,如抗 NMDA 受体脑炎的重症患者占 75%,需要进入 ICU 监护与治疗。

1. **监测目标** AE 急性期的重点监测目标:癫痫持续状态、重度自主神经功能障碍、中枢性低通气等。AE 急性期重点筛查目标:肿瘤和肿瘤标志物。治疗重点:免疫治疗、并发症治疗和生命支持。

2. **免疫治疗** 分为一线免疫治疗、二线免疫治疗和长程免疫治疗。

一线免疫治疗包括:糖皮质激素、静脉注射免疫球蛋白(intravenous immunoglobulin, IVIg)和血浆置换(plasma exchange, PE)。

二线免疫治疗包括:利妥昔单抗和环磷酰胺,用于一线免疫治疗效果不佳的患者。

长程免疫治疗包括:吗替麦考酚酯和硫唑嘌呤等,用于重症和复发患者,或一线免疫治疗效果不佳患者和肿瘤阴性的抗 NMDA 受体脑炎患者。

(1) 糖皮质激素:静脉滴注甲泼尼龙 1 000mg/d,连续 3~5 日;此后逐渐减量为口服泼尼松 1mg/(kg·d),或甲泼尼龙(甲泼尼龙 4mg= 泼尼松 5mg),维持 1~2 月后,每 2~4 周减 5mg。轻症患者可直接口服甲泼尼龙(60mg,1 次/d),总疗程为 6 个月。在减量或停用药过程中,需对病情进行评估,以免引起病情波动或复发。

(2) 免疫球蛋白:静脉滴注丙种球蛋白 0.4g/(kg·d),连续 5 日。通常 5~10 日后起效。复发性 AE 患者可重复静脉滴注丙种球蛋白。重症 AE 患者可联合糖皮质激素,并可重复静脉滴注丙种球蛋白(每 2~4 周 1 次)。

(3) 血浆置换:PE 治疗可以快速、直接、有效地清除患者外周血抗体和炎症介质,遏制持续不断的炎症反应,减轻临床症状并缩短病程。因此,可在 IVIg 治疗前选择 PE 治疗。重症 AE 患者即便切除肿瘤,或接受糖皮质激素和 IVIg 冲击治疗,仍可因免疫反应持续存在而病情加重,成为难治性 AE。此时,也可选择 PE 治疗。PE 为有创治疗,当伴有严重感染时,应慎用 PE;在 IVIg 治疗 2~4 周内,避免应用 PE。

(4) 利妥昔单抗 静脉滴注利妥昔单抗 375mg/m² 体表面积,每周 1 次。根据外周血

CD20 阳性 B 细胞水平,给药 3~4 次,直至清除外周血 CD20 阳性 B 细胞为止。通常一线治疗效果不明显时,选择利妥昔单抗治疗,但须履行知情同意。用药前,需排查结核分枝杆菌、疱疹病毒、肝炎病毒、乳头多瘤空泡病毒感染。用药过程中应注意:①可能增加感染风险;②对呼吸、循环障碍患者至少监测 24 小时;③对过敏体质患者监测寒战、发热、低血压、头痛等过敏反应。

(5) 环磷酰胺:静脉滴注 750mg/m² 体表面积(溶于 100ml 生理盐水),输注时间 >1 小时,每 4 周 1 次;或 500mg/d,每月 2~4 次;病情缓解后停用。

(6) 吗替麦考酚酯:口服 1 000~2 000mg/d,至少 1 年。用于 AE 复发患者,或一线免疫治疗效果不佳的 AE 患者,或肿瘤阴性的重症抗 NMDA 受体脑炎患者。

(7) 硫唑嘌呤:口服 100mg/d,至少 1 年。用于重症患者和预防复发患者。

3. 手术治疗 抗 NMDA 受体脑炎患者一经发现卵巢畸胎瘤尽快予以手术切除治疗。AE 合并恶性肿瘤患者,须予系统化手术治疗、化疗和 / 或放疗。抗肿瘤治疗期间,需要维持 AE 免疫治疗,并以一线免疫治疗为主。

4. 抗癫痫治疗 AE 伴癫痫发作患者对抗癫痫药物反应较差,需在免疫治疗基础上联合抗癫痫治疗。抗癫痫药物多选择广谱抗癫痫药物,如苯二氮䓬类、丙戊酸钠、左乙拉西坦、拉莫三嗪和托吡酯等。多数患者需要多种抗癫痫药物联合使用治疗。癫痫持续状态的监测与治疗参见"第十章"。恢复期 AE 患者若癫痫控制良好,可考虑逐步减药或停药。

5. 精神异常治疗 轻症可选用奥氮平、氟哌啶醇、喹硫平、氯硝西泮、丙戊酸钠等药物,重症需选用麻醉镇静剂,如咪达唑仑、右美托咪定、丙泊酚等,用药期间需密切监测呼吸抑制指征。

6. 不自主运动治疗 不自主运动是某些类型重症 AE 患者(例如抗 NMDA 受体脑炎)的常见征象,轻症可选择氟哌啶醇、氯硝西泮和苯巴比妥等药物。重症可选择麻醉剂镇静剂(咪达唑仑、丙泊酚),或神经肌肉阻滞剂(罗库溴铵),用药期间密切监测呼吸功能指标(呼吸节律、频率和潮气量)。

7. 中枢性低通气治疗 重症 AE 常伴中枢性低通气,需做好机械通气准备,并随之启动呼吸支持。部分病情危重患者中枢性低通气时程长,需要持续机械通气,但多数患者最终可撤除呼吸机和人工气道(参见"第十章")。

8. 自主神经功能障碍治疗 重症 AE 常伴血压异常波动、心率异常波动和心律失常等自主神经功能障碍,甚至可发生心脏停搏,从而危及生命。加强心血管功能监测和预测心血管意外风险成为工作的重点,特别是做好安装临时心脏起搏器的准备。部分重症患者可出现阵发性交感神经过度兴奋(paroxysmal sympathetic hyperactivity,PSH)综合征,非选择性 β 受体阻滞剂、苯二氮䓬类药物和 α₂ 受体激动剂可作为对症治疗的选择(参见"第十章")。

【预后评估】

AE 患者预后追踪时间比其他急性重症神经疾病长,通常需要 1~2 年,或更长时间。

大部分 AE 患者预后良好,约 80% 的抗 NMDA 受体脑炎患者有较好的神经功能恢复(mRS 0~2 分)。重症 AE 患者虽然治疗时程长,神经功能恢复缓慢(甚至 1~2 年),但早期、充分、合理的治疗,仍能使患者获益;如重症抗 NMDA 受体脑炎患者和重症抗 LGI1 抗体脑炎患者的病死率分别仅为 2.9%~9.5% 和 6%。

　　部分 AE 患者可能在症状好转或稳定 2 个月以上时复发,在原有症状基础上加重(mRS 增加≥1 分)。抗 NMDA 受体脑炎患者的复发率为 12.0%~31.4%;可单次或多次复发,复发间隔平均 5 个月;不伴肿瘤患者比肿瘤术后患者更易复发,二线免疫治疗患者比一线治疗患者更易复发,复发后病情较首次轻。

【诊治流程】

　　诊治流程见图 4-2-2。

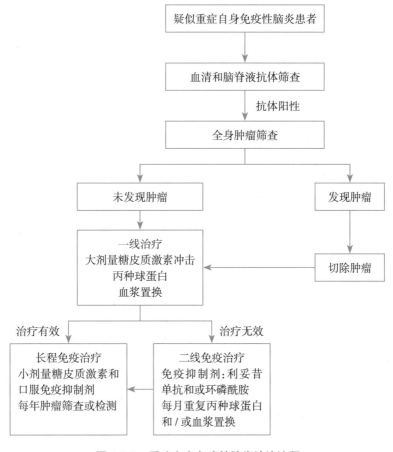

图 4-2-2　重症自身免疫性脑炎诊治流程

(张　艳)

推荐阅读文献

[1] 关鸿志,崔丽英. 抗体相关的中枢神经系统自身免疫性疾病:探索与挑战. 中华神经科杂志,2019,52 (2):81-84.

[2] 袁晶,彭斌,关鸿志,等. 重症抗 N- 甲基 -D- 天冬氨酸受体脑炎 35 例免疫治疗分析. 中华医学杂志, 2016,96(13):1035-1039.

[3] DUBEY D,BLACKBURN K,GREENBERG B,et al. Diagnostic and therapeutic strategies for management of autoimmune encephalopathies. Expert Rev Neurother,2016,16(8):937-949.

［4］DALMAU J,GRAUS F. Antibody-mediated encephalitis. N Engl J Med,2018,378(9):840-851.

［5］HERMETTER C,FAZEKAS F,HOCHMEISTER S. Systematic review:syndromes,early diagnosis,and treatment in autoimmune encephalitis. Front Neurol,2018,9:706.

［6］HEINE J,LY L T,LIEKER I,et al. Immunoadsorption or plasma exchange in the treatment of autoimmune encephalitis:a pilot study. J Neurol,2016,263(12):2395-2402.

［7］LANCASTER E. The diagnosis and treatment of autoimmune encephalitis. J Clin Neurol,2016,12(1):1-13.

［8］MITTAL M K,RABINSTEIN A A,HOCKER S E,et al. Autoimmune encephalitis in the ICU:analysis of phenotypes,serologic findings,and outcomes. Neurocrit Care,2016,24(2):240-250.

［9］NOSADINI M,MOHAMMAD SS,RAMANATHAN S,et al. Immune therapy in autoimmune encephalitis:a systematic review. Expert Rev Neurother,2015,15(12):1391-1419.

［10］SMITH J H,DHAMIJA R,MOSELEY B D,et al. N-methyl-D-aspartate receptor autoimmune encephalitis presenting with opsoclonus-myoclonus:treatment response to plasmapheresis. Arch Neurol,2011,68(8):1069-1072.

［11］TITULAER M J,MCCRACKEN L,GABILONDO I,et al. Treatment and prognostic factors for long-term outcome in patients with anti-NMDA receptor encephalitis:an observational cohort study. Lancet Neurol,2013,12(2):157-165.

［12］ZHANG Y,LIU G,JIANG M D,et al. Efficacy of therapeutic plasma exchange in patients with severe refractory anti-NMDA receptor encephalitis. Neurotherapeutics,2019,16(3):828-837.

［13］ZHANG Y,LIU G,JIANG M D,et al. Clinical characteristics and prognosis of severe anti-N-methyl-D-aspartate receptor encephalitis patients. Neurocrit Care,2018,29(2):264-272.

第三节　脑　脓　肿

【定义】

脑脓肿是由细菌、分枝杆菌、真菌或寄生虫等病原微生物侵入脑组织,并引起局灶性化脓性炎症和脓腔形成的颅内感染性疾病。其发病率为(0.4~0.9)/10万,免疫缺陷患者发生比例更高。

【诊断要点】

1. 临床表现　脑脓肿最常见的临床表现是头痛、发热、局灶性神经功能缺损,重者伴有意识障碍。局灶性神经功能缺损症状取决于脓肿的部位,病程数日至数周。额叶或颞叶脓肿可发生行为改变,脑干或小脑脓肿可出现脑神经麻痹和共济失调等。近25%的患者出现癫痫发作。血行播散的脑脓肿表现为全身感染征象。脑脓肿形成过程分为:急性脑炎期(1~4日)、化脓期(4~10日)和包膜形成期(>11日)。

2. 神经影像检查　脑脓肿的头部CT扫描检查的灵敏度为95%~99%,但有时也难与转移瘤鉴别(图4-3-1)。头部MRI的DWI、MRS对脑脓肿的诊断准确率接近100%,脑组织液化坏死更清晰(图4-3-2)。

(1)脓肿形成早期:头部CT扫描检查可无异常,或皮质下、皮髓交界区可见局灶性、不规则、边界模糊的低密度或等密度病灶,同时伴有水肿占位效应,无造影剂强化或斑点状、脑回样强化。头部MRI检查显示不规则、边缘模糊的异常信号,灶周伴有水肿,无造影剂强化或不均匀强化。

(2)脓肿形成后期:头部CT扫描检查显示脓肿壁形成,壁厚薄均一,呈显著强化,灶周

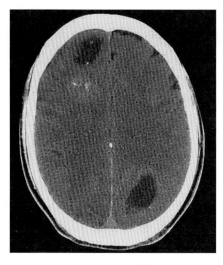

图 4-3-1　转移瘤

头部 CT 显示脑内低密度病灶。

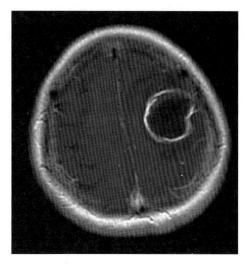

图 4-3-2　脑脓肿

头部 MRI 增强显示脓壁显著强化,脑组织液
化坏死。

水肿减轻,甚至消失;晚期脓肿收缩,纤维包膜增厚,脓肿壁更趋于完整光滑,呈圆形或椭圆形,可持续数月。头部 MRI 检查可见脓肿壁 T_1WI 等或略高信号,T_2WI 低信号,脓壁显著强化,可分辨脓腔、脓壁和水肿带。

3. **腰椎穿刺脑脊液检查**　可为浆液性脑膜炎或化脓性脑膜炎样脑脊液改变。脑脊液培养在合并脑膜炎时更有价值,能识别约 1/4 的致病病原体。当伴有颅内压增高时,腰椎穿刺检查必须考虑脑疝形成风险。

【监测与治疗】

1. **抗生素治疗**

(1) 细菌性脑脓肿:遵循早期、足量、足疗程、单药或联合静脉用药原则;遵循早期经验用药和尽早目标用药原则;关注药物血脑屏障通透能力。经验用药时,根据脑脓肿的病因、发病机制和病变部位,分析判断可能的致病菌。目标用药时,通常首选三代头孢菌素(头孢曲松、头孢噻肟、头孢吡肟、头孢他啶等)。重症革兰氏阴性菌和阳性菌混合感染时,予以三代头孢菌素、硝基咪唑类(甲硝唑)、万古霉素联合用药,或美罗培南(2g,8 小时 1 次)、万古霉素(1g,12 小时 1 次)联合用药。静脉用药时长至少 6~8 周,后续口服用药 2~6 个月。免疫力低下时,广谱抗生素治疗时长至少 1 年。

(2) 结核性脑脓肿:药物治疗参见"第四章第一节"。必要时给予脓肿清除术,为确保疗效和防止复发,需联合利福平、异烟肼、乙胺丁醇治疗 18~24 个月。

(3) 真菌性脑脓肿:药物治疗参见"第四章第一节"。必要时,在立体定向指导下药物(两性霉素 B)冲洗脓腔,或手术切除脓肿病灶。

2. **糖皮质激素治疗**

(1) 不常规使用。

(2) 严重脑水肿、占位效应导致颅内压增高时,可予静脉滴注地塞米松 10~20mg,每日 1 次,连续 5 日。

3. **手术治疗**

（1）脓肿包膜形成，规范化抗感染治疗后病情仍恶化，脓肿迅速增大等是手术治疗的指征。手术方法包括脓肿穿刺抽吸术、穿刺引流术和开颅脓肿切除术。

（2）脓肿穿刺抽吸术既可明确病原体，又可缩小脓肿。但仅限于单个、壁厚、直径 >2.5cm 的脓肿。为了提高穿刺的准确性，通常在立体定向指导下进行。

（3）脓肿切除术适合一般状况较好，能耐受开颅手术，脓肿位于脑的非主要功能区且表浅；多房性脓肿、脓肿壁厚、穿刺引流术失败；脓肿破入脑室或出现脑疝危象，经脱水降颅压和穿刺抽脓后不见好转患者。

（4）脑室穿刺外引流术用于脓肿破裂入脑室患者，其既可直接提供脑脊液化验检查结果，又可通过引流管向脑室内注射抗菌药物，还可监测颅内压和改善颅内高压。脑脓肿破入脑室通常由于脑室侧包膜较薄，容易穿透；或脓肿增大迅速，脓腔内压力大于脑室内压力所致。临床表现为突发高热、头痛、意识障碍和脑膜刺激征强阳性。此时，头部增强 CT 或 MRI 显示邻近脓肿的侧脑室壁局部强化。对脑脓肿患者，密切监测脑脓肿破入脑室和脑疝形成，是监测工作的重中之重，一旦这一急危重症发生，病死率接近 80%。

4. **系统并发症与生命支持治疗**　包括降低体温，抗癫痫，肝肾功能保护，维持水电解质、酸碱平衡，营养支持。

【预后评估】

随着神经影像技术的进步，抗生素的合理使用，微创神经外科手术的开展，脑脓肿患者病死率从 1960 年的 40% 下降到过去十年的 15%，仅有少数患者留有神经功能残疾。预后不良因素包括：未能尽早诊治、多病灶、脓肿位置较深、脓肿破入脑室和意识障碍。

【诊治流程】

诊治流程见图 4-3-3。

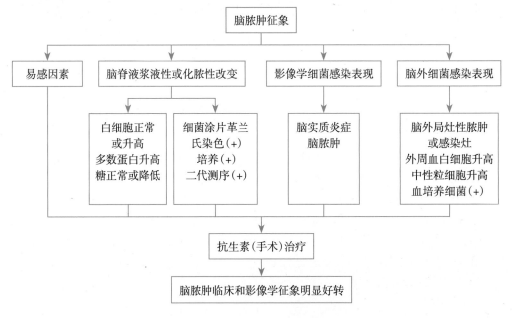

图 4-3-3　脑脓肿诊治流程

（张　艳）

推荐阅读文献

［1］崔小鹏,蔡新旺,张振,等.脑脓肿302例临床治疗经验总结.中华外科杂志,2017,55(20):151-154.

［2］何金超,傅先明,夏成雨,等.72例脑脓肿的临床分析.中国微侵袭神经外科杂志,2015,20(5):214-216.

［3］BODILSEN J,BROUWER M C,NIELSEN H,et al. Anti-infective treatment of brain abscess. Expert Rev Anti Infect Ther,2018,16(7):565-578.

［4］BROUWER M C,VAN DE BEEK D. Epidemiology,diagnosis,and treatment of brain abscesses. Curr Opin Infect Dis,2017,30(1):129-134.

［5］BROOK I. Microbiology and treatment of brain abscess. J Clin Neurosci,2017,38:8-12.

［6］BROUWER M C,COUTINHO J M,VAN DE BEEK D. Clinical characteristics and outcome of brain abscess: systematic review and meta-analysis. Neurology,2014,82(9):806-813.

［7］BROUWER M C,TUNKEL A R,MCKHANN G M,et al. Brain abscess. N Engl J Med,2014,371(5):447-456.

［8］FELSENSTEIN S,WILLIAMS B,SHINGADIA D,et al. Clinical and microbiologic features guiding treatment recommendations for brain abscesses in children. Pediatr Infect Dis J,2013,32(2):129-135.

［9］SIMJIAN T,MUSKENS I S,LAMBA N,et al. Dexamethasone administration and mortality in patients with brain abscess:a systematic review and meta-analysis. World Neurosurg,2018,115:257-263.

第五章

中枢神经系统脱髓鞘疾病

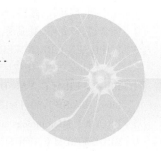

第一节　重症视神经脊髓炎谱系疾病

【定义】

视神经脊髓炎（neuromyelitis optica，NMO），是一组具有单相或复发病程，选择性损伤视神经和脊髓的中枢神经系统炎性脱髓鞘疾病。2007 年 Wingerchuck 提出视神经脊髓炎谱系疾病（NMO spectrum disorders，NMOSD）概念，涵盖了最可能是 NMO 的类型，包括肯定的NMO、NMO 高危综合征、伴水通道蛋白 4（aquaporin 4，AQP4）分布相关脑损害的 NMO、伴系统性自身免疫病的 NMO。该类疾病血清具有特异性 NMO-IgG，其靶抗原定位于星形胶质细胞足突上的 AQP4，是体液免疫为主的离子通道性自身免疫病。病理改变主要在视神经、视交叉和脊髓，表现为肿胀、广泛脱髓鞘，有时是坏死，最终形成空洞；活动性病灶有大量巨噬细胞、嗜酸性粒细胞和中性粒细胞浸润；除视神经和脊髓外，还可累及下丘脑、脑干、胼胝体和脑室周边。重症 NMOSD 以呼吸泵衰竭为特征。

【诊断要点】

1. 临床表现

（1）起病方式：急性起病，进展迅速，数小时或数日内脊髓或眼部症状达到高峰。亚急性起病于 1~2 个月内达高峰。

（2）视神经损伤：表现为视神经乳头炎或球后视神经炎，单侧或双侧受累，伴或不伴眼球疼痛，多伴视力障碍，第一次发作约 40% 的患者在疾病高峰期完全失明。大多数患者视力会有改善，尤其是单时相患者，而复发型视力障碍则累积式加重。

（3）脊髓损伤：多数表现为急性横贯性脊髓炎，数小时或数日内恶化，以感觉、运动和括约肌功能障碍为经典表现，急性病灶常导致脊髓休克。少数表现为布朗 - 塞卡综合征（又称"脊髓半切综合征"）。复发型多见莱尔米特（Lhermitte）征，即突发性强直痉挛和根性疼痛性痉挛发作。如果脊髓病变累及颈胸段，则可影响呼吸功能，甚至出现呼吸泵衰竭。

（4）脑损伤：由于疾病相关抗体 AQP4 的靶点在水通道蛋白上，因此脑脊液通路周围部位容易受累,如果丘脑受累,表现为昏迷、嗜睡、困倦、低钠血症等;若第四脑室底部受累,表现为极后区综合征,即顽固性呃逆、恶心、呕吐;中脑导水管周围和脑桥广泛脱髓鞘,则出现中脑或脑桥呼吸调节中枢受累表现,即呼吸节律改变和顽固性低通气,并需要长期机械通气支持。

2. 实验室检查 重点为脑脊液检查。

(1) 常规:脊髓病变发作期半数患者白细胞轻度增高($<100\times10^6$/L),以淋巴细胞和单核细胞为主;蛋白中度增高(0.3~0.4g/L)。

(2) 寡克隆区带(OB):阳性率约46%,与病情严重程度无关。急性单侧视神经炎OB阳性更有可能发展为多发性硬化(multiple sclerosis,MS)。

(3) S100蛋白:重症NMO患者可检测到S100,随着病情的好转,S100可逐步恢复至正常,其浓度变化有助于NMO诊断和预后评估。

(4) 抗水通道蛋白4抗体(AQP4-IgG):可作为生物标志物,辅助NMO与多发性硬化鉴别,抗体滴度与疾病活动相关,可指导治疗和预后评估。

3. 影像学检查

(1) 视神经MRI显示:发病2周内视神经增强。

(2) 脊髓MRI显示:病变位于中央管周围,累及脊髓灰质;脊髓长节段损害(≥3个椎体节段);颈髓病灶可向上延伸至延髓下部;急性期脊髓肿胀,钆增强扫描强化,严重时可见空洞样改变;约20%发展为局部脊髓萎缩。此外,脊髓MRI纵轴上可见不同类型的线样征,如延髓线样征、脊髓线样征,以及延髓脊髓线样征(图5-1-1)。

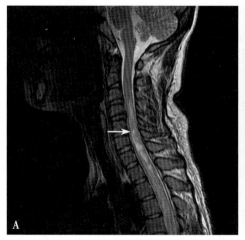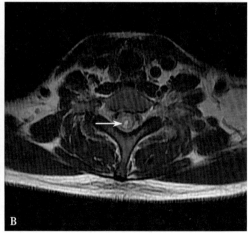

图5-1-1 视神经脊髓炎MRI
A.脊髓线样征;B.脑室-导水管-中央管周围病灶。

(3) 头部MRI显示:脑部病灶约占81.5%,如非特异性病灶、非典型病灶、多发性硬化样病灶和脑室-导水管-中央管周围病灶(图5-1-2)。

4. 诊断标准 2015年国际NMO诊断小组制定了NMOSD诊断标准(表5-1-1)。新标准将NMO纳入NMOSD统一命名;以AQP4-IgG作为分层,分为AQP4-IgG阳性与阴性

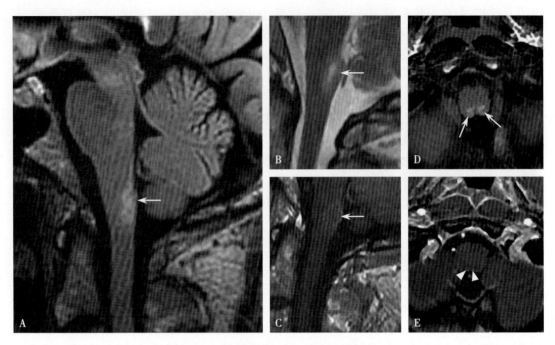

图 5-1-2 视神经脊髓炎谱系病（脑干受累）

图 A~E 为 MRI 图像，显示脑桥病灶。

NMOSD，并对 AQP4-IgG 阴性的 NMOSD 提出了严格的 MRI 附加条件；临床以视神经炎、急性脊髓炎及极后区综合征最具特征；影像学特征更强调与临床特征的一致性。

表 5-1-1 成人视神经脊髓炎谱系疾病（NMOSD）诊断标准

分类	诊断标准
AQP4-IgG 阳性的 NMOSD 诊断标准	（1）至少 1 项核心临床特征 （2）可靠方法检测 AQP4-IgG 阳性 （3）排除其他诊断
AQP4-IgG 阴性或 AQP4-IgG 未知的 NMOSD 诊断标准	（1）在 1 次或多次临床发作中，至少 2 项核心临床特征并满足下列全部条件：①至少 1 项临床核心特征为视神经炎、急性长节段横贯性脊髓炎或极后区综合征；②空间多发（≥2 个不同的临床核心特征）；③满足 MRI 附加条件 （2）可靠方法检测 AQP4-IgG 阴性或未检测 （3）排除其他诊断
核心临床特征	（1）视神经炎 （2）急性脊髓炎 （3）极后区综合征，无其他原因能解释的发作性呃逆、恶心、呕吐 （4）其他脑干综合征 （5）症状性发作性睡病、间脑综合征，头部 MRI 有 NMOSD 特征性间脑病变 （6）大脑综合征伴 NMOSD 特征性大脑病变

续表

分类	诊断标准
AQP4-IgG 阴性或未知 NMOSD,MRI 附加条件	(1) 急性视神经炎:头部 MRI 有以下表现之一。①头部 MRI 正常或仅有非特异性白质病变;②视神经长 T_2 信号或 T_1 增强信号 >1/2 视神经长度,或病变累及视交叉 (2) 急性脊髓炎:长脊髓病变 >3 个连续椎体节段,或有脊髓炎病史的患者相应脊髓萎缩 >3 个连续椎体节段 (3) 极后区综合征:延髓背侧 / 最后区病变 (4) 急性脑干综合征:脑干室管膜周围病变

【监测与治疗】

1. 监测指标

(1) 呼吸功能:对延髓、颈段和胸段受累患者,警惕中枢性呼吸衰竭。

1) 常规监测呼吸频率、节律、幅度、形式。

2) 常规监测呼气末二氧化碳分压。

3) 常规监测血气分析。

(2) 动态监测头部 MRI 的新增病灶和钆增强扫描的新增病灶,预判 NMOSD 或 MS 发展趋势和预后。

2. 急性期治疗

(1) 糖皮质激素治疗:静脉滴注甲泼尼龙(1 000mg/d,连续 3~5 日),后续口服泼尼松(60mg/d),并逐渐减量和维持。部分 NMO 患者对糖皮质激素具有一定依赖性,在减量过程中出现病情恶化。因此,减量需慢,小剂量维持时间需长。

(2) 静脉注射免疫球蛋白(IVIg)治疗:对糖皮质激素冲击治疗反应不佳的患者,可选用 IVIg 0.4g/(kg·d),连续 5 日;也可每月 1 次,每次 0.4g/kg,以防复发。

(3) 血浆置换(PE)治疗:对于糖皮质激素冲击治疗难以控制的严重患者,可选用血浆置换,有效率约 50%,其目的是从血液中移除自身抗体,由此改善新发脊髓损害。每次血浆交换量 2~4L,初始为隔日 1 次,以后可每周 1~2 次,共 3~5 次。通常 1~2 次后即可见效。血浆置换的不良反应包括深静脉血栓、脑栓塞、低血压、胸痛、肺炎、荨麻疹、支气管痉挛、缺铁性贫血、低钙血症、氮质血症,以及血纤维蛋白原、免疫球蛋白和补体水平下降。

(4) 糖皮质激素联合其他免疫抑制剂治疗:当糖皮质激素冲击疗效不佳,特别是合并其他自身免疫病时,可选择糖皮质激素联合其他免疫抑制剂治疗,如糖皮质激素联合环磷酰胺(750mg/m², 静脉滴注一周),以此终止病情进展;糖皮质激素联合利妥昔单抗(375mg/m² 静脉滴注,每周一次,根据病情可连续 2~4 周)。联合治疗对 NMOSD 顽固性复发或病情加重患者具有较好效果。

【预后评估】

NMOSD 曾被认为是多发性硬化的一个亚型,近 10 年才从多发性硬化中剥离出来。目前缺乏大规模流行病学调查,据有限的资料显示:约三分之一的患者在首次发病后 5 年内死亡,而未经治疗的 NMOSD 患者约半数以上留有失明和神经功能残疾。

【诊治流程】

重症中枢神经系统脱髓鞘疾病诊治流程见图 5-1-3。

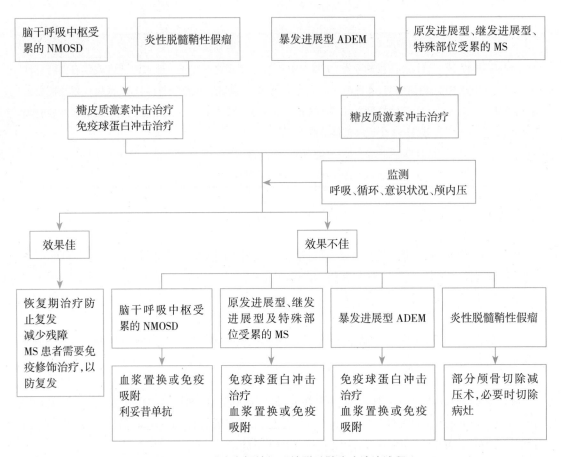

图 5-1-3 重症中枢神经系统脱髓鞘疾病诊治流程

NMOSD. 视神经脊髓炎谱系疾病;ADEM. 急性播散性脑脊髓炎;MS. 多发性硬化。

(张　旭)

推荐阅读文献

[1] PITTOCK S J,LENNON V A,SEZE J,et al. Neuromyelitis optica and non organ-specific autoimmunity. Arch Neurol,2008,65(1):78-83.

[2] WINGERCHUK D M,WEINSHENKER B G. Neuromyelitis optica. Curr Treat Options Neurol,2008,10(1):55-66.

[3] WINGERCHUK D M,BANWELL B,BENNETT J L,et al. International panel for NMO diagnosis. International consensus diagnostic criteria for neuromyelitis optica spectrum disorders. Neurology,2015,85(2):177-189.

第二节　重症急性播散性脑脊髓炎

【定义】

急性播散性脑脊髓炎(acute disseminated encephalomyelitis,ADEM)是累及中枢神经系统白质的特发性炎性脱髓鞘疾病,呈弥漫性脑、脊髓和脑膜损害,通常脱髓鞘进展迅速,而轴突不受累。急性出血性白质脑炎(acute hemorrhagic leukoencephalitis,AHLE)又称"急性坏死性出血性脑炎",是暴发性起病的重症 ADEM,以迅速出现的意识障碍和颅内压增高为特征。

【诊断要点】

1. 临床表现

(1) 起病形式:通常在病毒感染、出疹和疫苗接种之后,但与病毒直接感染无关;急性起病,几日内即达高峰,数周或数月内痊愈。

(2) 临床分型:分为单相型、复发型和多相型,以单相型最为多见。可发生在任何年龄,但以儿童和青壮年多见。

(3) 主要症状:首发症状为头痛、发热、颈抵抗和意识模糊,此后迅速出现单侧或双侧大脑半球、脑干症状,如局灶性癫痫、偏瘫或四肢瘫、假性延髓麻痹和进行性加深的意识障碍。暴发起病患者常伴颅内压急剧增高,如无有效治疗则 2~4 日内死亡。

2. 实验室检查 脑脊液检查发现红细胞增多和白细胞数轻度增多;蛋白定量中度以上增加(>1g/L);重症 ADEM 患者球蛋白定性试验阳性;髓鞘碱性蛋白质(myelin basic protein,MBP)增高明显;寡克隆区带(OB)阴性;IgG 指数常增高不明显。

3. 影像学检查 头部影像学显示大脑白质双侧非对称性、融合性水肿病灶,病灶大小,周围水肿程度。CT 扫描显示低密度病灶,可夹杂点状高密度。MRI 比 CT 敏感,表现为多发性圆形、椭圆形或不规则形病灶,主要分布在大脑和小脑半球的白质,也可见于灰质(基底节、丘脑、脑干);病灶双侧不对称,边界欠清晰,范围较大(直径 1.0~5.0cm)。CT 和 MRI 增强检查多为均匀或斑片状增强,也有球状或环状增强(图 5-2-1)。

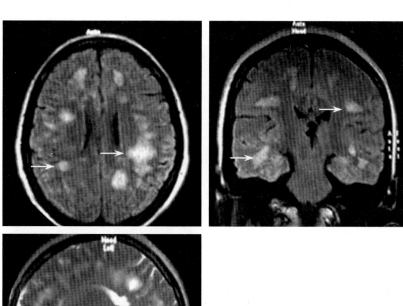

图 5-2-1 急性播散性脑脊髓炎
MRI 显示脑室旁、半卵圆中心多发长 T_2 病灶(箭头)。

4. 诊断小结

（1）ADEM 的诊断取决于：①感染或疫苗接种后急性起病；②脑实质、脑膜和脊髓受累征象；③脑脊液检查显示轻度炎性改变；④影像学检查显示大脑、小脑半球非对称性、融合性水肿病灶。

（2）AHLE 作为重症 ADEM，临床表现特征如下：①起病更急，进展更迅速，意识障碍、抽搐发作和运动障碍更显著；②实验室检查发现血和脑脊液白细胞增多，以多核占多数；③头部 CT 或 MRI 检查显示大脑白质受累为主的多发病灶；④病情进行性加重，数日内迅速死亡的不良预后。

【监测与治疗】

1. 监测指标　对重症 ADEM 或 AHLE 患者均需收入神经重症监护病房，维持生命体征平稳。

（1）常规监测呼吸、循环、意识水平等生理指标等。

（2）常规监测颅内压增高征象，必要时行有创持续颅内压监测。

2. 治疗方法

（1）降颅内压：可选用甘露醇或高渗盐水降颅内压治疗，必要时外科手术干预（部分颅骨切除减压术）。

（2）糖皮质激素和丙种球蛋白冲击治疗，以及血浆置换治疗与 NMOSD 相同。

（3）生命支持与器官功能保护。

【预后评估】

以往 ADEM 病死率高达 25%，近年来经糖皮质激素冲击治疗，ADEM 病死率明显下降。虽然 AHLE 仅占 ADEM 的 2%，但病死率却高达 70%，即便存活，致残率也有 25%~40%。

【诊治流程】

诊治流程见图 5-1-3。

（张　旭）

推荐阅读文献

［1］YOUNG N P，WEINSHENKER B G，LUCCHINETTI C F. Acute disseminated encephalomyelitis：current understanding and controversies. Semin Neurol，2008，28（1）：84-94.

［2］WALDMAN A T，GORMAN M P，RENSEL M R，et al. Management of pediatric central nervous system demyelinating disorders：consensus of United States neurologists. J Child Neurol，2011，26（6）：675-682.

［3］MARCHIONI E，RAVAGLIA S，PICCOLO G，et al. Postinfectious inflammatory disorders：subgroups based on prospective follow-up. Neurology，2006，65（7）：1057-1065.

第三节　重症多发性硬化

【定义】

多发性硬化（multiple sclerosis，MS）是常见的中枢神经系统脱髓鞘疾病，确切病因不清，可能与遗传易感性和环境因子（如病毒感染）有关。其病理特点为中枢神经系统出现散在脱髓鞘性斑块，临床表现为多样性神经系统功能缺失，病程进展缓慢，常有缓解与复发，近年有发病率上升趋势。重症 MS 表现为原发进展型、继发进展型和进展复发型,多因延髓和 / 或高位颈髓受累而危及生命。

【诊断要点】

1. 临床表现　MS 临床征象复杂多样,具有时间和空间多发性,主要表现为以下几点:

(1) 运动障碍:迅速进展完全或不完全性截瘫或四肢瘫。多从下肢无力开始,但很少发展为痉挛性截瘫;也可偏侧上下肢中枢性瘫痪;波及脊髓前角及周围神经时出现肌萎缩。

(2) 感觉障碍:肢体持久强直性痉挛和难以忍受的麻木、蚁噬感(脊髓中枢神经髓鞘脱失,运动传导束冲动向周围扩散)是重型 MS 的一个特征。莱尔米特(Lhermitte)征是 MS 颈髓后束受累表现,即头前屈或压迫双侧颈部、轻叩颈部脊椎时,产生从背部向双下肢传导的闪电样、针刺样麻木或疼痛,有时也可向颈部和上肢扩散。

(3) 脑神经障碍:核间性眼肌麻痹(内侧纵束受累)和一个半综合征(脑桥被盖下部受累)是 MS 的重要体征。此外,也可出现视神经、听神经、前庭神经、三叉神经、面神经、舌咽神经和迷走神经等脑神经功能障碍。其中视神经损害是 MS 最常见的早期症状之一,表现为突然失明,或明显视力减退和视野缺损,反复缓解与复发是 MS 的主要特征。

(4) 呼吸障碍:高颈段和延髓受累时,可出现呼吸费力,二氧化碳潴留,甚至呼吸泵衰竭。

2. 临床分型　复发 - 缓解型、继发进展型(复发 - 缓解型基础上神经功能迅速恶化)、原发进展型(持续性恶化)、进展复发型(原发进展型基础上急性复发)。

3. 实验室检查

(1) IgG 指数增高,提示鞘内 IgG 合成量增加;寡克隆区带(OB)阳性,提示 IgG 发生质的变化。

(2) 髓鞘碱性蛋白质(MBP)含量增高,反映脑实质损伤的范围和严重程度。急性发作期和进展期 MBP 含量增高,提示 MS 处于活动期。

(3) S-100b 蛋白水平增高(脑脊液和血清异常率分别为 96.6% 和 20%),提示 MS 处于急性活动期。

4. 诱发电位　可检出中枢神经系统隐匿性病灶,以潜伏期延长为主要改变。常用的检查项目包括:脑干听觉诱发电位(brainstem auditory evoked potential,BAEP)、视觉诱发电位(visual evoked potential,VEP),以及躯体感觉诱发电位(somatosensory evoked potential,SEP)(简称"体感诱发电位")。

5. 影像学检查　MS 患者约 90% 显示白质多发病灶,呈大小不一的类圆形 T_1 低信号和 T_2 高信号;常见于侧脑室前后角、半卵圆中心和胼胝体,病灶垂直于侧脑室壁,典型的呈"手指状"分布,即直角脱髓鞘征(道森手指征,Dawson finger sign);脑干、小脑和脊髓也可见斑点状病灶。钆增强扫描可了解病变活动情况和严重程度(图 5-3-1)。

6. 诊断标准　2010 年的 McDonald 诊断标准(表 5-3-1)更加简化,便于临床操作。

如果满足标准,且临床表现无更好的解释,诊断为"MS"。如果可疑,但标准不能完全满足,诊断为"可能 MS"。如评估时另一种诊断能更好地解释临床表现,诊断为"非 MS"。

【监测与治疗】

1. 监测指标参见"第五章第一节"。

2. 治疗方法

(1) 对大多数急性期 MS 患者,糖皮质激素有效,可减轻临床症状,并加快缓解。

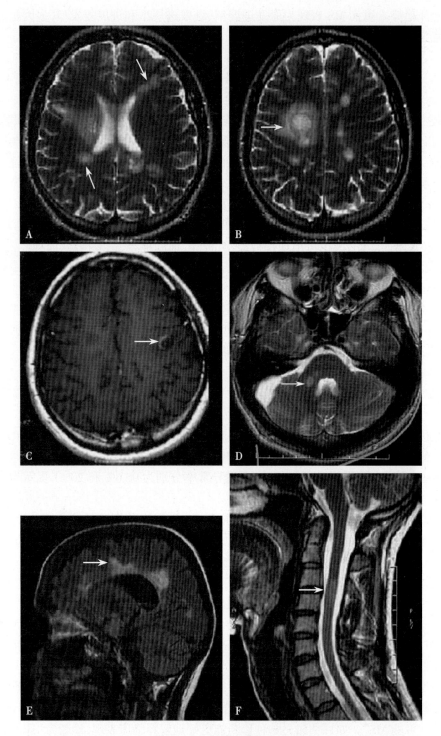

图 5-3-1　多发性硬化 MRI

A.侧脑室旁和侧脑室前角、后角病灶;B.半卵圆中心大量病灶,其中有典型的荷包蛋样病灶;C.钆增强病灶呈"C"形,提示血脑屏障不完全性破坏;D.桥臂病灶;E.胼胝体病灶,类似道森手指征;F.脊髓病灶。

表 5-3-1　多发性硬化 McDonald 诊断标准（2010）

临床表现	MS 诊断所需附加条件
≥2 次临床发作；≥2 个病灶的客观临床证据，或 1 个病灶客观临床证据伴 1 次先前发作的合理证据	不需要进一步证据
≥2 次临床发作；1 个病灶的客观临床证据	需空间多发证据：MRI 在 MS 中枢神经系统的 4 个典型部位（脑室周围、近皮质、幕下和脊髓）中，至少 2 个部位存在≥1 个 T_2 高信号病灶；或不同部位再次发作
1 次临床发作；≥2 个病灶的客观临床证据	需时间多发证据：在任何时间同时存在无症状的钆增强及非增强病灶；或参考基线 MRI 扫描，在 MRI 随访中出现 1 个新的 T_2 高信号和 / 或钆增强病灶；或新的临床发作
原发进展型 MS	疾病进展 1 年以上（回顾性或前瞻性决定）和具备以下 3 项中的 2 项： （1）具有脑内空间多发的证据，在 MS 典型部位（室周、近皮质、幕下）存在≥1 个 T_2 高信号病灶 （2）脊髓 MRI 多发证据（≥2 个 T_2 高信号病灶） （3）脑脊液异常发现（等点聚焦证实寡克隆区带或 IgG 指数增高）

（2）对疼痛性痉挛患者，可选用苯妥英钠、卡马西平、加巴喷丁、巴氯芬、乙哌立松等药物。对局部痉挛难以忍受患者，可采用痛点注射 A 型肉毒毒素：根据疼痛与肌痉挛程度每个痛点局部注射 10~15μg，共注射 10~15 个点，总量 100~200μg。对耐药患者，可尝试鞘内植入输注泵，予以巴氯芬（238μg/d，持续泵注），其优点在于给药途径直接，用药剂量减少，系统性不良反应下降；缺点是仅降低下肢肌张力，上肢症状改善不明显。

（3）对疼痛和感觉异常患者，可选用抗惊厥药和抗抑郁药物治疗，如加巴喷丁、卡马西平、阿米替林和普瑞巴林等。

【预后评估】

MS 是慢性进展性疾病，在不断复发缓解之后，神经功能损伤严重。免疫修饰治疗之前，MS 的残疾率 >90%，但致死率并不高。近些年，随着 MS 致残率、复发率的下降，原发进展型 MS、继发进展型 MS、病变累及特殊部位的 MS 突显，加强动态评估和预判预后更具现实意义。

MS 的扩展残障状态评分（expanded disability status scale，EDSS）可用于判断肢体残障。头部 MRI 影像学检查和实验室检查（MBP、S100、基质金属蛋白酶 3 和基质金属蛋白酶 9）不仅可用于病情严重程度评估，还可作为预后估算的指标。

【诊治流程】

诊治流程见图 5-1-3。

（张　旭）

推荐阅读文献

[1] POLMAN C H，REINGOLD S C，BANWELL B，et al. Diagnostic criteria for multiple sclerosis：2010 revisions to the McDonald criteria. Ann Neurol，2011，69（2）：292-302.

[2] VENKATESWARAN S,BANWELL B. Pediatric multiples sclerosis. Neurologist,2010,16(2):92-105.

[3] MARRIRE RA. Comorbidity in multiple sclerosis:implications for patient care. Nat Rev Neurol,2017,13(6): 375-382.

第四节　脱髓鞘性炎性肿瘤样疾病

【定义】

脱髓鞘性炎性肿瘤样疾病是中枢神经系统特殊的炎性脱髓鞘病变,也被称为肿胀性脱髓鞘疾病。多数人认为是 MS 的变异型,并介于 MS 与 ADEM 之间。病理学上表现为不同程度的炎性髓鞘脱失,而轴索相对保留。影像学具有病变占位效应,酷似脑肿瘤;而临床症状和体征相对较轻。其最大的困惑是易与脑肿瘤相混淆,无论临床症状和影像学,均与脑肿瘤难以辨别。

【诊断要点】

1. 临床表现

(1) 起病形式:亚急性或慢性病程,或慢性病程中突然急性加重。急性起病时表现为头痛、恶心呕吐、意识障碍、癫痫发作和瘫痪等。无论急性病程还是慢性病程突然加重,均可能突发脑疝,甚至死亡。

(2) 临床分型

1) 昏迷型:突发严重意识障碍,如意识水平下降或特殊意识障碍形式,持续时间长短不等。双侧大脑半球病变患者,表现为去皮层强直或睁眼昏迷;脑干上部受损患者,表现为去大脑强直;基底节受损患者,出现震颤、舞蹈样动作等锥体外系表现;锥体束受损患者,出现偏瘫或双侧偏瘫。

2) 类脑瘤卒中型:病情迅速加重,从起病至症状高峰仅数个小时。颅内压急剧增高患者,迅速出现头痛、呕吐、瘫痪和癫痫发作,并伴有不同程度的意识障碍。

2. 实验室检查　脑脊液压力增高;脑脊液细胞数和蛋白质正常或轻度增高;寡克隆区带阳性,MBP 明显升高(有助于判断病变严重程度)。

3. 影像学检查　头部 MRI 为单发病灶,多位于皮层下白质,边界清楚,水肿明显,呈长 T_1 和长 T_2 信号。随着时间推移,灶周水肿可减轻或消失,病灶中心呈"荷包蛋样"或"同心圆"改变;钆增强扫描显示病灶呈"C"样强化环,"C"开口处多朝向脑皮质(图 5-4-1)。

【监测与治疗】

1. 监测指标　重点监测颅内压,除了颅内压增高的临床表现外,必要时可行有创颅内压监测。

2. 治疗方法　除了常规选择糖皮质激素、丙种球蛋白和血浆置换治疗外,药物降颅内压,避免脑疝发生成为重中之重;必要时外科手术干预,如切除病灶和/或部分颅骨切除减压术。

【预后评估】

虽然炎性脱髓鞘性假瘤易与脑内肿瘤相混淆,但经早期识别和早期治疗,特别是度过高颅内压阶段后,可获得较好预后。

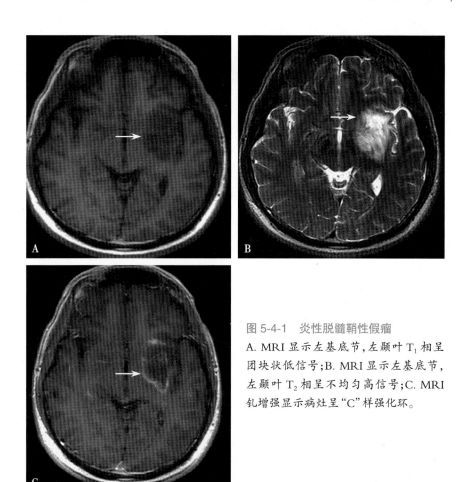

图 5-4-1　炎性脱髓鞘性假瘤

A. MRI 显示左基底节，左颞叶 T_1 相呈团块状低信号；B. MRI 显示左基底节，左颞叶 T_2 相呈不均匀高信号；C. MRI 钆增强显示病灶呈"C"样强化环。

【诊治流程】

诊治流程见图 5-1-3。

（张　旭）

推荐阅读文献

[1] NILSSON P，LARSSON E M，KAHLON B，et al. Tumefactive demyelinating disease treated with decompressive craniectomy. Eur J Neurol，2009，16(5)：639-642.

[2] CHEN J Y，DENG H，CHEN Z，et al. Intracranial inflammatory pseudotumor mimicking malignant neoplasm. Neurosciences(Riyadh)，2012，17(3)：267-268.

[3] OCHI H，FUJIHARA K. Demyelinating diseases in Asia. Curr Opin Neurol，2016，29(3)：222-228.

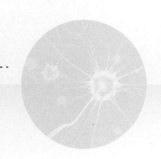

第六章

神经肌肉疾病

第一节　重症吉兰-巴雷综合征谱系疾病

【定义】

吉兰-巴雷综合征（Guillain-Barré syndrome, GBS）是一种自身免疫性周围神经炎性疾病，以对称性双侧肢体无力、腱反射减弱或消失为主要临床表现，以脑脊液蛋白-细胞分离为特征，病程多呈单程自限性。根据 GBS 临床表现、神经电生理学和神经病理学特征，分为急性炎性脱髓鞘性多发性神经病、急性运动轴突性神经病、急性运动感觉轴突性神经病、米勒-费希尔（Miller-Fisher）综合征、急性全自主神经病和急性感觉神经病等亚型。除了 Miller-Fisher 综合征和急性感觉神经病外，其他亚型均可见严重呼吸肌运动障碍导致的呼吸泵衰竭和严重交感-副交感平衡障碍导致的心血管功能紊乱，年患病率为（0.6~1.9）/100 000，且无季节差异，其中 20%~30% 的患者出现呼吸衰竭。

【诊断要点】

1. 急性炎性脱髓鞘性多发性神经病（acute inflammatory demyelinating polyneuropathy, AIDP）　是 GBS 中最常见的类型，又称"经典型 GBS"，主要病变为多发神经根和周围神经节段性脱髓鞘。诊断依据如下：

（1）急性起病，进行性加重，2 周左右达高峰，常有前驱感染。

（2）对称性肢体、面和咽喉部肌无力；重者呼吸肌无力；腱反射减低或消失。英国医学研究理事会（the UK Medical Research Council, MRC）评分系统（双侧肩外展、前臂屈曲、腕伸展、大腿屈曲、膝伸展、足背屈曲，6 组肌群的肌力评分），可用于肌力评估。每组肌力按 0~5 级评定，评分从 0 分（完全麻痹）至 60 分（正常）。

（3）脑脊液检查可见蛋白-细胞分离。

（4）神经电生理检查显示运动神经传导速度减慢，表现为至少 2 根受检神经存在以下至少 1 项异常：远端运动潜伏期（distal motor latency, DML）较正常值上限延长 25% 以上；运动神经传导速度（motor nerve conduction velocity, MNCV）较正常值下限减慢 20% 以上；F 波潜伏期延长 20% 以上和 / 或出现率降低等；出现传导阻滞，即近端与远端比，复合肌肉运动电位（compound muscle action potential，CMAP）负相波波幅下降 20% 以上；异常波形离散（近端与远端比，CMAP 负相波时限增宽 15% 以上）。

（5）病程呈自限性。

2. **急性运动轴突性神经病**（acute motor axonal neuropathy，AMAN）　以广泛的脑神经运动纤维和脊神经前根和运动纤维轴索病变为主，是我国常见类型。诊断依据如下。

（1）急性起病，平均 1~2 周达高峰；多见于夏秋季，常有前驱感染史（以胃肠道和上呼吸道症状为主）。

（2）表现为肢体对称性弛缓性肌无力，可有脑神经损害症状。

（3）严重者可累及呼吸肌，导致呼吸泵衰竭。

（4）腱反射减弱甚至消失，无感觉及自主神经受损症状。

（5）脑脊液检查可见蛋白 - 细胞分离。

（6）血清免疫学检查可见脑脊液和血清的抗神经节苷脂抗体阳性（部分患者）。

（7）神经电生理显示感觉神经动作电位（sensory nerve action potential，SNAP）波幅及感觉传导速度（sensory conduction velocity，SCV）正常，MNCV 正常或轻度减慢，DML 正常或暂时性延长，CMAP 波幅明显下降，早期存在传导阻滞（长度依赖性传导障碍，最终演变为轴索变性）。针电极肌电图（electromyography，EMG）表现为早期可见运动单位（motor unit，MU）募集减少，发病 1~2 周后大量异常自发电位；神经再生特征，如运动单位电位（motor unit potential，MUP）时限增宽、波幅增高、多相波增多。

（8）病程呈自限性。

3. **急性运动感觉轴突性神经病**（acute motor sensory axonal neuropathy，AMSAN）　以广泛神经根和周围神经的运动与感觉纤维轴索变性为主。诊断依据如下。

（1）急性起病，平均 1~2 周达高峰。

（2）对称性肢体无力，多数伴有脑神经运动功能受累，重者呼吸肌无力。

（3）感觉障碍，部分出现感觉性共济失调。

（4）自主神经功能障碍常见。

（5）血清免疫学可见抗神经节苷脂抗体阳性（部分患者）。

（6）神经电生理显示除了感觉神经传导测定可见 SNAP 波幅下降或引不出波形外，其他同 AMAN。

4. **Miller-Fisher 综合征**　与经典 GBS 不同，以眼外肌麻痹、共济失调和腱反射消失为主要临床特点。

（1）急性起病，数日至数周达高峰。

（2）眼外肌瘫痪、共济失调和腱反射减低为主要临床表现，而肢体肌力正常。

（3）脑脊液检查可见蛋白 - 细胞分离。

（4）血清免疫学检查可见空肠弯曲菌抗体阳性（部分患者）和 GQ1b 抗体阳性（多数患者）。

（5）神经电生理检查显示 SNAP 波幅下降，感觉传导速度减慢；运动神经传导和 EMG 正常。

（6）病程呈自限性。

5. **急性全自主神经病**（acute panantonomic neuropathy，APN）　APN 以自主神经受累

为主,较少见。

(1) 急性起病,快速进展,多在 2 周左右达高峰。

(2) 广泛交感和副交感神经功能障碍,表现为视物模糊、畏光、瞳孔散大、对光反应减弱或消失、头晕、直立性低血压、窦性心动过速或过缓、恶心呕吐、腹泻、腹胀、肠麻痹、便秘、尿潴留、勃起功能障碍、热不耐受、出汗少、眼干和口干等。

(3) 不伴或伴轻度肢体无力和感觉异常。

(4) 脑脊液检查可见蛋白 - 细胞分离。

(5) 病程呈自限性。

(6) 排除其他病因。

6. 急性感觉神经病(acute sensory neuropathy,ASN)　ASN 较少见,以感觉神经受累为主。

(1) 急性起病,快速进展,多在 2 周左右达高峰。

(2) 对称性肢体感觉异常。

(3) 脑脊液检查可见蛋白 - 细胞分离现象。

(4) 神经电生理检查显示感觉神经损害。

(5) 病程呈自限性。

(6) 排除其他病因。

【监测与治疗】

GBS 主要治疗包括:①尽早在时间窗内(2 周内)给予人免疫球蛋白冲击治疗,治疗方法为静脉滴注 400mg/(kg·d),1 次 /d,连续 5 日,总量 2g/kg;②血浆置换治疗,每次交换血浆量 40ml/kg 或 1~1.5 倍血浆量,1~2 周内 3~5 次,总量 5 倍血浆量。

重症 GBS 患者需要收住神经重症监护病房治疗,以加强心率、呼吸、血压等生命体征和延髓功能相关指标管控,由此降低病死率,改善神经功能预后。

1. 呼吸功能管控　一旦出现呼吸泵衰竭,会危及生命,其进展快、病死率高。因此,对呼吸功能的管控是重中之重。

(1) 对呼吸肌衰竭的预测:①躁动不安;②心动过速(>100 次 /min);③呼吸频率 >20 次 /min;④胸锁乳突肌或斜角肌收缩;⑤言语断续;⑥出现反常呼吸;⑦头部大汗。

(2) 对气管插管的预测:①发病到入院时间 <7 日;②咳嗽和站立无力;③肝酶升高;④不能将肘部或头部抬离床面;⑤脑神经受损;⑥抗神经节甘脂抗体阳性;⑦肺活量降低;⑧膈神经的复合肌振幅潜伏期延迟。

(3) 对机械通气的预测:Erasmus GBS 呼吸功能不全评分(Erasmus GBS respiratory insufficiency score,EGORIS)(表 6-1-1)可预测 GBS 患者是否需要机械通气。根据 EGORIS 评分,将急性期呼吸功能衰竭风险分为高危(5~7 分)、中危(3~4 分)、低危(0~2 分)三组。

(4) 对呼吸功能指标的管控

1) 当 PaO_2<60mmHg、$PaCO_2$>50mmHg 时,即刻气管插管和 / 或机械通气。

2) 当予呼吸功能支持时的管控目标:经皮动脉血氧饱和度(SpO_2)>94%;持续呼气末二氧化碳分压 35~45mmHg;持续经皮二氧化碳分压 40~55mmHg;血气 pH 7.35~7.45,PaO_2>60mmHg,$PaCO_2$ 35~45mmHg,HCO_3^- 22~27mmol/L。

3) 当计划停止机械通气时的评估指征:连续肺功能测试恢复正常、横膈力量提高、排除

表 6-1-1 EGORIS 评分系统

	项目		评分 / 分
1	起病到入院时间	>7d	0
		4~7d	1
		≤3d	2
2	入院时面瘫或延髓麻痹	无	0
		有	1
3	入院时 MRC 评分 / 分	60~51	0
		50~41	1
		40~31	2
		30~21	3
		<20	4

肺不张或胸腔积液。当肺活量 >15ml/kg、最大吸气压力 >30cmH$_2$O,且氧合正常时,尝试减少间歇强制通气率或压力支持水平,以逐渐停止机械通气。

2. 心率管控 AMSAN、APN 患者常伴有自主神经功能障碍,需常规监测心率。常见的心律失常为持续性心动过速(占 25%~38%),轻者无须治疗。严重心律失常可危及生命,如房室传导阻滞或窦性停搏。心率管控的目标为 60~100 次 /min。当心率 >100 次 /min(心动过速)时,可予短效 β 受体阻滞剂(如拉贝洛尔);当出现心率 <60 次 /min(心动过缓)时,可予阿托品或植入心脏起搏器。心脏阻滞或窦性停搏者,立即心肺复苏,并植入临时心脏起搏器。预测心脏意外事件的指标包括血压、心率显著波动、心电图 RR 间期变异等。

3. 血压管控 GBS 常伴阵发性高血压(24%)和直立性低血压(19%),而持续性高血压少见(3%)。当严重高血压(平均动脉压 >125mmHg)发作时,可予拉贝洛尔、艾司洛尔或硝普钠。当严重低血压发作时,可予静脉滴注生理盐水(2L),必要时予盐酸米多君或去甲肾上腺素升压治疗。

4. 延髓麻痹管控 见于重症 GBS,表现为吞咽及咽喉部清洁能力下降,分泌物不易排出或胃液反流,从而引起呛咳和误吸,导致吸入性肺炎,使病情危重。一旦出现延髓麻痹,应采取以下措施:①尽早开始管饲喂养,如果肠内营养不足(胃肠动力障碍或急性胃黏膜损伤伴出血),可启动肠外营养;②强化翻身、拍背、吸痰,防治肺部感染并发症。

5. 尿潴留和肠麻痹管控 见于 GBS 早期,通常给予留置膀胱导尿管解决排尿障碍问题,给予粪便软化剂、灌肠、胃肠减压等缓解排便障碍问题。毒蕈碱激动剂可加重心脏迷走神经超敏反应,因此不建议药物治疗尿便障碍。

【预后评估】

GBS 病死率为 4%~15%,神经功能残疾率约为 14%,大多为重症 GBS。GBS 预后评估方法包括:EGORIS、Erasmus GBS 预后评分(Erasmus GBS outcome score,EGOS)和改良 EGOS(modified EGOS,mEGOS)评分,其通过对年龄、前驱腹泻、有无延髓麻痹或面瘫以及特定时间的肌无力(MRC 评分或 GBS 残疾评分)进行预后评估。

【诊治流程】

诊治流程见图6-1-1。

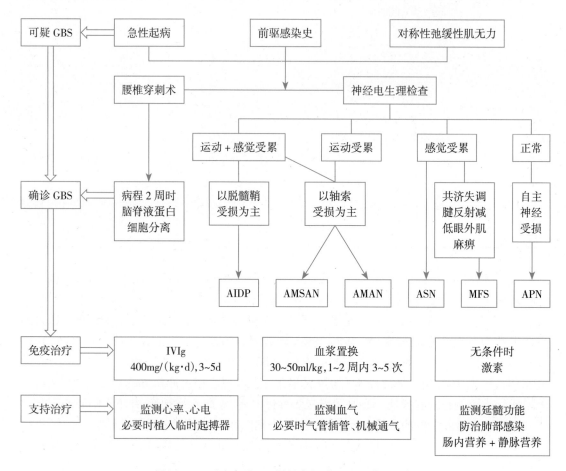

图 6-1-1　重症吉兰 - 巴雷综合征谱系疾病诊治流程

GBS. 吉兰 - 巴雷综合征；AIDP. 急性炎性脱髓鞘性多发性神经病；AMSAN. 急性运动感觉轴突性神经病；AMAN. 急性运动轴突性神经病；ASN. 急性感觉神经病；MFS. Miller-Fisher 综合征；APN. 急性全自主神经病；IVIg. 静脉注射免疫球蛋白。

（崔　芳）

推荐阅读文献

［1］贺旭建，王厚清，许铁 . 吉兰 - 巴雷综合征预后预测研究进展 . 疑难病杂志，2018，17（07）：738-742.

［2］FOKKE C，VAN D B B，DRENTHEN J，et al. Diagnosis of Guillain-Barré syndrome and validation of Brighton criteria. Brain，2014，137（1）：33-43.

［3］HUGHES R A，WIJDICKS E F，BAROHN R，et al. Practice parameter：immunotherapy for Guillain-Barré syndrome report of the Quality Standards Subcommittee of the American Academy of Neurology. Neurology，2003，61（6）：736-740.

［4］RAJABALLY Y A，UNCINI A. Outcome and its predictors in Guillain-Barré syndrome. J Neurol Neurosurg

Psychiatry,2012,83(7):711-718.

[5] WU X J,LI C R,ZHANG B,et al. Predictors for mechanical ventilation and short-term prognosis in patients with Guillain-Barré syndrome. Crit Care,2015,19(1):310.

第二节 重症肌无力危象

【定义】

重症肌无力(myasthenia gravis,MG)是一种由抗体介导、细胞免疫依赖、补体参与,累及神经肌肉接头突触后膜,引起神经肌肉接头传递障碍,出现骨骼肌收缩无力的获得性自身免疫性疾病。

如果 MG 患者症状迅速恶化或进展过程中突然加重,出现呼吸肌受累,以致不能维持正常的换气功能,则称为重症肌无力危象(myasthenic crisis)。

【诊断要点】

1. 重症肌无力诊断依据

(1)慢性起病,症状波动。

(2)波动性眼外肌、四肢肌、延髓肌、呼吸肌无力,有晨轻暮重的特征,持续活动后加重,休息后缓解。

(3)胆碱酯酶抑制剂治疗有效。

(4)疲劳试验阳性,即双眼用力上抬 1 分钟,上睑下垂;用力眨眼 30 次,眼裂明显变小;双臂持续平举后出现上臂下垂,休息后恢复为阳性;蹲起 10~20 次,不能继续进行。

新斯的明试验阳性,即肌内注射甲基硫酸新斯的明,成人剂量 1.0~1.5mg,儿童剂量 0.02~0.03mg/kg(最大剂量不超过 1.0mg),为消除 M 胆碱样不良反应,可同时予肌内注射阿托品 0.5mg,10~20 分钟症状减轻为阳性,可参照 MG 临床绝对评分量表评估,每 10 分钟记录一次,持续记录 60 分钟。

(5)电生理检查显示:重复神经电刺激(repeating nerve electric stimulation,RNES)常规检测面神经、副神经、腋神经和尺神经,服用胆碱酯酶抑制剂的患者需在停药 12~18 小时后进行,低频(2~5Hz)重复电刺激第 4 或第 5 波与第 1 波比较,波幅递减 10% 以上为阳性,需同时进行高频(10~20Hz)重复电刺激,波幅递增 100% 为阳性,提示突触前膜病变;单纤维肌电图检查(single fiber electromyography,SFEMG)表现为颤抖时程延长,超过 55 微秒,一块肌肉记录 20 个颤抖中有 2 个及以上超过 55 微秒为阳性。

(6)血清抗体检测显示:乙酰胆碱受体(AChR)、骨骼肌特异性酪氨酸激酶(muscle specific tyrosine kinase,MuSK)、肌连蛋白(titin)、雷诺丁受体(ryanodine receptor,RyR)等自身抗体阳性。

(7)胸腺 CT 增强扫描显示:胸腺增生和肥大。

2. 重症肌无力临床分型(Osserman 分型标准)

Ⅰ型 单纯眼肌型:病变局限在眼外肌,表现为上睑下垂和复视,2 年内其他肌群不受累。

Ⅱ型 全身型:有一组以上肌群受累。ⅡA 型——轻度全身型:四肢肌群轻度受累,无危象出现。ⅡB 型——中度全身型:四肢肌群中度受累,通常伴延髓肌受累,生活自理困难,无危象出现。

Ⅲ型　急性进展型：发病急，首次症状出现数周内发展至延髓肌、肢带肌、躯干肌和呼吸肌，伴重症肌无力危象。

Ⅳ型　迟发重症型：由上述Ⅰ、Ⅱa、Ⅱb型发展而来，症状同Ⅲ型。

Ⅴ型　肌萎缩型：起病半年内出现明显的肌萎缩表现者。

3. **重症肌无力危象诊断**　首先符合重症肌无力诊断。最易发生危象的临床类型中，以Ⅲ型最为常见。重症肌无力危象的原因不同，分别表现如下：

(1) 肌无力危象：由抗胆碱酯酶用药不足、感染或创伤引起，除了咳痰、吞咽无力外，最重要的是呼吸肌麻痹，从而危及生命。

(2) 胆碱能危象(cholinergic crisis)：是由抗胆碱酯酶药物过量引起，多伴有瞳孔缩小、汗多和唾液分泌增多。

(3) 反拗危象(brittle crisis)：是指在服用抗胆碱酯酶药物期间，突然对抗胆碱酯酶药物治疗无效，出现呼吸困难。

【监测与治疗】

1. **重症肌无力危象监测**

(1) 呼吸泵衰竭监测：呼吸肌受累可导致呼吸泵衰竭并危及生命。因此，需早期对气管插管和/或机械通气进行预判。预判指标包括心率(过速或过缓)、肌肉(无力、束颤)、瞳孔(变大或缩小)、皮肤(苍白或潮红)和血气分析(Ⅰ型或Ⅱ型呼吸衰竭)。当呼吸频率加快(>24次/min)、呼吸幅度变小(肺功能下降)、膈肌运动消失(腹式呼吸停止)、皮肤黏膜色泽改变(发绀)、$SpO_2<93\%$、$PaO_2<60mmHg$、$PaCO_2>50mmHg$时，应立即开通气道(气管插管或气管切开)，予以人工辅助呼吸，随即接通呼吸机，予以正压通气。在呼吸支持过程中，对呼吸功能相关指标进行管控，管控目标为$SpO_2\geq95\%$，$PaO_2\geq75mmHg$，$PaCO_2$ 35~45mmHg。

(2) 自身抗体滴度监测：自身抗体滴度监测有助于危重程度预判和治疗效果预判，如果抗体滴度持续升高或持续处于高位，提示病情进展，极有可能发生肌无力危象。因此，通过监测抗体滴度变化，可指导管控重点指标和调整治疗方案。

1) 80%以上重症肌无力患者血清AChR抗体明显升高，虽然抗体滴度与临床症状严重程度不成比例，但有助于眼肌型MG向全身型MG转化的预判，以及治疗效果的预判。糖皮质激素、丙种球蛋白、血浆置换等治疗后，可通过抗体滴度监测，判断治疗效果，预判危象风险。

2) MuSK抗体阳性提示症状严重，易发生肌无力危象，且治疗效果差。

3) 横纹肌titin抗体阳性有助于胸腺瘤MG诊断和胸腺瘤手术切除不敏感预判。

4) RyR抗体阳性与胸腺瘤MG的延髓麻痹和呼吸肌无力相关。

(3) 免疫抑制剂血药浓度监测：用药期间，需监测免疫抑制剂(他克莫司、环孢素A)血药浓度，尤其在治疗效果不佳时，由此为治疗方案的调整提供依据。他克莫司的有效血药浓度为5~10μg/L(1μg/L=1ng/ml)；环孢素A有效血药浓度为100~200μg/L。如果免疫抑制剂血药浓度不达标，同时AChR抗体滴度增高，提示病情可能进展，肌无力危象风险增加。

2. **胆碱酯酶抑制剂减轻症状治疗**　胆碱酯酶抑制剂可通过抑制胆碱酯酶，减少ACh水解，改善神经肌肉接头间传递功能，进而减轻症状。其是治疗所有类型MG的一线药物，但不宜单独长期使用，且需剂量个体化，通常与其他免疫抑制药物(他克莫司、环磷酰胺等)联合使用。胆碱酯酶抑制剂中溴吡斯的明是最常用的胆碱酯酶抑制剂,用药方法:国内最大使用剂量480mg/d,分3~4次口服。需注意恶心、腹泻、胃肠痉挛、心动过缓和口腔、呼吸道分泌物增多等药物不良反应。

(1)肌无力危象时,酌情增加胆碱酯酶抑制剂剂量,直到安全剂量范围内(480mg)肌无力症状改善满意;若有比较严重的胆碱能过量反应,可酌情予以阿托品拮抗(1~2mg)。

(2)胆碱能危象时,尽快减少或停用胆碱酯酶抑制剂,5~7日后可再次使用,并从小剂量开始,逐渐加量,同时酌情给予阿托品。

(3)反拗危象时,尽早予以机械通气,停用胆碱酶抑制剂3日,之后从原有剂量的一半重新开始使用,并联合糖皮质激素治疗。

3. 免疫抑制治疗

(1)短期冲击治疗

1)甲泼尼龙:可抑制自身免疫反应,减少AChR抗体生成,促使运动终板再生和修复,改善神经肌肉接头传递功能。适用于各种类型的MG,是治疗的一线药物,可以使70%~80%的MG患者症状得到显著改善。用药方法:静脉滴注甲泼尼龙1.0g/d,连续3~5日,每3日递减一半。需注意一过性肌无力加重(40%~50%的MG患者在用药4~10日内出现),并做好呼吸支持准备。

2)丙种球蛋白:外源性IgG可干扰AChR抗体和AChR的结合,从而保护AChR不被抗体阻断。用药方法:大剂量冲击疗法,即静脉滴注丙种球蛋白400mg/(kg·d),连续5日。需注意头痛、无菌性脑膜炎、流感样症状和肾功能损害等药物不良反应。

3)血浆交换:通过正常人血浆或血浆代用品置换患者血浆,能清除MG患者血浆中AChR抗体、补体及免疫复合物。治疗方法:血浆置换的第一周隔日1次,共3次。若改善不满意,之后每周1次,常规5~7次。健康人血浆置换量每次1 500ml,6%羟乙基淀粉置换量每次500ml。需注意低血钙、低血压、继发性感染和出血等药物不良反应。伴有感染的MG患者慎用。

4)治疗方案选择:甲泼尼龙冲击疗法是MG的一线用药,但可导致短暂肌无力症状加重,甚至发生肌无力危象,需慎重选用。丙种球蛋白冲击疗法用于病情急性进展和进行术前准备的MG患者,可与糖皮质激素联合使用,或与起效较慢的免疫抑制药物联合使用。血浆置换疗法用于病情急性进展和肌无力危象、胸腺切除术前,以及围手术期患者、免疫抑制初始治疗患者。

(2)长期免疫抑治疗:免疫抑制剂短期冲击治疗后,需衔接长期免疫抑制剂治疗,常用药物有硫唑嘌呤、环孢素A和环磷酰胺等。

1)硫唑嘌呤:是一种纯抗代谢药物,干扰T细胞和B细胞的增殖。大剂量甲泼尼龙冲击治疗后,在药物减量过程中可添加硫唑嘌呤,以减少糖皮质激素剂量。用药方法:成人2.0~3.0mg/(kg·d),儿童1.0~2.0mg/(kg·d),3~10个月起效。需注意骨髓抑制、肝功能异常(转氨酶升高2~3倍)、过敏(10%~15%出现发热、恶心、呕吐、腹痛或皮疹)等药物不良反应。通常药物不良反应具有停药后很快消失、再服后又出现的特征,因此很难坚持使用。在用药初期应进行嘌呤代谢TPMT基因筛查,以降低硫唑嘌呤诱导的不可逆性骨髓抑制的风险;用药过程中定期监测血常规、肝功能和过敏征象。

2)环孢素A:通过抑制磷酸酶信号系统,阻断白介素-2及其他影响CD4[+]T细胞功能蛋白合成,抑制 T 细胞增殖。用药方法:50mg,1 次 /d,连续 3~5 日;逐渐增至 150mg,1 次 /d;最大剂量 300mg,1 次 /d;血药浓度目标为 100~200μg/L(4 周左右起效)。用药期间,需警惕骨髓抑制、肝功能异常、多毛、闭经、牙龈增生和血压升高等药物不良反应。

3)环磷酰胺:是一种烷化剂,其活性代谢产物可与 DNA 中的鸟嘌呤和胞嘧啶中的第 7 位氮共价键结合,发挥其细胞毒性和免疫抑制作用。主要用于其他免疫抑制药物治疗无效的难治性 MG 患者和胸腺瘤伴 MG 患者。与糖皮质激素联合使用可以显著改善肌无力症状。用药方法:静脉滴注,400~800mg/ 周,或分 2 次口服,100mg/d,直至总量达 10~20g,个别患者需要服用到 30g。用药期间,需警惕白细胞减少、恶心、呕吐、腹泻、出血性膀胱炎和骨髓抑制等药物不良反应。每次注射前,需复查血常规和肝功能。

4)他克莫司:作为新一代免疫抑制剂,能选择性地抑制 T 细胞活化。用药方法:起始用量 2.0mg/d,5~7 日逐渐增至 3.0mg/d。有效血药浓度 5~10μg/L,3~4 周左右起效。需注意骨髓抑制、肝肾功能异常和高血糖等药物不良反应。

5)吗替麦考酚酯(mycophenolate mofetil,MMF):治疗 MG 的二线药物,但也可早期与糖皮质激素联合使用。用药方法:0.5~1.0g/ 次,2 次 /d。与硫唑嘌呤和环孢菌素相比,MMF 更安全,肝、肾毒副作用更小。常见药物不良反应包括恶心、呕吐、腹泻和腹痛等消化道症状。

4. MuSK 抗体阳性 MG 的治疗　MuSK 抗体在 AChR 抗体阴性的全身型患者中,阳性率为 19.1%;约 70% 的 MuSK 抗体阳性患者以非眼外肌症状首发;所有 MuSK 抗体阳性患者出现延髓症状;胸腺 CT 检查均未发现胸腺瘤。MuSK 抗体阳性患者特点如下:

(1)对胆碱酯酶抑制剂反应差,且常规剂量的溴吡斯的明可导致不良反应。

(2)对糖皮质激素和免疫抑制剂反应良好,且有糖皮质激素依赖性。

(3)IVIg 疗效不佳。

(4)利妥昔单抗早期治疗(初始免疫抑制治疗疗效不满意的 MuSK-MG)有效。用药方法:成年 MG 患者静脉滴注 375mg/m² 体表面积,每周 1 次,连续 4 次,22 日一疗程。若再次出现临床症状,或 CD19⁺ B 淋巴细胞比例 >1% 时,可再次输注。

5. 胸腺切除术治疗　药物治疗无效时,可考虑胸腺切除术治疗。术后不再向全身型转化,甚至完全缓解(84.6%)。需注意胸腺切除术治疗不可作为 MG 一线治疗。

【预后评估】

眼肌型 MG:10%~20% 可自愈,20%~30% 始终局限于眼外肌,50%~70% 发病 3 年内进展为全身型 MG。

全身型 MG:随着重症监护技术、机械通气和免疫抑制治疗的发展,病死率从 30% 降至 5% 以下。

约 2/3 的患者发病 1 年内疾病严重程度达到高峰,约 20% 的患者发病 1 年内出现 MG 危象。肌无力在某些条件下会加重,如上呼吸道感染、腹泻、甲状腺疾病、怀孕、体温升高、精神创伤和使用影响神经肌肉接头传递的药物等。而重症肌无力并发呼吸衰竭患者预后与酸碱失衡、电解质紊乱、医院感染和机体营养状况相关。

【诊治流程】

诊治流程见图 6-2-1。

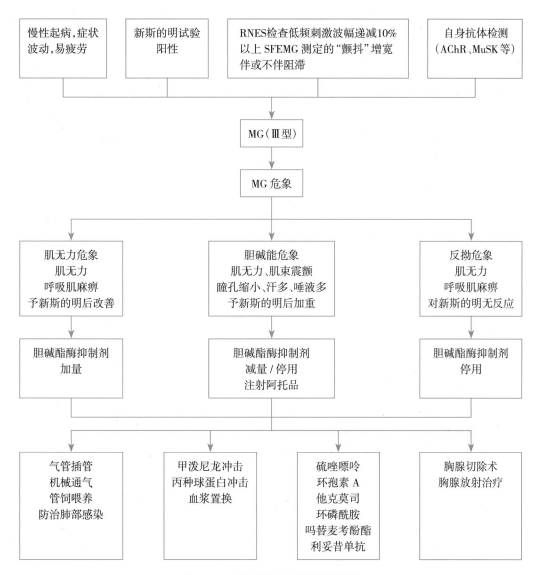

图 6-2-1 重症肌无力危象诊治流程

RNES. 重复神经电刺激;SFEMG. 单纤维肌电图检查;MG. 重症肌无力;AChR. 乙酰胆碱受体;MuSK. 骨骼肌特异性酪氨酸激酶。

（崔 芳）

推荐阅读文献

[1] 邓书婧,檀叶青.重症肌无力相关自身抗体研究进展.当代医学,2018,24(24):180-183.
[2] 井峰,黄旭升.重症肌无力相关抗体的研究进展.中国神经免疫学和神经病学杂志,2014,21(2):126-129.
[3] 赵思佳,张懋,李柱一,等.利妥昔单抗治疗重症肌无力的研究进展,中国神经免疫学和神经病学杂志,2018,25(2):125-128.

［4］ BENATAR M A. A systematic review of diagnostic studies in myasthenia gravis. Neuromuscul disord,2006,16 (7):459-467.

［5］ GILHUS N E,SKEIE G O,ROMI F,et al,Myasthenia gravis-autoantibody characteristics and their implications for therapy. Nat Rev Neurol,2016,12(5):259-268.

［6］ GILHUS N E,VERSCHUUREN J J. Myasthenia gravis:subgroup classification and therapeutic strategies. Lancet Neurol,2015,14(10):1023-1036.

［7］ GUPTILL J T,SANDERS D B,EVOLI A. Anti-musk antibody myasthenia gravis:clinical findings and response to treatment in two large cohorts. Muscle Nerve,2011,44(1):36-40.

第三节 危重症神经肌肉综合征

【定义】

危重症神经肌肉综合征(critical neuromuscular syndrome)是指在危重症患者中急性肌肉无力的疾病,部分患者伴发肢体感觉异常。由于多数患者在 ICU 发病,因此又被称为 ICU 获得性肌无力,其继发于严重器官系统功能障碍或疾病,如脓毒症、系统性炎症反应综合征、急性呼吸窘迫综合征、慢性肾衰竭、慢性肝脏功能障碍、多器官功能衰竭、电解质紊乱和糖尿病等。

【诊断要点】

1. 临床类型

(1) 危重症肌病(critical illness myopathy,CIM):损害仅累及肌肉,临床主要表现为肢体肌无力和肌肉萎缩,而无感觉障碍。

(2) 危重症多发性神经病(critical illness polyneuropathy,CIP):损害仅累及周围神经,临床主要表现为四肢远端无力和/或感觉障碍,是一种运动(感觉)轴索性周围神经病。

(3) 危重症多发性神经肌肉病(critical illness polyneuromyopathy,CIPNM):损害同时累及肌肉和周围神经,具备 CIM 和 CIP 所有的临床表现,既有四肢近端、远端无力伴肌肉萎缩,也有四肢远端感觉异常。

2. 诊断标准

(1) CIM 诊断标准

主要标准:

1) 至少 2 条神经 SNAP 波幅高于正常下限 80%。

2) 短时程低波幅动作电位,伴或不伴早募集现象或纤颤电位。

3) 重复神经刺激(repetitive nerve stimulation,RNS)无波幅递减。

4) 肌肉活检提示肌肉原发性病变(肌球蛋白缺失或肌坏死)。

支持标准:

1) CMAP 波幅低于正常下限 80%,而不伴传导阻滞现象。

2) 血清肌酸激酶(creatine kinase,CK)水平升高(发病 1 周内)。

3) 直接肌肉刺激(direct muscle stimulation,DMS)肌肉兴奋性降低。

(2) CIP 诊断标准

主要标准:

1）危重症患者（多器官功能障碍）。

2）肢体无力，伴或不伴呼吸机撤离困难（排除心、肺部病变等非神经系统病变）。

3）神经电生理检查显示多发运动和/或感觉轴索性周围神经病变，即至少2条神经的CMAP、SNAP波幅异常（<正常下限的80%）；不伴传导阻滞或F波潜伏期延长；针极肌电图早期可见动作电位募集减少，数周后可见纤颤电位、长时程高波幅动作电位、动作电位募集减少等。

支持标准：

1）RNS无波幅递减。

2）肌肉活检无肌肉病变特点，如肌球蛋白缺失。

3）神经活检显示轴索变性。

4）DMS检查显示运动神经干刺激和直接肌肉刺激的CMAP波幅比（neCMAP/dmCMAP）<0.5。

符合全部主要表现，或仅符合主要表现中的前两项时，同时需满足支持表现中的第一项和后面3项中的任意一项，才能作出诊断。

（3）CIPNM诊断标准：电生理检查和肌肉活检结果显示同时存在肌肉损害与轴索性神经病变。

【监测与治疗】

目前尚无神经肌肉综合征的特效治疗，主要处理措施包括危险因素干预、早期康复和对症治疗。

1. 危险因素干预　危险因素严重程度与神经肌肉综合征的发生和转归相关，因此需要对其危险因素进行干预，如败血症、高血糖、高血渗、高乳酸和电解质紊乱等。管控目标为：相关危险因素的实验室指标正常或接近正常。需要关注血气分析和肌酸激酶，因为部分患者发病前二氧化碳分压增加，部分患者血清肌酸激酶增高，严重时因骨骼肌溶解而血清肌酸激酶显著升高。

2. 肢体神经功能康复　定期检测肢体远、近端肌力和肢体远端感觉变化，可用医学研究委员会（Medical Research Council，MRC）评分来评估患者肌力，低于48分可诊断ICU获得性肌无力；一旦诊断明确，应早期启动康复治疗，如主动或被动的肢体运动；可予神经肌肉电刺激治疗，促进神经功能改善。

3. 其他治疗　包括改善能量代谢、加强营养支持，以及减少镇静药物和糖皮质激素的使用等。

【预后评估】

CIM患者（不合并原发神经系统疾病）预后较好；通常经康复治疗后，病后3个月可恢复行走，90%的患者（电生理检查确诊）病后6个月内神经功能恢复，88%的患者病后12个月内神经功能完全恢复。CIP、CIPNM患者预后较差，80%的患者病后1年存在周围神经病，14.2%~66.7%患者存在神经功能障碍，病后6~12个月恢复相对较快，24个月后仅23%的患者完全恢复，且致残持续数年，致死率高于CIM。

【诊治流程】

诊治流程见图6-3-1。

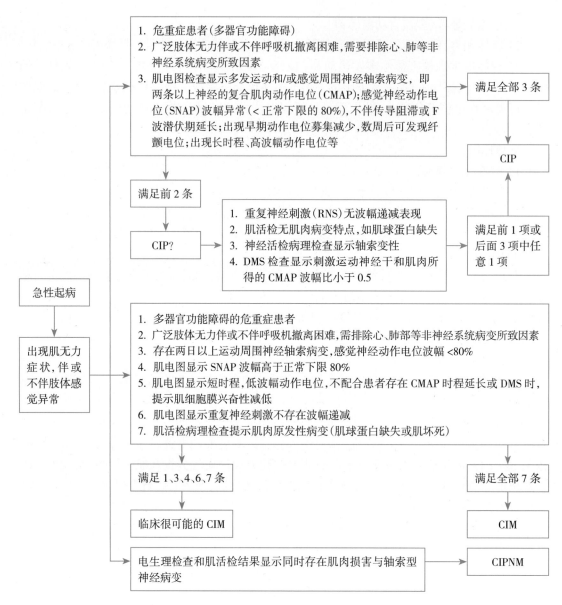

图 6-3-1　危重病神经肌肉综合征诊治流程

CIP. 危重症多发性神经病;DMS. 直接肌肉刺激;CIM. 危重症肌病;CIPNM. 危重症多发性神经肌肉病。

（崔　芳）

推荐阅读文献

［1］管玉青,潘速跃. 危重病性肌病 / 危重病性多发性神经病的临床研究进展. 国际神经病学神经外科学杂志,2014,41(4):356-359.

［2］朱莎莎,吴士文. 危重病性多发性神经病与肌病研究进展. 中国实用内科杂志,2013,4(11):899-901.

［3］BOLTON C F. The discovery of critical illness polyneuropathy:a memoir. Can J Neurol Sci,2010,37(4):431-438.

［4］KALB R. ICU-acquired weakness and recovery from critical illness. N Engl J Med,2014,371(3):287.

[5] LACOMIS D. Neuromuscular disorders in critically ill patients:review and update. J Clin Neuromuscul Dis, 2011,12(4):197-218.

[6] LATRONICO N,BOLTON C F. Critical illness polyneuropathy and myopathy:a major cause of muscle weakness and paralysis. Lancet Neurol,2011,10(10):931-941.

[7] YANG T,LI Z Q,JIANG L,et al. Risk factors for intensive care unit-acquired weakness:a systematic review and meta-analysis. Acta Neurol Scand,2018,138(2):104-114.

第四节　横纹肌溶解症

【定义】

横纹肌溶解症(rhabdomyolysis,RM)是由于挤压、运动、低钾血症、高热、感染、炎症药物和毒素等原因使横纹肌破坏和崩解,导致肌酸激酶、肌红蛋白等肌细胞内成分进入细胞外液和血循环,引起内环境紊乱和急性肾衰竭等组织器官损害的临床综合征。

【诊断要点】

1. 横纹肌溶解症诊断

(1) 存在横纹肌溶解的病因。

(2) 受累肌群疼痛、无力、肌肉肿胀,合并发热、心动过速、恶心和呕吐等全身表现。

(3) 实验室检查提示肌酸激酶(CK)较正常值升高5倍以上(≥1 000IU/L),或血、尿肌红蛋白(myoglobin,Mb)升高。

(4) 排除心、脑、肝脏器损害,排除遗传性肌病、肌营养不良等导致肌酸激酶和肌红蛋白升高的疾病。

2. 并发症诊断

(1) 急性肾衰竭:少尿,血尿素氮(BUN)>14.3mmol/L,血肌酐(SCr)>176.8μmol/L,血钾>6.0mmol/L。

(2) 内环境紊乱:符合高钾血症、高磷酸血症、低钙血症、代谢性酸中毒和乳酸酸中毒诊断标准。

(3) 符合失血性休克诊断标准。

(4) 符合血小板减少症或弥散性血管内凝血(disseminated intravascular coagulation,DIC)诊断标准,如血小板(PLT)减少,纤维蛋白原降低,凝血酶原时间(PT)和活化部分凝血活酶时间(APTT)延长。

【监测与治疗】

密切监测可能引起横纹肌溶解的疾病,一旦横纹肌溶解症诊断明确,应积极去除病因,保护重要器官功能正常,纠正内环境紊乱,防治相关并发症。

1. 尿量管控

(1) 持续24小时监测尿量:管控目标为>300ml/h,或2ml/(kg·h)。不便自行排尿患者,常规留置导尿管。

(2) 早期液体复苏治疗:以此纠正低血容量,恢复肾脏灌注,增加尿排出量,预防急性肾小管坏死。通常发病6小时内开始补液,清醒患者鼓励多饮淡水,昏迷患者经管饲或静脉补充液体。

1) 首选液体为晶体液,其有利于维持有效循环血容量,提高肾脏灌注,促进肌红蛋白经肾小管排出,直至肌红蛋白尿消失。

2)CK>5 000IU/L 时,予以初始液体复苏,即静脉滴注等张盐水 2L/h,直至 CK 降至 <5 000IU/L,并继续下降。

3)细胞内水中毒导致低钠血症时,静脉滴注等渗或高张氯化钠溶液

$$男性补钠量 =(142- 血钠)\times 体重(kg)\times 0.6$$
$$女性补钠量 =(142- 血钠)\times 体重(kg)\times 0.5$$

4)经充分补液、扩容,尿排出量仍未达标时,适当予以渗透性利尿剂(甘露醇),其可舒张肾血管,降低血管阻力,全身血液重新分布,增加尿量。

2. 尿液 pH 管控

(1)动态监测尿液 pH:管控目标为 >7.0。

(2)碱化尿液治疗:肌红蛋白尿时予以碳酸氢钠碱化尿液,由此增加尿液中肌红蛋白溶解度,发挥溶质性利尿作用,其可减少肌红蛋白管型形成,防止肌红蛋白堵塞肾小管,利于预防急性肾衰竭。但需注意:大剂量碳酸氢盐可引起代谢性碱中毒,加重低钙血症,尤其在低血容量得到纠正后;故应动态监测动脉血 pH,以防过度碱化。

3. 血肌红蛋白管控

(1)早期动态监测肌红蛋白:肌红蛋白是肌肉损伤后释放入血的特异性标志物。肌细胞损伤 2 小时内血肌红蛋白升高,12 小时达到高峰。由于血肌红蛋白的半衰期短(1~3 小时),故多在损伤后 24~48 小时恢复正常。血肌红蛋白峰值越高提示肌损伤越重,若峰值持续超过 24 小时,或形成双峰或多峰,提示存在持续损伤,或有了新的损伤。急性期应每 6~8 小时复查 1 次血肌红蛋白水平。血肌红蛋白管控目标为 <15~20mg/L。

(2)血液净化治疗:肌红蛋白的分子量为 17.5kD,普通血液滤过无法清除。如果采用高截留血液透析,可达到清除血中肌红蛋白的目的。血浆置换也可有效清除肌红蛋白。肌红蛋白浓度越高越易出现急性肾功能障碍,因此,血肌红蛋白 >15~20mg/L 时,需行血液净化治疗。

4. 血清肌酸激酶管控

(1)动态监测血清肌酸激酶:CK 增高是横纹肌溶解症的特征,也是肌细胞损伤最敏感的指标,其不仅用于诊断,还可以此预判疾病预后。通常 CK 于肌肉细胞损伤后 2~12 小时内升高,1~3 日达峰值,通常在肌肉损伤停止后 3~5 日逐渐下降。急性期应每 6~8 小时复查 CK 水平 1 次。

(2)降 CK 治疗:目前尚无特异性降 CK 药物,可加强体液治疗。

5. 血钾管控

(1)动态血钾监测:其中包括静脉血钾,或动脉抗凝全血钾(血气分析),必要时每 1~6 小时监测一次。低钾血症容易诱发横纹肌溶解,当肌肉细胞坏死后,大量细胞内钾进入循环,加之肾衰竭,使排钾困难,因此血钾又可迅速增高。少尿期,血钾可每日上升 2.0mmol/L,甚至 24 小时内上升至致命水平。高血钾常伴有高血磷、高血镁和低血钙,由此加重血钾对心肌抑制作用和毒性作用。血钾管控目标为 3.5~5.5mmol/L。

(2)降钾治疗

1)静脉滴注钙剂(10% 葡萄糖酸钙 10~20ml),可重复使用。钙离子对钾离子有对抗作用,可缓解高血钾对心肌的毒性作用。

2)静脉注射 5% 碳酸氢钠溶液 60~100ml,或 11.2% 乳酸钠溶液 40~60ml,后续可再予碳酸氢钠溶液 100~200ml 或乳酸钠溶液 60~100ml。通过输注高渗碱性钠盐,可扩充血容量、

稀释血钾浓度、使钾离子移入细胞内,从而降低血钾,纠正酸中毒。

3)静脉滴注 25%~50% 葡萄糖 100~200ml,加入胰岛素(4g 糖加 1IU 胰岛素),有助于葡萄糖合成糖原时,将钾离子转入细胞内。

4)上述治疗后,血钾仍不下降时,采取血液净化治疗。

6. 血肌酐管控　急性肾损伤(acute kidney injury,AKI)是横纹肌溶解症最常见的严重并发症,也是影响横纹肌溶解症预后的重要因素。血肌酐和尿素氮的变化可反映肾脏受损程度。

(1)动态监测血肌酐:通常横纹肌溶解症发病 48 小时内容易发生 AKI,表现为少尿或无尿、血肌酐进行性升高和电解质严重紊乱。血肌酐绝对值升高 >24μmol/L(0.3mg/dl),或 7 日内血肌酐增至基础值的 1.5 倍以上时,可确诊为 AKI。因此,需密切监测发病 48 小时内的血肌酐变化,若血肌酐持续升高,须行连续性肾脏替代治疗。血肌酐管控目标为 <700μmol/L。

(2)连续性肾脏替代治疗(continuous renal replacement therapy,CRRT):其可更好地维持血流动力学和内环境稳定,清除肌红蛋白、炎症介质、代谢毒素,维持水电解质平衡,改善组织代谢等。AKI 合并代谢性酸中毒和心功能不全时,需尽快予以 CRRT 治疗。

【预后评估】

横纹肌溶解症预后良好,早期明确病因,且在未合并严重并发症之前予以基础治疗和血液净化治疗,可明显改善预后并降低病死率。横纹肌溶解症的存活率为 78.6%,但存在肾衰竭和多系统损伤时,预后不良,常死于高血钾、弥散性血管内凝血和呼吸衰竭。

【诊治流程】

诊治流程见图 6-4-1。

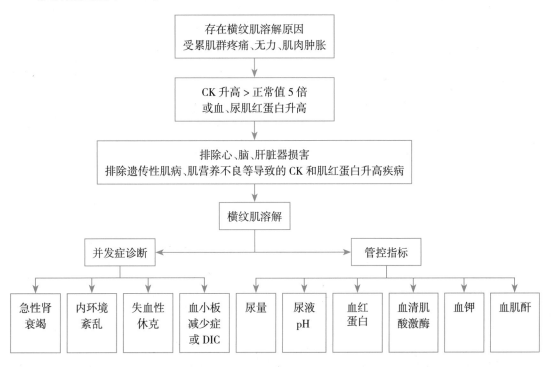

图 6-4-1　重症横纹肌溶解症诊治流程
CK. 肌酸激酶;DIC. 弥散性血管内凝血。

(崔　芳)

推荐阅读文献

［1］陈烨,张祖隆.血液净化治疗横纹肌溶解导致急性肾损伤的临床研究.临床合理用药杂志,2014,7(6): 126-127.

［2］高伟波.横纹肌溶解症的诊治策略.疑难病杂志,2011,10(1):77-79.

［3］刘梅,张呈祥,尚秀英.持续肾脏替代治疗对横纹肌溶解综合征的治疗体会.临床荟萃,2011,26(18): 1621-1622.

［4］苏磊,孟繁苏.横纹肌溶解的病理生理及诊治.中华急诊医学杂志,2007,16(11):1231-1232.

［5］文丹,邹彦芳,沈平雁,等.横纹肌溶解综合征致急性肾损伤临床预后分析.上海医学,2015,38(5):387- 390.

［6］ALLISON S J. Acute kidney injury:macrophage extra-cellular traps in rhabdomyolysis induced AKI. Nat Rev Nephrol,2018,14(3):141.

［7］SCHARMAN E J,TROUTMAN W G. Prevention of kidney injury following rhabdomyolysis:a systematic review. Ann Pharmacother,2013,47(1):90-105.

［8］SORRENTINO S A,KIELSTEIN J T,LUKASZ A,et al. High permeability dialysis membrane allows effective removal of myoglobin in acute kidney injury resulting from rhabdomyolysis. Crit Care Med,2011,39(1):184- 186.

［9］YAO L Q,LIU Z W,ZHU J H,et al. Higher serum level of myoglobin could predict more severity and poor outcome for patients with sepsis. Am J Emerg Med,2016,34(6):948-952.

第七章

神经内分泌危象

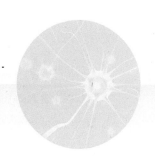

第一节 垂 体 危 象

一、垂体危象

【定义】

垂体危象（pituitary crisis），是指在原有垂体前叶功能减退基础上，因垂体前叶部分或多种激素分泌不足，导致肾上腺皮质激素和/或甲状腺激素缺乏，机体应激能力下降，出现以体温调节异常、循环衰竭、水电解质失衡和意识障碍为主要表现的临床急危重症，又称"垂体前叶功能减退危象"。

【诊断要点】

1. 临床表现　存在垂体前叶功能减退病史，同时存在创伤、手术、感染、呕吐、腹泻、脱水、寒冷、饥饿、催眠药/麻醉剂/垂体前叶功能减退药物治疗不当或突然停药；表现为低血糖、低体温、低血压（甚至休克）、低钠血症、水中毒、意识障碍等。

2. 激素水平测定　促肾上腺皮质激素、促甲状腺激素和促性腺激素水平降低或正常低限；皮质醇和甲状腺激素水平降低（表7-1-1）。

表 7-1-1　不同激素正常值范围

激素	正常值	
促肾上腺皮质激素 /(ng·L⁻¹)	8:00	7.2~63.3
	16:00	3.6~31.7
	24:00	3.6~12.7
皮质醇 /(μg·dl⁻¹)	7:00~10:00	6.7~22.6
	16:00~20:00	0~10

续表

激素	正常值
促甲状腺激素 /(mIU·L⁻¹)	2~<12 岁　0.64~6.27
	12~<18 岁　0.51~4.94
	≥18 岁　0.55~4.78
三碘甲状腺原氨酸 /(μg·L⁻¹)	0.6~1.81
甲状腺激素 /(μg·dl⁻¹)	4.5~10.9
游离三碘甲状腺原氨酸 /(ng·L⁻¹)	2.3~4.2
游离甲状腺激素 /(ng·dl⁻¹)	0.89~1.76
促卵泡刺激素 /(IU·L⁻¹)	排卵中期　3.85~8.78
	周期中期高峰值　4.54~22.51
	黄体中期　1.79~5.12
	绝经后　16.74~113.59
	男性　1.27~19.26
黄体生成素 /(IU·L⁻¹)	排卵中期　2.12~10.89
	周期中期高峰值　19.18~103.03
	黄体中期　1.20~12.86
	绝经后　10.87~58.64
	男性　1.24~8.62
雌二醇 /(ng·L⁻¹)	卵泡中期　27~122
	黄体中期　49~291
	排卵周期　95~433
	绝经后 <40
	男性 <47
孕酮 /(μg·L⁻¹)	卵泡中期　0.31~1.52
	黄体中期　5.16~18.56
	绝经期　0~0.78
	怀孕 1~3 个月　4.73~50.74
	怀孕 4~6 个月　19.41~45.30
	男性　0.14~2.06
睾酮 /(ng·dl⁻¹)	0~75
催乳素 /(μg·L⁻¹)	绝经前　3.34~26.72
	绝经后　2.74~19.64
	男性　2.64~13.13
生长激素（μg·L⁻¹）	0.010~3.607

3. **头部影像学检查**　显示下丘脑垂体附近肿瘤、垂体前叶缺血坏死、垂体炎(自身免疫性)、垂体损伤(蝶鞍区手术、放疗、创伤)和下丘脑垂体区感染。

4. **治疗反应**　补充糖皮质激素和/或甲状腺素后,症状、体征迅速改善。

【监测与治疗】

1. **支持治疗**

(1) 纠正低血糖:50% 葡萄糖 40~100ml 静脉推注,之后 10% 葡萄糖 500~1 000ml 静脉滴注。常规监测血糖变化,直至达到正常水平。

(2) 纠正水电解质失衡:如低血容量或水中毒,高钠血症或低钠血症,必要时予以血液滤过。常规监测液体出入量、血钠、血浆渗透压,直至达到正常水平。

(3) 支持其他脏器功能(参见"第十一章")。

2. **激素治疗**

(1) 肾上腺皮质激素补充:低血糖时,氢化可的松 200~300mg 静脉滴注。水中毒、低钠、低体温时,氢化可的松 20~50mg 静脉滴注,之后逐渐减至生理量 20~30mg/d。低体温患者在补充糖皮质激素的同时补充甲状腺素,并禁用氯丙嗪、巴比妥等中枢抑制剂。

(2) 甲状腺素补充:在补充肾上腺皮质激素基础上(3~7 日),补充甲状腺素,如左甲状腺素钠,初始剂量为 12.5~50μg,直至达到生理替代剂量(50~150μg/d)。补充甲状腺素的原则为"病史越长、补充越早、起始量越小"。

(3) 性激素补充:育龄期女性予以人工月经周期;男性患者视个体情况补充睾酮。

(4) 生长激素补充:儿童期患者补充生长激素。

3. **原发病和并发症处理**　治疗原发疾病,去除诱因,慎用或禁用可能诱发危象的药物。颅内压增高、视力减退、昏迷等进行性加重时,可神经外科手术干预。

【预后评估】

病死率为 6%~33%,经早期诊断和早期治疗可改善预后。

【诊治流程】

诊治流程见图 7-1-1。

二、垂体卒中

【定义】

垂体卒中(pituitary apoplexy)是垂体危象的常见原因,即垂体突发出血和/或梗死,临床表现为突发严重头痛,可伴视力障碍、眼肌麻痹、意识障碍等。垂体卒中按病因分为垂体腺瘤性垂体卒中和非腺瘤性垂体卒中,其中垂体腺瘤性垂体卒中更多见,但多无明确垂体腺瘤病史。此外,部分患者并无头痛等症状,经影像学检查或病理学检查发现垂体出血和/或梗死,故称之亚临床垂体卒中。

【诊断要点】

1. **诱发及易患因素**　常见于手术(特别是冠状动脉搭桥术)、产时/产后大出血、外伤、血压波动、凝血功能异常、脑脊液压力变化、垂体功能试验(促性腺激素释放激素、促甲状腺激素释放激素、促肾上腺皮质激素释放激素和胰岛素耐量等临床试验)、药物治疗(抗凝药物、多巴胺受体激动剂、雌激素)和垂体腺瘤放疗等。

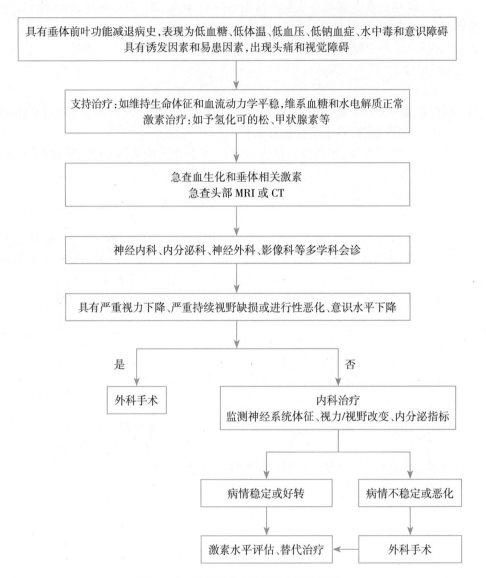

图 7-1-1　垂体危象 / 垂体卒中诊治流程

2. 临床表现

(1) 头痛和视觉障碍：最为常见，表现为突发剧烈头痛，视力下降、视野缺损(双颞侧偏盲)和眼动神经麻痹。

(2) 其他神经系统表现：嗅觉减退、鼻出血、脑脊液鼻漏、面部疼痛和意识障碍等。

3. 实验室检查　原有垂体功能减退加重或新出现的垂体功能减退，引起肾上腺危象、性腺功能减退、甲状腺功能减退、生长激素缺乏等；如垂体后叶受累，出现尿崩症。

4. 影像学检查　发病前或发病后头部 CT 或 MRI 提示垂体腺瘤，发病后头部 CT 可见鞍区占位，可见垂体单纯梗死、出血性梗死、出血性梗死伴出血、单纯出血，以及蝶窦黏膜增厚等病变(图 7-1-2)。

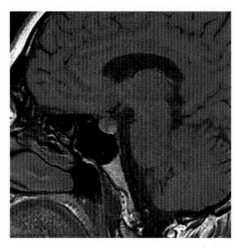

图 7-1-2　垂体卒中

MRI 的 T_1 像显示垂体后部高信号,提示出血。

5. 垂体卒中评分(pituitary apoplexy score,PAS)　用于量化神经 - 眼损害,评估内、外科治疗效果,没有具体界值,通常外科治疗患者分值高于内科治疗患者(表 7-1-2)。

表 7-1-2　垂体卒中评分

项目	分值 / 分	项目	分值 / 分
意识		视野	
GCS 15 分	0	正常	0
GCS 8~14 分	2	一侧视野缺损	1
GCS<8 分	4	双侧视野缺损	2
视力		眼肌麻痹	
正常或较病前无改变	0	无	0
一侧视力下降	1	一侧眼肌麻痹	1
双侧视力下降	2	双侧眼肌麻痹	2

注:GCS.格拉斯哥昏迷评分。

【监测与治疗】

1. 监测指标

(1)常规监测指标:血压等血流动力学监测;血常规、电解质、肾功能、肝功能、凝血功能等。

(2)特殊监测实验室指标:激素治疗前,测定激素水平,如随机皮质醇、游离甲状腺素、促甲状腺素、胰岛素样生长因子 1、催乳素、生长激素、黄体生成素、卵泡刺激素、雌二醇睾酮。病情稳定后,全面评估激素水平。

（3）视力视野监测指标：视野、视力评估，每日 1 次，直至病情改善。

（4）其他神经系统监测指标：如意识水平，必要时有创持续颅内压监测。

2. 内科标准治疗

（1）肾上腺皮质激素：对血流动力学不稳定、意识障碍和视力障碍患者，或上午 9 点皮质醇 <550nmol/L 患者，尽早给予氢化可的松治疗。氢化可的松负荷剂量 100~200mg 静脉推注，之后 2~4mg/h 静脉滴注，或 50~100mg 肌内注射（每 6 小时 1 次）。急性期后给予标准维持剂量氢化可的松 20~30mg/d，分三次口服。2~3 个月后，评估促肾上腺皮质激素（adrenocorticotropic hormone，ACTH）储备。

（2）控制颅内压（参见"第十章第三节"）。

（3）支持治疗（参见"第十一章"）。

3. 外科治疗

（1）手术指征：严重视力下降、严重持续或进行性恶化的视野缺损，以及进行性加重的意识障碍。

（2）手术方式：缓解鞍区周围组织压迫的手术，或肿瘤切除术。

（3）术后常规监测：视力、视野、水电解质等内环境指标，激素指标和手术并发症。

【预后评估】

1. 80% 患者需激素替代治疗。

2. 经内科治疗患者，60%~100% 视力恢复正常，25% 视力改善；50%~100% 视野恢复正常，25% 视野缺损改善；75%~100% 眼肌麻痹完全缓解。

3. 经外科治疗患者，50% 患者视力恢复正常，6%~36% 视力改善；30%~60% 视野恢复正常，50% 视野改善；31%~57% 患者眼肌麻痹完全缓解。

4. 经内科和外科治疗的单眼或双眼失明患者，疗效较差。

【诊治流程】

诊治流程见图 7-1-1。

（叶　红）

推荐阅读文献

［1］顾锋 . 垂体危象及垂体卒中 . 国外医学内分泌学分册，2015，25（6）：433-435.

［2］BRIET C，SALENAVE S，BONNEVILLE J F，et al. Pituitary apoplexy. Endocr Rev，2015，36（6）：622-645.

［3］JOHNSTON P C，HAMRAHIAN A H，WEIL R J，et al. Pituitary tumor apoplexy. J Clin Neurosci，2015，22（6）：939-944.

第二节　甲状腺功能亢进危象

【定义】

甲状腺功能亢进危象（hyperthyroidism crisis），简称"甲亢危象"，又称"甲状腺危象"（thyroid storm，TS），即甲状腺功能亢进未经治疗，或在治疗过程中病情未控制，因某种刺激（感染、应激、不适当停药、手术等）使病情加重，机体处于失代偿甚至危及生命的状态。

【诊断要点】

1. 临床诊断　甲状腺功能亢进、病情未控制、存在相关诱因，以及出现高热、心率增快、心力衰竭、大汗、呕吐、腹泻、黄疸、水电解质失衡和意识障碍等。无相关病史，但存在甲状腺瘤、颈前区杂音、突眼、震颤、体重迅速下降等甲状腺危象的征象。少数"淡漠型"甲状腺危象表现为淡漠、嗜睡、反应迟钝、低热、乏力、心率慢、心力衰竭、昏迷甚至死亡。

2. 实验室检查

（1）血游离三碘甲腺原氨酸（free triiodothyronine，FT_3）和游离甲状腺素（free thyroxine，FT_4）升高。

（2）促甲状腺激素（thyroid stimulating hormone，TSH）降低。

（3）促甲状腺激素受体抗体（thyrotropin receptor antibodies，TRAb）阳性，提示甲状腺危象继发格雷夫斯病（Graves disease）。TRAb 阴性，提示破坏性甲状腺炎（destructive thyroiditis，DT）。

3. Burch-Wartofsky 评分量表（Burch-Wartofsky point scale，BWPS）　其评分结果可提示甲亢危险前期、甲状腺危象和非甲状腺危象三种状况（表 7-2-1）。

表 7-2-1　Burch-Wartofsky 评分量表

项目	标准	分值 / 分
体温 /℃	37.2~37.7	5
	37.8~38.3	10
	38.4~38.8	15
	38.9~39.3	20
	39.4~39.9	25
	≥40	30
心血管功能		
心率 / (次·min⁻¹)	90~109	5
	110~119	10
	120~129	15
	130~139	20
	≥140	25
心房颤动	无	0
	有	10
充血性心力衰竭	无	0
	轻度（足部水肿）	5
	中度（双肺底湿啰音）	10
	重度（肺水肿）	15

续表

项目	标准	分值/分
胃肠道和肝功能	无异常	0
	中度异常(腹泻、恶心/呕吐、腹痛)	10
	重度异常(不能解释的黄疸)	20
中枢神经系统异常	轻度(激惹)	10
	中度(谵妄/精神异常/极度嗜睡)	20
	重度(痫性发作/昏迷)	30
诱因	无	0
	有	10

注:总分≥45分,甲状腺危象;总分25~44分,甲状腺危象前期;总分<25,排除甲状腺危象。

【监测与治疗】

1. 减少甲状腺素合成和分泌

(1)抗甲状腺药物:丙硫氧嘧啶负荷量500~1 000mg,口服或鼻饲,维持量250mg,每4小时一次;或甲巯咪唑20mg,静脉滴注,每6小时一次。大剂量抗甲状腺药物可阻断甲状腺激素合成。由于丙硫氧嘧啶具有阻断甲状腺素(thyroxine,T_4)到三碘甲状腺原氨酸(triiodothyronine,T_3)转换的作用,故其应用更为广泛。

(2)无机碘:碘化钾饱和溶液5滴(0.25ml或250mg),每6小时口服一次;或静脉滴注1g,维持>12小时,也可选择复方碘溶液。无机碘具有降低已形成的T_4和T_3释放的作用,通常在使用抗甲状腺药物后1小时给予无机碘。若抗甲状腺药物尚未阻断甲状腺素合成,碘作为甲状腺合成T_4和T_3的底物,可增加甲状腺激素产生。但无机碘过敏者不宜使用。

用药期间常规监测甲状腺素水平和抗甲状腺药物不良反应,如皮疹、粒细胞缺乏症、肝功能异常、过敏反应等。

2. 降低循环中甲状腺素　可选择胆汁酸螯合剂,如考来烯胺,最大剂量4g,每6小时口服一次,通过隔离肠内游离甲状腺激素,增强粪便排泄,与硫脲药物单独使用相比,能更快和更彻底地降低血清甲状腺激素浓度。

3. 拮抗甲状腺素外周作用　可选择兰地洛尔、艾司洛尔等β受体阻滞剂。β受体阻滞剂可以控制过度甲状腺素外周作用,降低T_4至T_3的转换。Killip分级≤Ⅲ级患者,如果心率≥150次/min,首选兰地洛尔或艾司洛尔静脉泵注;如果心率<150次/min,选择口服$β_1$受体阻滞剂,如比索洛尔。Killip分级Ⅳ级患者,如果心率≥150次/min,可予兰地洛尔、艾司洛尔。

用药期间常规监测心率,管控目标为≤130次/min。β受体阻滞剂禁忌患者(如哮喘或支气管痉挛),更须严格监测并慎用,或予钙通道阻滞剂,如维拉帕米、地尔硫䓬。

4. 糖皮质激素　氢化可的松负荷量300mg静脉滴注,维持量100mg,每8小时一次;或地塞米松8mg/d,静脉滴注或口服。甲状腺危象治疗成功并确定肾上腺皮质功能恢复后,糖皮质激素逐渐减量直至停用。

5. **血浆置换**　难治性甲状腺危象患者,如经 24~48 小时规范药物治疗仍无改善者,可予血浆置换治疗,以降低血浆中 T_3 和 T_4 浓度,去除炎性因子和抗体。

6. **降温**　高热患者予体表物理降温或药物退热。退热药物可选对乙酰氨基酚 500~650mg 口服,每 8~6 小时一次。水杨酸盐具有抑制 T_3 和 T_4 与血清蛋白结合作用,可使 FT_3 和 FT_4 浓度增加,故不予选用。

7. **控制心率 / 心律**

(1) 对心动过速患者,可选用 β 受体阻滞剂控制:①普萘洛尔口服 10~40mg,3~4 次 /d;阿替洛尔,口服 25~100mg,1~2 次 /d;②美托洛尔口服 25~50mg,2~3 次 /d;③艾司洛尔,静脉泵入 50~100μg/(kg·min)。

(2) 对心房颤动且肾功能正常患者,可选用洋地黄类药物,如缓慢静脉推注毛花苷 C(西地兰)0.2mg,后续予维持剂量。

(3) 对血流动力学改变且左心房无血栓患者,可予心脏复律治疗。

(4) 对复律后窦性心律且左心室收缩功能正常患者,可选用 Ia 和 Ic 类抗心律失常药。

1) 奎尼丁(Ia 类):用于转复心房颤动或心房扑动,首先给予 0.1g 试服剂量,观察 2 小时无不良反应后,可以两种方式复律:①0.2g,每 8 小时一次,连服 3 日,约 30% 的患者可恢复窦性心律。②首日 0.2g,每 2 小时一次,共 5 次;次日 0.3g,每 2 小时 1 次,共 5 次;第 3 日 0.4g,每 2 小时一次,共 5 次。

2) 普鲁卡因胺(Ia 类):用于室性心动过速,负荷量 15mg/kg,静脉滴注(速度 <50mg/min),后续 2~4mg/min,静脉滴注维持。

3) 莫雷西嗪(Ic 类):用于房性和室性心律失常,150mg,每 8 小时一次;如果需要,2~3 日后增至每次 50mg,但不超过 250mg,每 8 小时一次。

4) 普罗帕酮(Ic 类):用于室上性和室性心律失常。口服初始剂量 150mg,每 8 小时一次;如果需要,3~4 日后增至 200mg,每 8 小时一次;最大剂量 200mg,每 6 小时一次。

(5) 对左心室收缩功能受损患者,可选用胺碘酮。

8. **控制心力衰竭**

(1) Killip 分级 ≥Ⅲ级患者,常规监测血流动力学参数(血流导向气囊导管置入)。

(2) Killip 分级Ⅲ级患者,除了维持正常血氧外,可选择呋塞米、硝酸酯、卡培立肽、β 受体阻滞剂、洋地黄、钙通道阻滞剂等维持血流动力学正常,如果无改善,按 Killip 分级Ⅳ级治疗。

(3) Killip 分级Ⅳ级患者除了维持血氧正常外,可选用肾上腺素受体激动剂,如多巴胺、多巴酚丁胺和去甲肾上腺素提高血压;选用 $β_1$ 受体阻滞剂(心率≥150 次 /min),或洋地黄类(心房颤动)控制心率。如果药物治疗无效,予以体外膜肺氧合(ECMO)。

9. **抗休克**　休克和急性弥散性血管内凝血的治疗参见"第十一章第十五节"。

10. **抗癫痫**　选用苯二氮䓬类药物,或苯巴比妥类药物,对甲状腺危象患者,这两类药物的药代动力学无明显改变。

11. **控制精神症状**　氟哌啶醇可诱发甲状腺危象,应慎用。其他控制抗精神症状的用药参见"第十章第二节"。

12. **保护肝功能**　肝功能损伤多由甲状腺危象、心力衰竭、肝胆感染、药物使用不当引起。必要时,可行治疗性血浆置换联合连续性血液透析滤过(continuous hemodiafiltration)治疗。

13. **改善胃肠功能** 甲状腺危象时,甲状腺毒症、心力衰竭、脑损伤、胃肠感染均可引起腹泻、恶心、呕吐。此时需去除病因或诱因,并予以对症治疗。

14. **控制感染** 感染是甲状腺危象的常见诱因和并发症,特别是肺部感染。具体治疗措施参见"第十一章第十六节"。

15. **远期治疗** 格雷夫斯病患者,在甲状腺功能正常后,需行甲状腺切除术或放射性碘治疗。

【预后评估】

甲状腺危象患者病死率为 8%~25%,死亡原因包括:多器官衰竭、心力衰竭、呼吸衰竭、心律失常、DIC、胃肠穿孔、缺氧性脑病、脓毒症等。生存患者约 9% 留有后遗症,如缺氧缺血性脑病、脑血管病、失用性肌萎缩、心房颤动、肾功能异常、精神异常和甲状腺功能减退症等。

急性生理学和慢性健康状况评价Ⅱ(acute physiology and chronic health evaluationⅡ,APACHEⅡ)和序贯器官衰竭评估(sequential organ failure assessment,SOFA)可预测甲状腺危象患者死亡风险,休克、DIC、多器官衰竭是死亡的独立危险因素。

【诊治流程】

诊治流程见图 7-2-1。

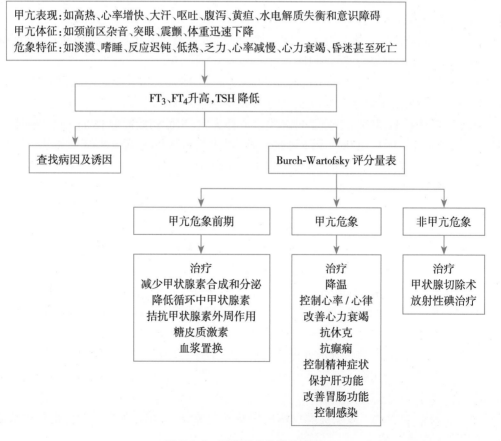

图 7-2-1 甲状腺危象诊治流程

FT₃. 游离三碘甲腺原氨酸;FT₄. 游离甲状腺素。

(叶 红)

推荐阅读文献

[1] AKAMIZU T,SATOH T,ISOZAKI O,et al. Diagnostic criteria,clinical features,and incidence of thyroid storm based on nationwide surveys. Thyroid,2012,22(7):661-679.

[2] BURCH H B,WARTOFSKY L. Life-threatening thyrotoxicosis. Thyroid storm. Endocrinol Metab Clin North Am,1993,22(2):263-277.

[3] CHIHA M,SAMARASINGHE S,KABAKER A S. Thyroid storm:an updated review. J Intensive Care Med,2015,30(3):131-140.

[4] SWEE D S,CHNG C L,LIM A. Clinical characteristics and outcome of thyroid storm:a case series and review of neuropsychiatric derangements in thyrotoxicosis. Endocr Pract,2015,21(2):182-189.

第三节 肾上腺危象

【定义】

急性肾上腺皮质功能减退,又称"肾上腺危象(adrenal crisis,AC)",指的是肾上腺皮质功能减退症(adrenal insufficiency,AI)患者在严重感染、创伤、手术、精神创伤、分娩、大量出汗、呕吐、糖皮质激素应用不当等应激状态下,肾上腺皮质激素分泌绝对或相对不足,且无外源性糖皮质激素补充,从而造成的急性肾上腺皮质功能衰竭。主要表现为低血压或失血性休克,其他症状和体征包括疲劳、厌食、恶心、腹痛、发热、呕吐、电解质紊乱、意识模糊甚至昏迷,伴特征性实验室检测指标异常。

AI 按发病机制分为原发性肾上腺皮质功能减退症(primary adrenal insufficiency,PAI)和继发性肾上腺皮质功能减退症(secondary adrenal insufficiency,SAI)。

PAI 指的是肾上腺组织破坏导致的肾上腺皮质功能减退。由于 PAI 的糖皮质激素、盐皮质激素和性激素均缺乏,所以发生肾上腺危象的风险很高。

SAI 指的是下丘脑或垂体疾病,使垂体促肾上腺皮质激素(adrenocorticotropic hormone,ACTH)分泌减少,或长期使用外源性糖皮质激素使垂体对肾上腺调节功能发生紊乱,引起肾上腺皮质功能减退。由于 SAI 的糖皮质激素分泌减少,而盐皮质激素相对正常,故发生肾上腺危象的风险较低。

两类肾上腺皮质功能减退的常见原因见表 7-3-1。

表 7-3-1 肾上腺皮质功能减退常见原因

类型	常见病因
原发性肾上腺皮质功能减退	肾上腺自身免疫性炎症
	感染(结核病、全身性真菌感染、艾滋病等)
	转移瘤(来自肺、乳房、肾脏)罕见
	淋巴瘤
	先天性肾上腺皮质增生
	肾上腺 / 肾上腺脑白质营养不良

续表

类型	常见病因
	双侧肾上腺出血(抗凝治疗或凝血功能障碍、儿童脑膜炎双球菌或假单胞菌败血症等所致)
	双侧肾上腺切除
	双肾上腺梗死
继发性肾上腺皮质功能减退	垂体瘤或垂体转移瘤
	其他肿瘤(颅咽管瘤、脑膜瘤等)
	垂体手术或放射性损伤
	淋巴细胞性垂体炎
	头部外伤
	垂体卒中 / 希恩综合征
	垂体浸润性疾病(结节病、组织细胞增生症等)
	空蝶鞍综合征
	长期使用外源性糖皮质激素

【诊断要点】

1. 临床表现

(1) 病史:存在 AI 病史,但也可为隐匿起病,而肾上腺危象是首发临床表现。

(2) 诱因:①胃肠道疾病、感染、外科手术、应激状态、疼痛、长期使用糖皮质激素患者突然停药;②AI 患者应激、发热等;③手术等情况下,未增加糖皮质激素剂量。

(3) 危险因素:①AI 或肾上腺危象病史;②甲亢、尿崩症、妊娠等;③特殊药物使用史,包括外源性类固醇激素(糖皮质激素、氟替卡松、醋酸甲地孕酮、甲羟孕酮等)、左甲状腺素、细胞色素 P-450 诱导剂(苯妥英钠、利福平、苯巴比妥等)、细胞色素 P-450 抑制剂(酮康唑、氟康唑、依托咪酯等)和抗凝药。

(4) 临床征象:低血压、低血容量、休克,腹痛、恶心、呕吐伴或不伴腹泻,发热,腹膜刺激征,严重虚弱,意识改变,低钠血症,低血糖,高钙血症,肾前性肾衰竭。

(5) 原发性 AI 患者发生肾上腺危象时,可出现高钾血症和性激素减低相关表现(女性阴毛、腋毛脱落,皮肤干燥,性欲降低);双肾上腺出血或梗死时,可出现腹部双侧、背部、下胸部疼痛。原发性慢性 AI 患者发生肾上腺危象时,可见弥漫性棕色或青铜色手肘部皮肤皱褶处的色素沉着、黏膜蓝色黑斑。垂体卒中患者发生肾上腺危象时,可出现头痛、视野缺损、视力下降、甲状腺功能减退、尿崩症、性激素水平低等表现。

2. 辅助检查

(1) 血生化指标异常:如血糖、血钠、血钾、尿素、肌酐异常。

(2) 感染相关指标异常:如血常规、降钙素原异常。

（3）激素相关指标异常

1）晨间或应激状态下，皮质醇水平 <100nmol/L。PAI 患者的 ACTH 升高 2 倍以上，而醛固酮水平降低。SAI 患者的 ACTH 降低或正常。

2）ACTH 兴奋试验：标准 ACTH 兴奋试验最具诊断价值，目的在于检测肾上腺对外源性 ACTH 的反应能力。试验方法：静脉推注或肌内注射 $ACTH_{1-24}$ 250μg，于 0、30、60 分钟测定血浆皮质醇浓度。若皮质醇峰值 >412~825nmol/L（15~30μg/dl）为正常，若仍处于基线水平则为异常。但需在危象改善、病情稳定时实施，不应因试验而耽误治疗，也不宜过迟，以免长期类固醇激素产生不良反应。

3. 诊断标准　出现难以解释的情况：①高热或低体温；②脱水、低血压，甚至休克；③疲劳、厌食、基于体重下降的消化道症状；④低血糖；⑤低钠血症和高钾血症；⑥皮质醇结合球蛋白正常情况下的血浆皮质醇减低；⑦ACTH 增高和醛固酮降低（PAI），ACTH 降低和醛固酮正常（SAI）；⑧ACTH 兴奋试验阳性；⑨诊断性肾上腺皮质激素替代治疗后迅速好转。

【监测与治疗】

核心治疗为液体复苏和肾上腺皮质激素替代。

1. 液体复苏治疗　治疗的第 1 小时 0.9% 氯化钠溶液或 5% 葡萄糖氯化钠溶液 1 000ml 静脉滴注，第 1 个 24 小时补液量 4 000~6 000ml，持续 24~48 小时。复苏目标为血流动力学稳定、血钠每日上升 <10mmol/L、血糖正常。老年患者及肾功能不全患者，应警惕液体超负荷。

2. 肾上腺皮质激素替代治疗

（1）糖皮质激素替代：氢化可的松负荷量 100mg 静脉滴注或肌内注射，之后静脉滴注 8.3~10mg/h，或每 6 小时静脉推注或肌内注射 50mg。大多数患者在 24 小时内病情得到控制，后续剂量减至 100~300mg/d，病情稳定 1~3 日后减至维持量口服。

（2）盐皮质激素：糖皮质激素减至维持量（氢化可的松 <50mg/d）后，加用盐皮质激素，如氟氢可的松 0.05~0.20mg/d（PAI 患者）。

3. 维持内环境稳定　纠正低钠血症，避免血钠波动过大引起的渗透性脑病；维持血钾在正常范围；纠正和预防低血糖。

4. 控制感染等诱发因素。

5. 其他器官系统支持治疗。

【预后评估】

AI 患者的肾上腺危象年发病率为 4.4%~8.3%，肾上腺危象病死率为 6.3%。AI 患者诊断治疗过程中，肾上腺危象发作的频率将增加；肾上腺危象发作期间，死亡风险持续增加，因此需提高肾上腺危象的诊治水平。

【诊治流程】

诊治流程见图 7-3-1。

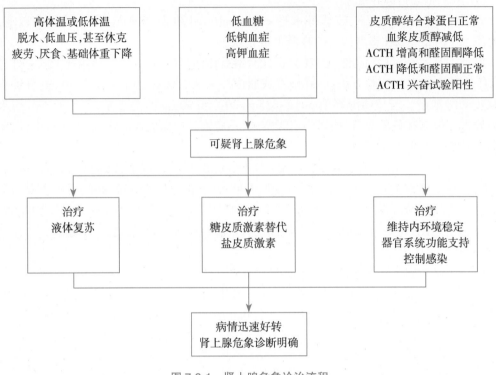

图 7-3-1　肾上腺危象诊治流程

ACTH. 促肾上腺皮质激素。

（叶　红）

推荐阅读文献

［1］杨义生, 罗邦尧. 肾上腺危象. 国外医学: 内分泌学分册, 2005, 25 (3): 214-215.

［2］张红, 朱大龙. 肾上腺危象的识别与处理. 临床内科杂志, 2012, 29 (9): 587-589.

［3］CHABRE O, GOICHOT B, ZENATY D, et al. Epidemiology of primary and secondary adrenal insufficiency: prevalence and incidence, acute adrenal insufficiency, long-term morbidity and mortality. Ann Endocrinol (Paris), 2017, 78 (6): 490-494.

［4］DINEEN R, THOMPSON C J, SHERLOCK M. Adrenal crisis: prevention and management in adult patients. Ther Adv Endocrinol Metab, 2019, 10: 1-12.

［5］HAHNER S, SPINNLER C, FASSNACHT M, et al. High incidence of adrenal crisis in educated patients with chronic adrenal insufficiency: a prospective study. J Clin Endocrinol Metab, 2015, 100 (2): 407-416.

［6］NOTTER A, JENNI S, CHRIST E. Evaluation of the frequency of adrenal crises and preventive measures in patients with primary and secondary adrenal insufficiency in Switzerland. Swiss Med Wkly, 2018, 148: w14586.

［7］PUAR T H, STIKKELBROECK N M, SMANS L C, et al. Adrenal crisis: still a deadly event in the 21st Century. Am J Med, 2016, 129 (3): 339.e1-e9.

［8］RUSHWORTH R L, TORPY D J, FALHAMMAR H. Adrenal crises: perspectives and research directions. Endocrine, 2017, 55 (2): 336-345.

第四节 尿 崩 症

【定义】

尿崩症(diabetes insipidus,DI)指精氨酸加压素(arginine vasopressin ,AVP)[又称"抗利尿激素(antidiuretic hormone ,ADH)"]合成、分泌不足或作用障碍引起的一组临床综合征,主要表现为多饮、多尿、烦渴、低比重尿和低渗尿。尿崩症按病变部位分为以下三型:

1. 中枢性尿崩症(central diabetes insipidus,CDI) 下丘脑 - 神经垂体病变引起 AVP 不同程度的缺乏,占尿崩症的 90% 以上。其中包括:①原因不明的特发性尿崩症;②常染色体显性遗传的家族性神经垂体性尿崩症(familial neurohypophysial diabetes insipidus,FNDI),与神经生长因子Ⅱ(AVP 的载体蛋白)的编码区突变有关;③具有病因的继发性尿崩症,占 CDI 的绝大多数,如鞍区肿瘤(生殖细胞瘤、颅咽管瘤、下丘脑胶质瘤、鞍区转移癌、垂体微腺瘤等)、手术、外伤、缺血、组织细胞增生症和炎症等。

2. 肾性尿崩症(nephrogenic diabetes insipidus,NDI) 多种病变引起的肾脏对 AVP 作用不敏感,导致肾小管重吸收水的功能障碍。其中包括:①先天性 NDI,多为 *AVPR2* 基因突变(X 连锁隐性遗传)所致;亦可为 *AQP2* 基因突变(常染色体隐性遗传,极少数常染色体显性遗传)所致,绝大多数于 0~2 岁发病,常见症状为呕吐、厌食、不能耐受禁水、发热等,多伴生长发育迟缓、智力低下和肾盂扩张。先天性 NDI 症状较轻,婴儿期生长发育正常,伴多尿或遗尿。②继发性 NDI,成人多见,由高钙、尿路梗阻、药物(如锂剂)引起。

3. 妊娠期尿崩症(gestational diabetes insipidus,GDI) 胎盘产生分解 AVP 酶所致。

【诊断要点】

1. 临床表现 多饮、多尿[成人尿量 >40~50ml/(kg·d),通常 >2.5ml/(kg·h)]、烦渴、脱水貌;渴觉障碍;可伴低血压。

2. 辅助检查

(1)尿:尿比重减低(<1.005),尿渗透压减低[24 小时尿渗透压 <300mOsm/(kg·H_2O)],且低于血渗透压。

(2)血:血钠和血浆渗透压正常或轻度升高,血肌酐和尿素氮多正常,但严重脱水者,可出现肾前性血肌酐和尿素氮升高;CDI 患者血抗利尿激素降低,部分性 CDI 患者降低程度较轻,NDI 患者正常或升高。

3. 禁水试验 禁食、禁水 6 小时或禁食、水至体重下降 3%,CDI 患者尿渗透压 <300mOsm/(kg·H_2O),尿量恒定,尿比重≤1.015,NDI 患者尿渗透压降低或小幅度升高。

4. 禁水 - 加压素试验 用于鉴别严重 CDI 和 NDI。注射血管加压素,CDI 患者尿量迅速减少,尿比重迅速上升(≥1.018),尿渗透压上升(>9%);NDI 患者尿量无明显下降,尿比重不上升,尿渗透压不升高或升高 <9%。但仅依靠此实验,不能完全区分各型 DI,还需同时测定 AVP,正常血浆 AVP 基础值为 1~5ng/L,禁水后可高达 15ng/L 以上。CDI 患者 AVP 低于正常,禁水后无明显升高,NDI 患者通常正常偏高。

5. 其他检查

(1)基因检测:具有家族史患者予基因检测。检测发现神经生长因子Ⅱ(AVP 的载体蛋白)的编码区突变、*AVPR2* 基因突变、*AQP2* 基因突变等。

（2）头部 MRI 检查：T_1 垂体后叶高信号消失（图 7-4-1），发现局部肿瘤病变。疑似 CDI 患者，首次头部 MRI 检查阴性时，每 6 个月复查一次，预期随访 3 年。

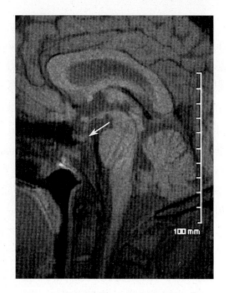

图 7-4-1　T_1 垂体后叶高信号消失

（3）泌尿系超声、头部 CT 或 MRI 检查（怀疑 NDI 时）。

6. 尿崩症诊断标准（表 7-4-1）

表 7-4-1　尿崩症诊断标准

年龄	症状	24h 尿渗透压 /（mOsm·kg^{-1}·H$_2$O^{-1}）	24h 尿量 /（ml·kg^{-1}）	24h 液体入量 /（ml·kg^{-1}）	尿糖
<2 岁	多尿、尿频、烦渴、易怒、高钠血症	<300	>60	>100	阴性
>2 岁	多尿、夜尿、失禁、有或无烦渴	<300	>40	>70	阴性

【监测与治疗】

三种类型的尿崩症治疗各有不同，需区别对待（表 7-4-2）。

表 7-4-2　各类型尿崩症治疗

类型	机制	原因	治疗
CDI	AVP 生成或分泌异常	遗传性、继发性或原因不明	血管加压素 去氨加压素 氯磺丙脲 氯贝丁酯
NDI	肾脏对 AVP 作用不敏感	遗传性、继发性	氢氯噻嗪 / 阿米洛利 吲哚美辛
GDI	妊娠期 AVP 降解增加	胎盘产生分解 AVP 的酶	去氨加压素

注：CDI. 中枢性尿崩症；NDI. 肾性尿崩症；GDI. 妊娠期尿崩症；AVP. 精氨酸加压素。

1. 中枢性尿崩症

（1）激素替代治疗

1）水剂加压素：皮下注射 5~10IU，2~3 次 /d，起效较快。

2）去氨加压素：口服或舌下含服片剂 / 鼻内滴剂 / 鼻喷雾剂，起始量 0.1mg，3 次 /d，有效剂量个体化。用于神清、渴觉中枢正常患者。

（2）氯磺丙脲：刺激垂体释放 AVP，增加 AVP 对肾小管的作用。需要常规监测血糖，避免低血糖发生。

（3）氯贝丁酯：刺激 AVP 释放，减慢 AVP 降解。

（4）补液：维持水电解质平衡，避免血钠波动过快过大，需要常规监测出入量、血 / 尿渗透压。

（5）病因治疗：手术去除鞍区肿瘤，或对生殖细胞瘤进行放疗。

2. 肾性尿崩症

（1）液体治疗

1）补液：尽快口服补液；必要时静脉滴注 5% 葡萄糖溶液；补液速度略高于尿量，血钠波动 <0.5mmol/（L·h）［<10~12mmol/（L·d）］。需要常规监测出入量、电解质、临床症状体征变化。

2）失血性休克罕见，可输注 0.9% 氯化钠溶液纠正。

（2）对症治疗

1）氢氯噻嗪或阿米洛利：通过排钠使钠耗竭，肾小球滤过率降低，肾单位近端液体重吸收增加，进入髓袢升支的钠减少，尿液稀释作用减弱，同时限钠补钾。

2）吲哚美辛：增强近端水和盐的重吸收，可与氢氯噻嗪联合应用，在初始治疗阶段，作用显著，但应警惕血钠迅速降低引起低钠血症和痫性发作。

（3）病因治疗

1）锂剂导致 NDI 患者，病情许可时停药，以减轻多尿症状。

2）解除尿路梗阻。

（4）营养支持：1 岁以内先天性 NDI，需最大限度减少渗透负荷，同时提供推荐的能量和蛋白质摄入量，以保障患儿正常生长发育需求。

3. 妊娠期尿崩症

（1）去氨加压素治疗：分娩后 4~6 周可停药，如再次发生 DI，应寻找中枢性和肾性原因。

（2）补液：血浆渗透压的目标为低于正常 2%~3%。

【预后评估】

炎症或肿瘤引起的 CDI 预后取决于原发疾病，如果合并渴觉障碍，由于很难维持水电解质平衡且极易合并感染而病死率增高。锂剂诱发的 NDI 患者，如在用药 1~2 年内停药，可完全缓解。GDI 多在分娩后数周缓解或治愈。

【诊治流程】

诊治流程见图 7-4-2。

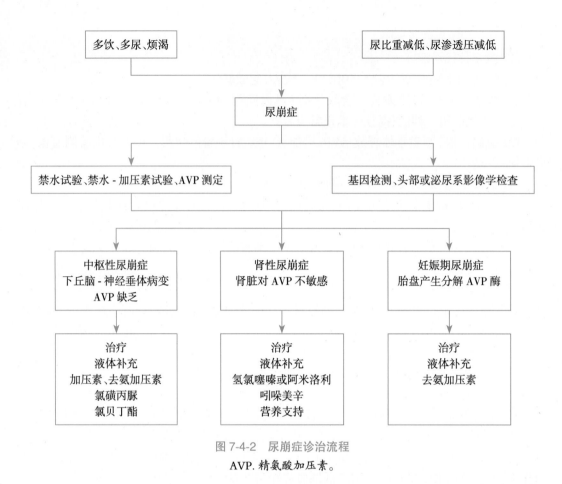

图 7-4-2　尿崩症诊治流程

AVP. 精氨酸加压素。

（叶　红）

推荐阅读文献

［1］顾锋,金自孟,史铁繁,等.先天性肾性尿崩症的病因及临床特点.中华医学杂志,2004,84(17):1448-1449.

［2］ADAMS N C,FARRELL T P,O'SHEA A,et al. Neuroimaging of central diabetes insipidus-when,how and findings. Neuroradiology,2018,60(10):995-1012.

［3］ARIMA H,AZUMA Y,MORISHITA Y,et al. Central diabetes insipidus. Nagoya J Med Sci,2016,78(4):349-358.

［4］BOCHENHAUER D,BICHET D G. Pathophysiology,diagnosis and management of nephrogenic diabetes insipidus. Nat Rev Nephrol,2015,11(10):576-588.

［5］ROBERTSON G L. Diabetes insipidus:differential diagnosis and management. Best Pract Res Clin Endocrinol Metab,2016,30(2):205-218.

第八章

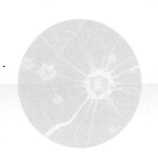

中毒性神经疾病

第一节 急 性 中 毒

一、急性镇静催眠药中毒

【定义】

镇静催眠药是中枢神经系统抑制药,具有镇静、催眠作用,一次大剂量应用可引起急性镇静催眠药中毒(acute sedative-hypnotic poisoning)。

【诊断要点】

1. 临床表现 药物中毒史明确,以意识障碍为主要临床特征(表 8-1-1)。

表 8-1-1 常见急性镇静催眠药中毒机制和临床表现

类别	中毒剂量	中毒机制	临床表现
1. 苯二氮䓬类		苯二氮䓬类药物与苯二氮䓬受体结合后,可增强 GABA 与 GABA 受体结合的亲和力,使与 GABA 受体偶联的氯离子通道开放并增强 GABA 对突触后抑制作用选择性作用于边缘系统,影响情绪和记忆力	中枢神经系统抑制较轻,如嗜睡、头晕、言语含糊、意识模糊和共济失调很少出现长时间深度昏迷和呼吸抑制
长效类(半衰期 >30h)			
氯氮䓬(半衰期 5~30h)	如果没有同时摄入其他物质,口服过量不会引起显著毒性		
地西泮(半衰期 20~70h)			
氟西泮			
中效类(半衰期 6~30h)			
阿普唑仑(半衰期 12~15h)			
奥沙西泮(半衰期 5~12h)			
替马西泮(半衰期 3.5~18.4h)			
短效类(半衰期 <6h)			
三唑仑(半衰期 1.5~5.5h)			

续表

类别	中毒剂量	中毒机制	临床表现
2. 巴比妥类		作用于 γ- 氨基丁酸 A 受体，抑制多突触反射，减弱易化，增强抑制。在无 GABA 时，模拟 GABA 作用，延长氯离子通道开放时间，增加氯离子通透性，使细胞膜超极化 减弱或阻断谷氨酸去极化，导致中枢抑制	轻度中毒：嗜睡、情绪不稳、注意力不集中、记忆力减退、共济失调和眼球震颤 重度中毒：可深昏迷、呼吸抑制甚至停止；低血压或休克 其他：体温下降、肌张力下降、腱反射消失、胃肠蠕动减慢和皮肤大疱
长效类			
苯巴比妥(半衰期 48~144h)	中毒致死血药浓度：60~80mg/L		
中效类			
戊巴比妥(半衰期 21~42h)	潜在中毒血药浓度 >10mg/L		
布他比妥(半衰期 35h)			
短效类			
硫喷妥(半衰期 5.4~17.4h)			
司可巴比妥(半衰期 20~28h)			
3. 非巴比妥非苯二氮䓬类		与巴比妥类相似	与巴比妥类相似，但各有特点
唑吡坦(半衰期 0.7~3.5h)		与 γ- 氨基丁酸 - 苯二氮䓬类(GABA-BZ)受体复合物作用，具有部分苯二氮䓬类药理特性	过量导致意识损害、心血管系统和 / 或呼吸系统损害
水合氯醛	急性中毒量：4~5g 致死量：10g		心律失常 肝肾功能损害
格鲁米特(导眠能)(半衰期 10~12h)			意识障碍 瞳孔散大等
甲喹酮(安眠酮)			呼吸抑制 锥体束征 抽搐
甲丙氨酯(眠尔通)(半衰期 10h)			低血压
4. 吩噻嗪类[①]		抑制中枢神经系统、多巴胺受体、脑干血管运动、呕吐反射作用 抗胆碱能和抗组胺作用 阻断 α 肾上腺素受体作用	昏迷、呼吸抑制、类帕金森病、静坐不能、急性肌张力障碍 心动过速、高温、肠蠕动减少 低血压，心律失常，心电图 PR 及 QT 间期延长、ST 段和 T 波变化
脂肪族			
氯丙嗪(半衰期 10~20h)			
哌啶类			
硫利达嗪(甲硫达嗪)(半衰期 6~40h)	中毒浓度：>1g/L 致死浓度：2~8mg/dl		
哌嗪类			
奋乃静(半衰期 9h)			
氟奋乃静(半衰期 13~24h)			
三氟拉嗪(半衰期 13h)			

注：①吩噻嗪类药物是抗精神病药，又称"强安定剂"或"神经阻滞剂"，按化学结构共分为五大类，即吩噻嗪类、丁酰苯类、硫杂蒽类、苯甲酰胺类和新型结构抗精神病药，其中吩噻嗪类为神经科最常用的药物。GABA.γ- 氨基丁酸。

2. 实验室检查

(1) 含药样本检查:如血液、尿液、胃液中药物浓度测定。血清苯二氮䓬类浓度测定对诊断帮助不大,因其活性代谢物半衰期及个人药物排出速度不同。

(2) 血液生化检查:如血糖、尿素氮和肌酐、电解质等可判断对机体损害程度。

(3) 动脉血气分析:有无呼吸抑制所致低氧血症或者二氧化碳潴留,可反映对呼吸的抑制程度。

3. 脑电图检查　可引起脑电图的快波增多,以苯二氮䓬类药物的快波反应最明显,多呈 20Hz 左右的梭形 β 节律,在前头部更突出,清醒安静及浅睡期显著,深睡期可能减少或消失。

【监测与治疗】

1. 清除毒物

(1) 洗胃,导泻。

(2) 吸附药物(活性炭)。

(3) 碱化尿液(碳酸氢钠)和利尿(呋塞米),但仅对长效巴比妥类中毒有效,对吩噻嗪类药物中毒无效。

(4) 对昏迷患者实施血液净化,如血液透析可清除毒物,减少毒素浓度;血液灌流对苯巴比妥和吩噻嗪类药物中毒有效。但血液滤过或血液透析对苯二氮䓬类无效。

2. 解除毒物

(1) 对苯二氮䓬类药物中毒,氟马西尼具有拮抗作用,可通过竞争抑制苯二氮䓬类受体从而阻断苯二氮䓬类药物的中枢神经系统作用。用药方法:静脉注射氟马西尼(0.2mg,>30 秒),每分钟可重复 0.3~0.5mg,有效治疗量为 0.6~2.5mg,其清除半衰期约 57 分钟。但氟马西尼有致痫作用,特别是同时使用三环类抗抑郁药时致痫性更大。

(2) 对巴比妥类中毒,无特效解毒药物,但纳洛酮有拮抗巴比妥药物作用。

(3) 对吩噻嗪类药物中毒,无特效解毒药物,强迫利尿和血液透析也效果不佳,因其蛋白结合率和脂溶性均很高。

3. 对症支持治疗

(1) 对呼吸抑制(药物性呼吸中枢抑制)患者,常规监测呼吸频率、节律和幅度。常规保持气道通畅,必要时气管插管和呼吸机支持。

(2) 对心律不齐患者,常规监测心率、心律和心电图。可选用盐酸利多卡因注射液:负荷量 1~1.5mg/kg(一般用 50~100mg),2~3 分钟内静脉注射,必要时间隔 5~10 分钟可重复。但最大量不超过 3mg/kg。负荷量后继以 1~4mg/min 静脉滴注维持。

(3) 对低血压(药物性血管扩张)患者,常规监测血压,必要时监测中心静脉压。常规补充血容量。必要时予以 α 受体激动剂提升血压。

1) 重酒石酸间羟胺:15~100mg(1.5~10 支)加入 5% 葡萄糖液或氯化钠注射液 500ml 中,静脉滴注,维持目标血压。

2) 盐酸去氧肾上腺素(新福林):10mg(1:50 000 浓度)加入 5% 葡萄糖注射液或 0.9% 氯化钠注射液 500ml 中,静脉滴注,100~180 滴 /min,血压稳定后递减至 40~60 滴 /min;必要时浓度加倍,滴速根据目标血压调节。

3) 慎用 β 受体激动剂:如异丙基肾上腺素和多巴胺,其血管扩张作用可使血压更低,即使是小剂量。

（4）对昏迷患者，常规连续监测脑电图和血药浓度。可选择的促醒药物如下：

1）纳洛酮：主要用于阿片类中毒和酒精中毒，静脉注射，首次给药0.4~2mg，若未理想改善呼吸功能，每2~3分钟后可重复给药。

2）安钠咖（苯甲酸钠咖啡因）：皮下注射或肌内注射，一次1~2ml，可每2~4小时重复注射一次；一次极量为3ml，一日极量为12ml；也可1片/次，4次/d，餐后服用。

3）盐酸哌甲酯（利他林）：40~100mg，肌内注射，必要时每0.5~1小时重复注射，直至苏醒。

（5）对帕金森综合征患者，常规监测影响呼吸、循环平稳的体征。可选用盐酸苯海索（安坦），第1日2~4mg，分2~3次口服，之后视需要和耐受程度逐渐增加至5~10mg/d；氢溴酸东莨菪碱，肌内注射或皮下注射，0.3~0.5mg/次，极量为0.5mg/次，一日1.5mg/d。

（6）对肌肉痉挛和肌张力障碍患者，常规检测脑电图，避免与癫痫混淆。可选用苯海拉明25~50mg口服，或20~40mg肌内注射。

【预后评估】

苯二氮䓬类中毒直接至死罕见，但老年患者对本类药物敏感性增强。苯巴比妥类药物因意外或故意摄入过量时，常有致死作用。

【诊治流程】

急性中毒诊治流程见图8-1-1。

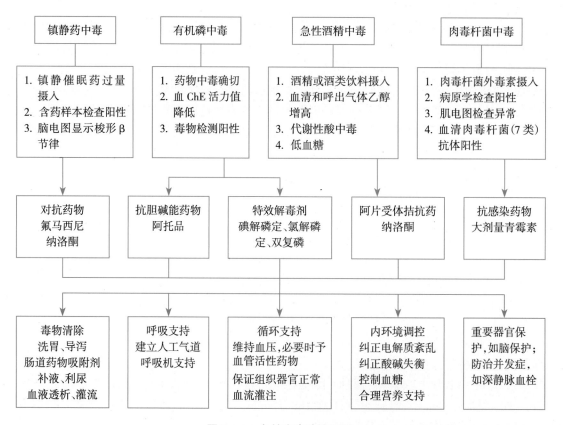

图 8-1-1 急性中毒诊治流程

二、急性有机磷杀虫药中毒

【定义】

急性有机磷杀虫药中毒(acute organic phosphorus insecticides poisoning, AOPIP)是指有机磷杀虫药(organic phosphorus insecticides, OPI)进入人体内通过抑制体内胆碱酯酶(cholinesterase, ChE)活性,失去分解乙酰胆碱(acetylcholine, ACh)能力,引起体内生理效应部位 ACh 大量蓄积,使胆碱能神经持续过度兴奋,表现毒蕈碱样、烟碱样和中枢神经系统等中毒征象。严重者死于呼吸衰竭。

【诊断要点】

1. 中毒途径

(1) 生产中毒:在生产过程中引起中毒的主要原因是在杀虫药精制、出料和包装过程,手套破损或衣服和口罩污染;也可因生产设备密闭不严,化学物跑、冒、滴、漏,或在事故抢修过程中,杀虫药污染手、皮肤或吸入呼吸道。

(2) 使用中毒:施药人员在喷洒杀虫药时,药液污染皮肤,药液湿透衣服被皮肤吸收,药液弥散在空气中并被吸入,手直接接触药液等。

(3) 生活性中毒:在日常生活中,误服、故意吞服,或饮用被杀虫药污染的水源、食品,滥用杀虫药治疗皮肤病或驱虫等(急性中毒)。

2. 临床表现　不同的发病时间临床表现不同(表 8-1-2)。

表 8-1-2　有机磷中毒的临床分类鉴别

临床分类		中毒机制	临床表现
急性中毒	毒蕈碱样征(muscarinic signs, M样征)	副交感神经末梢过度兴奋,产生类毒蕈碱样作用	(1) 平滑肌痉挛:瞳孔缩小、胸闷、气短、呼吸困难、恶心、呕吐、腹痛、腹泻 (2) 括约肌松弛:大小便失禁 (3) 腺体分泌增加:大汗、流泪和流涎 (4) 气道分泌物增多:咳嗽、气促,双肺啰音,严重者肺水肿
	烟碱样征(nicotinic signs, N样征)	在横纹肌神经肌肉接头处 ACh 蓄积过多,交感神经节受 ACh 刺激,节后交感神经纤维末梢释放儿茶酚胺作用	(1) 肌纤维颤动,甚至全身肌肉强直痉挛,或肌力减弱/瘫痪 (2) 呼吸肌麻痹,甚至呼吸停止 (3) 血压增高,心律失常
	中枢神经系统症状	过多 ACh 刺激作用	(1) 头晕、头痛、烦躁不安、谵妄、抽搐和昏迷 (2) 呼吸、循环衰竭死亡
	局部损害症状	过敏或损伤作用	(1) 过敏性皮炎、皮肤水疱、剥脱性皮炎 (2) 眼结膜充血、瞳孔缩小
迟发性多发性神经病		重度有机磷中毒后抑制神经靶酯酶作用	急性中重度(甲胺磷、敌敌畏、乐果和敌百虫等)中毒,症状消失后 2~3 周出现感觉、运动型多发性神经病变,主要累及肢体末端,发生下肢瘫痪、四肢肌肉萎缩等

续表

临床分类	中毒机制	临床表现
中间型综合征	ChE 长期被抑制作用	急性重度(甲胺磷、敌敌畏、乐果、久效磷)中毒,中毒 24~96h 和复能药用量不足时,胆碱能危象消失,意识清醒或未恢复,迟发性多发性神经病发生前,突发眼睑下垂、眼外展麻痹、面瘫、竖脊肌无力,甚至因呼吸肌麻痹而死亡

注:ACh. 乙酰胆碱;ChE. 胆碱酯酶。

3. 实验室检查

(1) 血 ChE 活力测定:血 ChE 活力是诊断 OPI 中毒的特异性实验指标,还可判断中毒程度、治疗疗效和预判预后。以正常人血 ChE 活力值 100% 为对照,急性 OPI 中毒时,ChE 活力 70%~51% 为轻度中毒;50%~31% 为中度中毒;≤30% 为重度中毒(表 8-1-3)。对长期接触 OPI 者,血 ChE 活力值测定可作为监测指标。

表 8-1-3　急性中毒分级

中毒级别	ChE 活力测定	症状
轻度	51%~70%	M 样征
中度	31%~50%	M 样征加重,出现 N 样征
重度	≤30%	M 和 N 样征伴肺水肿和脑水肿,表现为呼吸衰竭、抽搐和昏迷

(2) 毒物检测

1) 血液、尿液、粪便或胃内容物中检测到 OPI 或其特异性代谢产物有助于诊断。

2) 尿检测出对氨基酚、三氯乙醇有助于诊断(在体内,对硫酸、甲基对硫磷可氧化分解为对氨基酚,敌百虫可代谢为三氯乙醇)。

3) 血药浓度监测有助于 AOPP 病情评估和治疗方案制定。

【监测与治疗】

清洁净化毒物,并予洗胃、导泻、排泄、解毒、防治并发症等。有机磷农药排泄快,24 小时内通过尿液排泄,在体内无蓄积。

1. 生命支持

(1) 保持呼吸道通畅,维持呼吸功能。如氧治疗和呼吸兴奋剂治疗。对支气管重度痉挛和肺部分泌物过多患者,早期气管插管、机械通气和侵入性肺灌洗治疗。

(2) 保持患者安静,控制惊厥发作。

(3) 维持水电解质和酸碱平衡。

(4) 尽早血液灌注、血液透析,以清除毒物,减少毒素持续刺激。

(5) 酌情输血、换血。

2. 特效解毒药　胆碱酯酶复活剂,肟类化合物与磷酰化胆碱酯酶中的磷形成结合物,使磷从胆碱酯酶中分离,从而恢复乙酰胆碱酯酶活力。有助于消除中毒时的 N 样征和中枢神经系统症状。但对老化的胆碱酯酶无复能作用。

(1) 氯解磷定(2-PAM-Cl):对内吸磷、对硫磷、三硫磷、甲胺磷、甲拌磷等中毒的解毒效果较好,对敌敌畏、敌百虫、乐果、马拉硫磷等中毒的解毒效果较差。用药方法:

①轻度中毒：0.5~0.75g 肌内注射，必要时 2 小时后重复 1 次。②中度中毒：0.75~1.5g 稀释后缓慢静脉注射，后续 0.5g 稀释后每 2 小时缓慢静脉注射 1 次，共 3 次。③重度中毒：1.5~2.0g 稀释后缓慢静脉注射，后续 0.5g 每 0.5 小时静脉注射 1 次，6 小时后酌情停药。一般每日总量 <10g。药物不良反应与碘解磷定类似。

（2）双复磷（DMO4）：适应证同氯解磷定，但作用较迅速和持久，可通过血脑屏障。对中枢神经系统症状有明显的缓解作用。用药方法：

①轻度中毒：0.125~0.25g 肌内注射，必要时 2~3 小时重复 1 次。②中度中毒：0.5g 肌内注射或静脉注射，2~3 小时后重复注射 0.25g，必要时可重复 2~3 次。③重度中毒：0.5~0.75g 稀释后缓慢静脉注射，2 小时后再注射 0.5g，此后根据病情给药。

3. 抗胆碱药　抗胆碱药可与乙酰胆碱争夺胆碱受体，达到阻断乙酰胆碱作用。常用的抗胆碱药物为阿托品。

阿托品具有阻断节后神经节胆碱能神经支配的效应器上的 M 胆碱受体作用，对抗乙酰胆碱及各种拟胆碱药的毒蕈碱样作用，因此可缓解平滑肌痉挛，抑制腺体分泌，解除呼吸中枢抑制。用药方法：

①轻度中毒：首剂 2~4mg 皮下注射，后续每 1~2 小时 1 次。②中度中毒：首剂 5~10mg，静脉注射，后续 1~2mg，每 0.5 小时静脉注射 1 次。③重度中毒：首剂 10~20mg，静脉注射，后续 2~5mg，每 10~30 分钟静脉注射 1 次。待毒蕈碱样症状明显好转或瞳孔扩大、颜面潮红、口干、心率加快、肺部湿啰音明显减少 / 消失等阿托品化症状后，减至 0.5~1mg，皮下注射，每 2~6 小时 1 次。药物不良反应为阿托品中毒现象，如瞳孔扩大、意识模糊、抽搐、昏迷等，一旦出现应立即停药。

4. 胆碱能危象治疗

（1）阿托品：改善心率异常，减少分泌物和泌汗，减缓胃肠蠕动，扩大瞳孔。

（2）氯解磷定（2-PAM-Cl）：消除骨骼肌束状收缩，并恢复运动功能。

5. 药物相互作用　在整个中毒治疗过程中，禁止使用葡萄糖、辅酶 A、胞二磷胆碱、氨基糖苷类药物，以免加重病情；禁止使用硫酸镁导泻，以免有机磷与硫酸镁所致中枢神经症状混淆；抽搐或躁动不安时，选用对呼吸抑制作用较轻的镇静药物；碳酸氢钠与复能剂同时使用时，间隔时间须 >45 分钟。

【预后评估】

我国每年中毒病例中，有机磷中毒占 20%~50%，病死率为 3%~40%，呼吸衰竭为最重要的死亡原因。高龄、毒量大、就诊时间长、早期乙酰胆碱水平低是呼吸衰竭的危险因素。早期建立人工气道并予以机械通气是救治成功的关键。

【诊治流程】

诊治流程见图 8-1-1。

三、急性乙醇中毒

【定义】

乙醇（ethanol），又称"酒精"，如果一次饮入过量酒精或酒类饮料，可引起兴奋继而抑制的状态，称为急性乙醇中毒（acute ethanol poisoning）或急性酒精中毒（acute alcohol poisoning）。

【诊断要点】

1. 临床表现 急性酒精中毒临床分期见表 8-1-4,其具有以下 3 个方面的临床表现:

(1)中枢神经系统抑制表现:乙醇具有脂溶性,可迅速透过大脑神经细胞膜,并作用于膜上某些酶而影响细胞功能,随着酒精剂量的增加,抑制作用从大脑皮层向下至边缘系统、小脑、网状结构和延髓。小剂量的兴奋作用由乙醇作用于大脑细胞突触后膜的苯二氮䓬-γ-氨基丁酸(γ-aminobutyric acid,GABA)受体,从而抑制 GABA 对脑的抑制作用所致。随着血乙醇浓度增高,小脑受累表现为共济失调;网状结构受累,表现为昏睡和昏迷,延髓中枢受累,表现为中枢性呼吸、循环衰竭。

(2)代谢异常表现:乙醇在肝细胞内代谢生成大量还原型烟酰胺腺嘌呤二核苷酸(NADH),使之与氧化型的比值(NADH/NAD)增高,甚至高达正常值的 2~3 倍。由此发生乳酸增高和酮体蓄积,引起代谢性酸中毒和糖异生受阻所致的低血糖。

(3)毒性作用表现:乙醇对黏膜和腺体分泌有刺激作用,可引起食管炎、胃炎、胰腺炎。乙醇在体内的代谢过程中产生自由基,引起细胞膜脂质过氧化,可导致肝细胞坏死和肝功能异常。

表 8-1-4 急性酒精中毒临床分期

临床分期	血乙醇浓度 /[mmol·L^{-1}(mg·dl^{-1})]	临床表现
兴奋期	11~33(50~150)	头痛、欣快、兴奋 >16mmol/L(75mg/dl),健谈、饶舌、情绪不稳定、自负、易激怒,可有粗鲁行为或攻击行动,也可能沉默、孤僻 >22mmol/L(100mg/dl),驾车易发生车祸
共济失调期	33~54(150~250)	肌肉运动不协调、行动笨拙、言语含糊不清、眼球震颤、视力模糊、复视、步态不稳、共济失调 >43mmol/L(200mg/dl),恶心、呕吐
昏迷期	>54(250)	昏睡、瞳孔散大、体温降低 >87mmol/L(400mg/dl),深昏迷、心率快、血压下降,呼吸慢且鼾音,可呼吸循环麻痹 重症患者并发轻度酸碱平衡失常、电解质紊乱、低血糖、肺炎和急性肌病等 个别酒醒后肌肉肿胀、疼痛,伴有肌球蛋白尿,甚至急性肾衰竭

2. 实验室检查 急性酒精中毒时,可出现以下各项实验室检查项目异常。

(1)血乙醇浓度:急性酒精中毒时呼出气中乙醇浓度与血乙醇浓度相当。

(2)动脉血气分析:引起代谢异常,乳酸增高、酮体蓄积导致代谢性酸中毒。

(3)血清电解质浓度:血钾、血镁和血钙降低。

(4)血浆葡萄糖浓度:血糖降低。

(5)肝功能检查:肝功能异常。

(6)心电图检查:可出现窦性心动过速及 ST-T 变化等心肌损伤表现。

【监测与治疗】

1. 生命支持和器官功能保护

(1)监测并维持正常体温。

（2）监测并维持呼吸功能，常规监测血氧、血气变化，提供足够的氧气，必要时气管插管、机械通气。

（3）监测并维持循环功能，常规监测血压变化，静脉滴注 5% 葡萄糖盐水溶液，补充维生素 B_1、维生素 B_6。

（4）监测并维持心功能，常规监测心律变化，心电图监测心肌损害。

（5）监测并维持水电解质、酸碱平衡，低血镁时补镁（25% 硫酸镁注射液 10~20ml 加入 5% 葡萄糖注射液，缓慢静脉滴注）。低血糖合并急性意识障碍时静脉滴注 50% 葡萄糖 100ml。同时肌内注射维生素 B_1、维生素 B_6 各 100mg，以加速乙醇在体内氧化。

（6）监测并保持镇静，对烦躁不安或过度兴奋患者，可加以约束，可予小剂量地西泮，但须避免吗啡、氯丙嗪、苯巴比妥类镇静药，以免加重呼吸抑制。对共济失调患者需限制活动，以免意外事件损伤。

（7）监测并加强脑保护，对昏迷患者需血液透析。透析指征为：血乙醇含量 >108mmol/L（500mg/dl），伴酸中毒或同时服用甲醇或其他可疑药物。

2. 阿片受体拮抗药　酒精中毒时血清中内源性阿片肽明显增加，这些阿片样物质可直接或间接作用于脑内阿片受体，而引起中枢性呼吸、循环抑制。

纳洛酮：是纯粹的阿片受体拮抗药，生效迅速、拮抗作用强，其本身并无内在活性，但可竞争性拮抗各类阿片受体。对 μ 受体有很强的亲和力，具有解除酒精中毒的中枢抑制作用，并缩短昏迷时间。用药方法：纳洛酮 0.4~0.8mg，加入 5% 葡萄糖溶液 10~20ml 中静脉推注。昏迷时，可 1.2mg 加入 5% 葡萄糖溶液 30ml 中静脉推注，或 2mg 加入 5% 葡萄糖溶液 50ml 中持续静脉泵入（纳洛酮 0.4mg/h）直至苏醒。

【预后评估】

急性酒精中毒经早期治疗多能恢复，但血中乙醇浓度 >87mmol/L（400mg/dl）患者预后较差。并发重症胰腺炎、横纹肌溶解后，病程迁延。导致死亡的主要原因是：①酒后外伤，特别颅脑损伤伴脑出血；②酒后诱发卒中或心肌梗死；③酒后窒息，且不能保证气道通畅。

【诊治流程】

诊治流程见图 8-1-1。

四、急性肉毒杆菌食物中毒

【定义】

肉毒杆菌食物中毒（clostridium botulinum food poisoning），又称"肉毒中毒（botulism）"，是因食入含有肉毒杆菌（又称"肉毒梭菌"）外毒素食物而引起的中毒性疾病。临床上以恶心、呕吐及中枢神经系统症状为主要表现。

【诊断要点】

肉毒毒素主要累及脑神经核、脊神经、神经肌肉接头和自主神经末梢，其具有阻断胆碱能神经纤维传导的作用，使神经冲动在神经末梢突触前被阻断，由此抑制了神经传导介质乙酰胆碱的释放，从而导致肌肉运动障碍，但肌肉仍能保持对乙酰胆碱的反应性，当静脉注射乙酰胆碱后，可使瘫痪肌肉恢复功能。

1. 临床表现

（1）起病较快，首发症状可有头痛、头昏、眩晕、乏力、恶心、呕吐（E 型菌感染时较重，A

型和 B 型菌感染时较轻)。

(2) 眼内、外肌瘫痪,表现为视力模糊、复视、瞳孔散大且对光反射消失;咽肌瘫痪,表现为吞咽困难,咽反射消失;呼吸肌瘫痪,表现为呼吸困难,甚至呼吸泵衰竭;颈部肌和肢体肌瘫痪,表现为头向前倾或倾向一侧,四肢无力(近端为甚),腱反射减弱或消失。

(3) 自主神经末梢先兴奋后抑制,表现为泪腺、汗腺及涎腺分泌先增多后减少;血压先正常后升高;脉搏先慢后快;伴有顽固性便泌、腹胀、尿潴留。

2. 实验室检查

(1) 病原学检查:将可疑食物、呕吐物、排泄物加热煮沸 20 分钟后,接种于血琼脂培养基进行厌氧菌培养,或在粪便中查找肉毒毒素或肉毒杆菌。对创伤型肉毒中毒,从血清中查找肉毒毒素,或从伤口处分离并培养肉毒杆菌。

(2) 肌电图检查:具有肌纤维颤动、单次刺激反应降低、多次反复刺激(50Hz)波幅增高、短期持续小波幅多相运动和电势增加等特点。

(3) 血清学检查:相应肉毒杆菌(7 类)抗体阳性。

【监测与治疗】

1. 生命支持和重要器官功能保护

(1) 对呼吸泵衰竭患者,予以呼吸支持,如气管插管、气管切开和机械通气。

(2) 对胃肠功能障碍患者,予以管饲喂养或肠外营养补充,维持水电解质、酸碱等内环境稳定。

(3) 对瘫痪卧床患者,予以深静脉血栓形成防治措施。

2. 对因治疗

(1) 食入可疑食物(24 小时内)患者,予 1%~2% 碳酸氢钠溶液,或 1∶4 000 高锰酸钾溶液洗胃,之后注入药用活性炭,以吸附毒素;同时使用硫酸钠导泻,以排除毒素。

(2) 经创伤伤口感染患者,应彻底清创。

(3) 药物治疗:起病后 24 小时内,或瘫痪前注射肉毒抗毒素(A、B、E 型),每次 5 万 ~10 万单位,静脉或肌内注射(先进行血清敏感试验,过敏者先行脱敏处理),必要时 6 小时后重复注射一次。对病菌型确定患者,注射同型抗毒素,每次 1 万 ~2 万单位。病程 >2 日患者,虽然治疗效果较差,但也应继续注射抗毒素,以中和血中残存毒素。

(4) 血浆置换:可置换肉毒杆菌外毒素,清除毒物和代谢产物,同时清除破碎红细胞、游离血红蛋白和炎症因子。

(5) 抗菌药:大剂量青霉素可消灭肠道内肉毒杆菌,避免继续产生毒素。但禁用氨基糖苷类抗菌药。

【预后评估】

我国是肉毒杆菌食物中毒高发地区,但有明显的地区分布特征,即大部分患者集中在新疆、西藏、青海等省份。食物多为发酵制品和面制品,并以家庭为单元群体发病。发病季节集中在夏季和秋季。我国肉毒杆菌食物中毒病死率为 2.5%~44%,青海省高达 73.8%,少数地区最高病死率达 80.6%。婴儿偶尔吞入少量肉毒杆菌芽孢,在肠内繁殖,产生神经毒素,吸收后因骤发呼吸麻痹而猝死,即婴儿猝死综合征(sudden infant death syndrome,SIDS)。轻症患者 5~9 日逐渐恢复,但肌无力持续较久。

【诊治流程】

诊治流程见图 8-1-1。

(谭　红)

推荐阅读文献

［1］柯欣,支绍册,郑丹,等. 急性有机磷农药中毒患者预后相关因素分析. 中华劳动卫生职业病杂志,
　　2015,33(3):186-189.

［2］田英平,石汉文,佟飞,等. 肉毒中毒诊疗方案. 中华急诊医学杂志,2010,19(4):349-350.

［3］张玉,华高松,韩国林. 肉毒杆菌中毒 5 例诊治分析. 西北国防医学杂志,2013,6(34):568.

［4］PROPADALO I,TRANFIC M,VUKA I,et al. In Cochrane reviews,risk of bias assessments for allocation
　　concealment were frequently not in line with Cochrane's Handbook guidance. J Clin Epidemiol,2019,106:10-17.

第二节　恶性综合征

【定义】

恶性综合征(malignant syndrome)是一种严重的药物不良反应,几乎所有的抗精神病药物均可引起,以肌强直、震颤、发热、自主神经功能紊乱、精神状态改变、血白细胞和肌酸激酶(CK)水平升高为特征。若未能及时识别和处理,可导致持久的神经功能损害,甚至死亡。

【诊断要点】

1. 临床表现　以发热、肌肉强直、震颤、意识障碍、精神异常和自主神经系统症状为特征。自主神经系统症状包括大汗、排尿困难、心率增快、呼吸急促、血压波动、流涎增多等。

2. 临床分期

(1) 急性期

1) 原因不明的持续性体温升高。

2) 心率过速、大汗等自主神经系统症状。

3) 亚木僵或缄默等精神症状。

4) 肢体肌张力增高,甚至肌强直、肌痉挛;吞咽困难,或构音障碍。

(2) 危重期

1) 持续性高热,体温 >39℃。

2) 完全性木僵状态。

3) 肢端发绀、颜面苍白等外周循环障碍。

4) 昏睡或昏迷等意识障碍。

(3) 并发症期

1) 肺部感染、肺栓塞。

2) 水电解质及酸碱平衡紊乱。

3) 癫痫样痉挛发作。

4) 呼吸功能不全。

5) 肾功能不全。

6) 压疮形成。

7）出血倾向，重则弥散性血管内凝血。

3. 实验室检查

（1）血液常规：白细胞可升高。

（2）血生化检查：激酶增高、转氨酶增高、乳酸脱氢酶增高。

（3）动脉血气分析：代谢性酸中毒。

（4）脑电图：代谢性脑病相似的弥漫性慢波。

4. 诊断标准

（1）发病 7 日内有抗精神病药物注射史（长效抗精神病药物注射为 4 周内）。

（2）高热，体温≥38℃。

（3）肌肉强直。

（4）具有下述症状之中的 3 项或 3 项以上：

1）意识改变。

2）心动过速。

3）血压上升或降低。

4）呼吸急促或缺氧。

5）肌酸激酶增高或肌红蛋白尿。

6）血白细胞计数增高。

7）代谢性酸中毒。

5. 排除以下疾病

（1）致死性肌紧张：无抗精神病药物病史。

（2）热射病：在高温或不通风环境下突发意识障碍、高热、惊厥，或呼吸、循环衰竭。通常无出汗、肌肉强直的表现。

（3）5- 羟色胺综合征：可有意识障碍、高热、自主神经功能障碍，但有明确的抗抑郁药物病史，并出现在用药期间，或用药加量的数小时之内，首发意识模糊、轻度躁狂、精神改变。

（4）恶性高热：通常发生在使用麻醉药物、肌肉松弛药物后，并有明显家族史，表现为高热、肌肉收缩、代谢性酸中毒和自主神经不稳定。

【监测与治疗】

主要为对症支持和药物干预（表 8-2-1）。

表 8-2-1　按 Woodbury 分级的恶性综合征治疗

Woodbury 分级	临床特点	支持治疗	一线干预方案
I 级 药物性类帕金森综合征	肌紧张、肌震颤	减量或替换其他抗精神病药物	抗胆碱药物
II 级 药物性紧张症	肌强直、缄默、昏迷	减量、停药或替换其他抗精神病药物	劳拉西泮，每 4~6h 肌内注射或静脉注射 1~2mg
III 级 早期轻度	轻度肌强直、肌紧张、意识障碍 体温 <38℃ 心率 <100 次 /min	停药 密切观察 控制危险因素	劳拉西泮，每 4~6h 肌内注射或静脉注射 1~2mg

续表

Woodbury 分级	临床特点	支持治疗	一线干预方案
Ⅳ级 中度	中度肌强直、肌紧张、 意识障碍 体温 38~40℃ 心率 100~120 次 /min	停药 补液 降温 加强监护	溴隐亭，每 8h 一次，口服或管 饲，2.5~5mg 金刚烷胺，每 8h 一次，口服或 管饲，100mg
Ⅴ级 重度	重度肌强直、肌紧张、 意识障碍 体温 >40℃ 心率 >120 次 /min	停药 补液 降温 加强监护	丹曲林，每 6~8h 一次，口服或 管饲，1~2.5mg/kg 溴隐亭，每 8h 一次，口服或管 饲，2.5~5mg 金刚烷胺，每 8h 一次，口服或 管饲，100mg

注：Woodbury 分级为Ⅳ级和Ⅴ级时，可考虑用二线治疗方案电休克治疗。

1. 恶性综合征是自限性疾病，大部分停药和对症治疗后康复。

2. 对症支持治疗包括散热、降温、补液；保持气道通畅、维持内环境稳定；维护重要功能等。

3. 药物治疗

（1）苯二氮䓬类药物：用于改善精神行为异常，如劳拉西泮，1~2mg，肌内注射。

（2）肌肉松弛剂：用于快速逆转高热和肌肉强直，如丹曲林 1~2.5mg/kg 静脉注射，后续 1mg/kg，每 6 小时一次，直至发热和强直好转后逐步减量。慢性阻塞性肺疾病（chronic obstructive pulmonary disease，COPD）、重症肌无力患者禁止使用。

（3）多巴胺受体激动剂：用于改善类帕金森症状，如溴隐亭起始剂量 2.5mg/d，分两次口服，必要时增至 2.5~7.5mg/d，注意可能恶化精神病和引起低血压。金刚烷胺起始量 200~400mg/d，分次口服或管饲。

4. 电休克治疗　对于抗精神病药物疗效欠佳、对症支持治疗效果不满意、急性代谢症状消退后又出现持续肌紧张和类帕金森综合征患者，可行电休克治疗（6~10 次）；但在电休克治疗前需静脉诱导麻醉；使用琥珀酰胆碱和伴有心血管疾病、高钾血症患者可能增加严重横纹肌溶解的风险。

【预后评估】

抗精神病药物导致恶性综合征的概率为 0.07%~2.2%，平均 0.2%；而病死率高达 20%~30%。近年来病死率有所下降，为 5%~11.6%。死亡原因包括：横纹肌溶解、肌红蛋白尿、肾衰竭、心律失常、呼吸衰竭、心力衰竭，以及弥散性血管内凝血。

【诊治流程】

诊治流程见图 8-2-1。

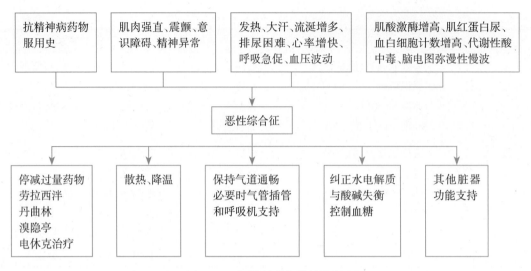

图 8-2-1　恶性综合征诊治流程

（谭　红）

推荐阅读文献

［1］李英亭,李思媛,张炜.抗精神病药物所致恶性综合征 15 例临床分析.临床医药文献杂志,2017,4(12):2184-2186.

［2］刘志英.抗精神病药物恶性综合征 11 例报告.世界最新医学信息文摘,2016,16(88):134-135.

［3］孙振晓,于相芬,孙波.恶性综合征的研究进展.临床精神医学杂志,2011,21(6):422-423.

［4］徐文静,郭懿.抗精神病药物所致不良反应的临床表现、药理学基础及护理分析.大家健康(学术版),2014,(10):24-25.

［5］GURRERA R J,CAROFF S N,COHEN A,et al. An international consensus study of neuroleptic malignant syndrome diagnostic criteria using the Delphi method. J Clin Psychiatry,2011,72(9):1222-1228.

［6］MURRI M B,GUAGLIANONE A,BUGLIANI M,et al. Second-generation antipsychotics and neuroleptic malignant syndrome:systematic review and case report analysis. Drugs R D,2015,15(1):45-62.

［7］NISIJIMA K,SHIODA K. Temporal changes in serum creatine kinase concentration and degree of muscle rigidity in 24 patients with neuroleptic malignant syndrome. Neuropsychiatr Dis Treat,2013,9:853-859.

［8］STRAWN J R,KECK P E Jr,CAROFF S N. Neuroleptic malignant syndrome. Am J Psychiatry,2007,164(6):870-876.

［9］ZIVKOVIC M,MIHALJEVIC-PELES A,SAGUD M,et al. The role of CYP2D6 and TaqI A polymorphisms in neuroleptic malignant syndrome:two case reports with three episodes. Psychiatr Danub,2010,22(1):112-116.

第九章

脑病综合征

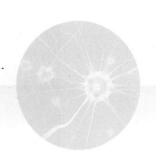

第一节 脑 病

脑病是指由缺氧、代谢异常、脑外脏器功能衰竭、水电解质平衡失调、中毒、微量元素缺乏、营养不良和某些不明原因引起神经系统病理生理改变,临床表现为神经精神障碍综合征。本章重点介绍以下七种脑病。

一、缺氧缺血性脑病

【定义】

缺氧缺血性脑病(hypoxic-ischaemic encephalopathy,HIE)是严重缺血缺氧引起的神经精神障碍综合征。缺氧缺血性脑病的常见原因是呼吸、心搏骤停、休克、脑血管事件、弥漫性脑动脉痉挛、严重颅内高压、癫痫持续状态和一氧化碳中毒等。

【诊断要点】

1. 缺氧缺血病史明确。

2. 惊厥、肌阵挛、肌张力障碍、精神症状、认知障碍、昏迷等临床征象。

3. 头部 CT 显示皮质、脑室周围白质、基底节和分水岭区低密度,灰白质边界不清合并斑点状出血;亚急性期头部增强 CT 扫描可见斑片状或脑回状强化。头部 MRI 显示脑肿胀征象,弥漫性或双侧不对称的低密度或长 T_1、长 T_2 信号;当脑水肿较轻或较局限时,可见灰质薄层状低信号;脑水肿较重时,脑皮质明显变薄,T_1 呈锯齿状或脑回状,称为"脑回征",即经典缺氧缺血性脑病影像改变(图 9-1-1)。

【监测与治疗】

1. **体温管控** 常规监测核心温度。通常管控目标为 36.5~37.5℃(常温)。降温方法包括物理降温和药物降温。降温技术分为全身体表降温和血管内降温。

2. **呼吸管控** 严重缺氧缺血性脑病可引起呼吸衰竭,因此需严密监测呼吸功能,相关参数的管控目标为 $SpO_2/SaO_2 \geq 95\%$,$PaO_2 > 60mmHg$ 和 $PaCO_2$ 35~45mmHg。当伴有颅内压增

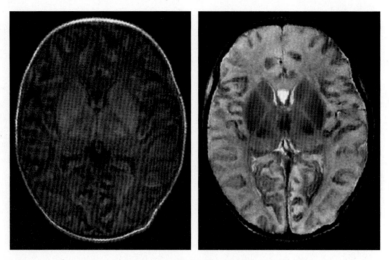

图 9-1-1 缺氧缺血性脑病

头部 MRI 显示:两侧大脑半球弥漫性脑水肿,灰白质对比不清,T_1WI 显示
皮层下条状高信号,提示"脑回征"。

高时,$PaCO_2$ 应维持在正常低限(34~38mmHg)。当 $PaO_2<60mmHg$、$PCO_2>50mmHg$ 或气道功能不全或 GCS≤8 分时,及时给予气管插管和 / 或机械通气。

3. 血压管控 常规采取袖带血压监测,在血压不稳定的情况下,至少每 15 分钟测量一次。必要时持续监测动脉血压。随时分析血压变化,并去除影响因素。血压管控目标的设定需要同时兼顾颅内压、脑灌注压和心脏功能。

4. 血糖管控 对应激性高血糖,进食不足引起低血糖和药物性低血糖患者常规监测血糖。检测方法包括:静脉血清血糖和 / 或末梢血糖。血糖管控目标为 7.8~10.0mmol/L。

5. 癫痫持续状态管控 常规在心肺复苏(cardio-pulmonary resuscitation,CPR)72 小时内予以 EEG 监测,有条件情况下进行视频 EEG 监测,其目的在于及时发现非惊厥性癫痫或癫痫持续状态,并指导抗癫痫治疗。终止癫痫治疗参见"第十章"。

6. 颅内压管控

(1)常规监测颅内压临床征象,如头痛、呕吐、颈抵抗和眼底视神经乳头水肿等。必要时实施有创持续(脑室或脑实质)颅内压监测,管控目标为颅内压 <20mmHg。

(2)常规降颅内压药物选择甘露醇或高渗盐水,20% 甘露醇静脉滴注 125~250ml,每 4~6 小时 1 次。3% 高渗盐水静脉滴注 250~500ml,后续 50~100ml/h 维持;或 23.4% 高渗盐水 30ml、10% 高渗盐水 75ml,深静脉滴注 10~20 分钟。必要时联合用药,如呋塞米 20~40mg,静脉滴注,1~2 次 /d。用药期间需要密切监测尿量和血压变化。

(3)治疗性低温可降低脑代谢、减轻脑水肿、降低颅内压和提高脑灌注。核心温度管控目标为 32~35℃。启动低温治疗时间应在病后 6 小时内开始,或根据颅内压(>20mmHg)确定;诱导低温时长应尽可能缩短,最好 2~4 小时达到目标温度;维持时长至少 24 小时,或根据颅内压(<20mmHg)确定;复温速度采取主动控制,最好在 6~72 小时内缓慢达到常温。降温期间应避免强烈低温生理反应和防治低温并发症。

(4)部分颅骨切除减压术对难治性颅内压增高行之有效,术后需将颅内压维持在

15mmHg 左右。

7. 脑血流管控　常规对脑血流变化进行管控,管控目标为 >30ml/(100g·min)。由于脑血流的直接检测存在一定的困难,因此可选用普及率较高的床旁经颅多普勒超声(TCD)检查。通过 TCD 监测颅内动脉在不同 CO_2 水平的血流速度变化,了解脑血管自动调节功能;通过收缩期峰值血流速度(peak systolic velocity,PSV)、平均血流速度(mean systolic velocity,MFV)以及频谱形态等血流动力学参数,间接了解脑灌注压等情况。

8. 脑代谢管控　有条件的情况下,可监测脑代谢指标,如脑组织氧分压(brain tissue oxygen partial pressure,$PbtO_2$)。$PbtO_2$ 技术是将探头直接置于脑组织内,通过持续监测局部脑组织氧分压,以及二氧化碳分压、pH 和脑温等脑代谢参数,由此了解脑损伤严重程度,并为调整治疗提供建议。$PbtO_2$ 正常值为 25~30mmHg,缺氧阈值为 15~20mmHg,低于 10mmHg 提示预后不良。因此,$PbtO_2$ 的管控目标为 >25mmHg。$PbtO_2$ 为有创操作,并非常规选用。

颈内静脉窦血氧饱和度(jugular bulb oxygen saturation,SjO_2)监测,是另一间接了解脑组织氧的方法。SjO_2 管控的目标为 50%~75%;低于 50%,则提示脑氧供不足;高于 75% 提示脑氧供过量。SjO_2 操作简便,但仅可间接反映脑代谢情况,并受多种因素干扰,需要对监测结果进行合理分析。

改变脑组织氧方法:脑损伤早期可采取低温治疗,降低脑代谢。

【预后评估】

成人心搏骤停后缺氧缺血性脑病患者的病死率约为 70%,存活者中只有约 1/3 神经功能预后良好。预测不良预后的指标包括以下几点:

1. 临床评估　CPR 后 24 小时前庭眼反射消失,48 小时角膜反射消失,72 小时瞳孔对光反射消失和 GCS 运动评分 ≤2 分。

2. 神经电生理评估　CPR 后 24 小时,EEG 呈 α 昏迷模式;CPR 后 24~48 小时,EEG 呈全面性痫样放电或全面性周期性复合波;CPR 后 72 小时内,EEG 呈持续痫样放电、全面抑制模式和暴发抑制模式;CPR 后 1~7 日,EEG 呈无反应性或高暴发-抑制比。短潜伏期体感诱发电位显示 N20 消失。

【诊治流程】

脑病诊治流程见图 9-1-2。

二、低血糖脑病

【定义】

低血糖脑病(hypoglycemic encephalopathy)是血糖过低(<2.8mmol/L)引起的神经精神障碍综合征,以精神异常、痫性发作和意识障碍为基本特征。

【诊断要点】

1. 存在发生低血糖的原因。

2. 低血糖化验检查结果确切(<2.8mmol/L)。

3. 符合脑病特征,如头痛、头晕、昏迷、精神异常等。

4. 神经影像学无特殊征象,少数患者头部 CT 可发现基底节区及额、颞、顶叶大片低密度改变;严重低血糖患者头部 MRI 可见对称性略长 T_1 和长 T_2,FLAIR 和 DWI 高信号(图 9-1-3)。

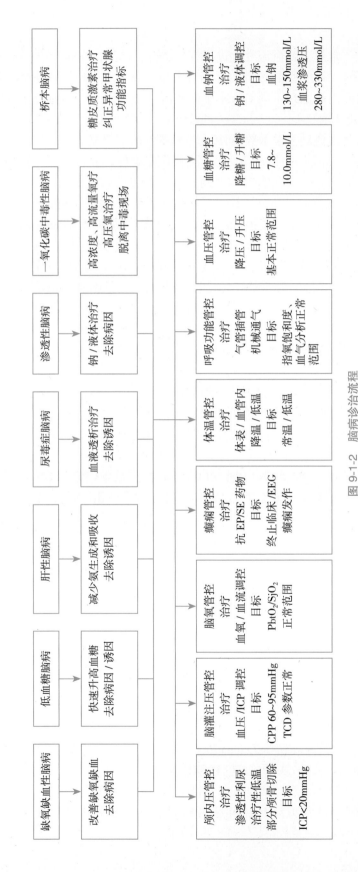

图 9-1-2 脑病诊治流程

ICP. 颅内压；CPP. 脑灌注压；TCD. 经颅多普勒超声；EEG. 脑电图；PbtO₂. 脑组织氧分压；SjO₂. 颈内静脉窦血氧饱和度。

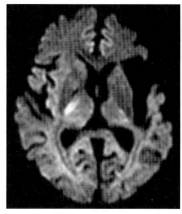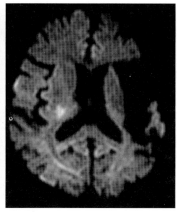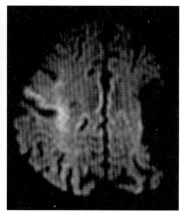

图 9-1-3　低血糖脑病

头部 MRI 显示：右侧内囊，侧脑室旁及额叶皮层的 DWI 高信号灶。

5. 补充葡萄糖后症状很快显著改善或消失。

【监测与治疗】

1. 常规监测快速血糖和 / 或静脉血糖，每数小时至数日检测一次，必要时持续动脉血糖监测血糖。管控目标为 11mmol/L。

2. 急症处理时，首选补充葡萄糖。轻者可口服适量葡萄糖水，重者静脉推注 50% 葡萄糖溶液（40~100ml），后续静脉滴注 10% 葡萄糖溶液，至少观察 24 小时。休克且静脉滴注困难时，血糖不易提升，可选择管饲葡萄糖。在有条件的情况下，皮下或静脉注射胰高血糖素（0.5~1mg）。

3. 解除低血糖病因。

【预后评估】

低血糖脑病病死率约 23.7%。存活患者大多预后良好。

【诊治流程】

诊治流程见图 9-1-2。

三、肝性脑病

【定义】

肝性脑病（hepatic encephalopathy）是严重急、慢性肝功能障碍或各种门静脉 - 体循环分流异常引起的神经精神障碍综合征，以行为异常、意识障碍为基本特征。

【诊断要点】

肝性脑病可以分为显性肝性脑病和轻微肝性脑病。

1. 显性肝性脑病（overt hepatic encephalopathy，OHE）

（1）有严重肝病和 / 或广泛门体侧支循环分流。

（2）有肝性脑病诱因，如感染、上消化道出血、大量放腹水等。

（3）有嗜睡、精神错乱、行为失常、肌张力障碍、昏迷等临床表现。

（4）血氨升高。

（5）头部 MRI 显示双侧苍白球区短 T_1 信号，伴脑沟增宽（图 9-1-4）。

（6）排除其他神经精神异常疾病，如其他原因的脑病、神经系统脑疾病和精神疾病。

2. 轻微肝性脑病（minimal hepatic encephalo-pathy，MHE） 符合"（1）、（2）"的同时，满足"（3）~（6）"诊断标准的任意一项或以上，即可确诊轻微肝性脑病。

（1）有严重肝病和/或广泛门体侧支循环分流。

（2）传统神经心理学测试指标中至少2项异常（肝性脑病心理学评分，包括数字连接试验A、B，数字符号试验，轨迹描绘试验和系列打点试验）。

（3）新型神经心理学测试（动物命名测试、姿势控制及稳定性测试、多感官整合测试）指标中至少1项异常。

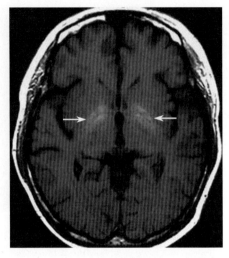

图 9-1-4 肝性脑病 MRI

头部 MRI 显示：双侧苍白球区短 T_1 信号。

（4）临界闪烁频率检测异常（引起闪光融合感觉的最小刺激频率，可反映大脑神经传导功能障碍，其灵敏度适中，特异度较高）。

（5）脑电图、视觉诱发电位、脑干诱发电位异常。

（6）fMRI 异常，即基底节 - 丘脑 - 皮层回路受损（图 9-1-5）。

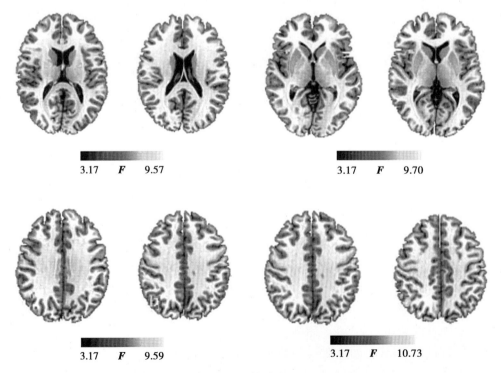

图 9-1-5 肝性脑病 fMRI

fMRI 显示：轻微肝性脑病患者与正常对照之间的皮层网络通路存在显著差异。

【监测与治疗】

肝性脑病治疗重点在于对因治疗和对症治疗,包括去除诱因,如感染、消化道出血和过度利尿所致的电解质紊乱。减少氨的生成与吸收。通过人工肝模式,清除部分炎症因子、血氨和胆红素等。有条件情况下,行肝移植术。

1. 常规血氨监管　检测血氨时,应在室温下采静脉血,随即低温送检,30 分钟内完成测定;或离心后 4℃冷藏,2 小时内完成测定(以防假阳性结果),每 24 小时检测一次。常用降血氨药物包括:乳果糖(15~30ml,2~3 次 /d,口服)、拉克替醇[0.6g/(kg·d),分 3 次餐时服用]、L-鸟氨酸 -L- 门冬氨酸(10~40g/d,静脉滴注)、α 晶型利福昔明(800~1 200mg/d,分 3~4 次口服)等。空腹静脉血氨管控目标为 18~72μmol/L。

2. 常规肝功能监管　每 3~4 日检测一次。常用改善肝功能的药物有还原型谷胱甘肽、甘草酸二铵等。肝功能各项指标需控制在正常范围。

3. 常规营养摄入监管　昏迷患者经管饲喂养;应用间接能量检测仪(代谢车)测算能量摄入总量,每日摄入能量目标为 35~40kcal/kg(1kcal=4.184kJ);每日摄入蛋白质目标为 1.2~1.5g/kg(维持氮平衡),肥胖或超重患者每日摄入蛋白 2g/kg,复发性 / 持久性肝性脑病患者每日摄入植物蛋白 30~40g。

4. 常规脑功能监管　肝性脑病患者 EEG 表现为节律变慢,最先出现在双侧前额及顶部,之后逐渐向后移动。给予对因及对症治疗后可改善。

【预后评估】

中国肝硬化患者中肝性脑病发生率 10%~50%,1 年生存率 <50%,3 年生存率 <25%。

【诊治流程】

诊治流程见图 9-1-2。

四、尿毒症脑病

【定义】

尿毒症脑病(uremic encephalopathy)是由急、慢性肾衰竭伴尿毒症引起的神经精神障碍症候群,以精神异常、意识障碍、抽搐和不自主运动为基本特征,但具有易波动性,个体差异大等特点。

【诊断要点】

1. 尿毒症诊断明确,即肾小球滤过率 <25ml/min,血尿素氮 >21.42mmol/L,血肌酐 >442μmol/L,伴明显的尿毒症症状。

2. 尿毒症期间出现神经和精神功能症状,而既往无相关病史。

3. 透析治疗后症状缓解。

4. 头部影像学检查可见脑沟、池、裂增宽,脑室扩大等脑萎缩改变;部分患者基底节、皮层或皮层下、白质受累,呈现弥散性损伤(图 9-1-6)。

【监测与治疗】

1. 常规肾功能监管　管控目标为血肌酐≤150μmol/L,肌酸激酶≤5 000IU/L。肾小球滤过率降至 10ml/min 时,启动血液透析治疗。最初为诱导透析,以防止透析失衡综合征发生;适应后予规律血液透析,每周 2 次,每次 4 小时。避免低钠透析液透析,以防血浆渗透压下降过快,引发渗透性脑病。当肾小球滤过率 <40ml/min 时,血钙浓度开始降低,予补钙治疗

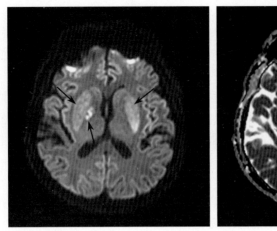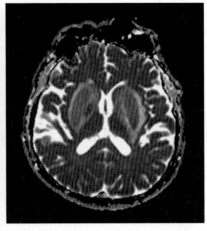

图 9-1-6 尿毒症脑病

头部 MRI 显示：双侧基底神经节区 DWI 高信号，ADC 低信号，提示细胞毒性水肿。

（1.2~1.5g/d）；当肾小球滤过率 <10ml/min 时，补钙 2g/d。收集 6 小时尿，测量尿肌酐清除率，管控目标为 12~20ml/min。

2. 常规电解质监管　肾衰竭伴血钾 >6.5mmol/L 时，启动血液透析治疗。血钾管控目标为 3.5~5.5mmol/L。

3. 常规脑功能监管　EEG 多表现为正常 α 节律丧失，弥漫性 θ 和 δ 波增多，有时伴有棘波，或高振幅突发性慢波。EEG 显著异常时，启动血液透析。EEG 管控目标为脑电波恢复正常，通常血液透析或肾移植后 6 个月逐渐恢复正常。

【预后评估】

尿毒症脑病患者的 28 日病死率为 57%~82%。

【诊治流程】

诊治流程见图 9-1-2。

五、渗透性脑病

【定义】

渗透性脑病分为低渗性脑病（Hypotonic encephalopathy）和高渗性脑病（Hypertonic encephalopathy），由血浆渗透压过低或过高引起神经精神障碍综合征。低渗性脑病多在限盐和失钠大于失水时发生，当血钠 <125mmol/L 时，脑细胞水肿，出现神经精神功能障碍。高渗性脑病多在限水和失水大于失钠时发生。当血钠 >160mmol/L 时，脑细胞脱水，出现神经精神功能障碍。血钠对血浆渗透压（晶体渗透压）的影响最大，因此常伴有低血钠或高血钠。

【诊断要点】

1. 低渗性脑病

（1）乏力、食欲缺乏和表情淡漠等。

（2）血钠 <120mmol/L。

（3）血浆渗透压 <270mOsm/（kg·H$_2$O）。

（4）血浆抗利尿激素、醛固酮、利尿钠肽增高。

2. 高渗性脑病

(1) 癫痫发作、意识障碍等。

(2) 血钠 >160mmol/L。

(3) 血浆渗透压 >350mOsm/(kg·H₂O)。

(4) 脱水或不合理使用脱水利尿剂。

3. 脑桥中央髓鞘溶解(central pontine myelinolysis,CPM)

(1) 血浆渗透压明显增高/降低,并在短时间内大幅度波动。

(2) 出现 CPM 临床表现,如昏迷、眼肌麻痹、闭锁综合征、假性延髓麻痹、四肢痉挛性瘫痪和共济失调;和/或脑桥外髓鞘溶解(extra pontine myelinolysis,EPM)临床表现,如焦虑、定向障碍、缄默症、锥体外系征和多发性肌阵挛。

(3) 头部影像显示脑桥或脑桥外异常病灶(图 9-1-7)。

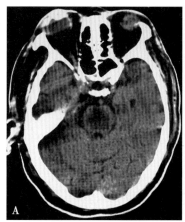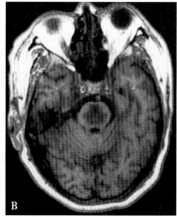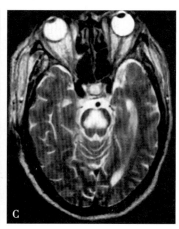

图 9-1-7　渗透性脑病

A. 头部 CT 显示:脑桥中央片状低密度病灶;B. 头部 MRI-T₁WI 显示:脑桥中央片状低信号;C. 头部 MRI-T₂WI 显示:脑桥中央片状高信号。病灶边界模糊,形态不规则,无占位效应。

【监测与治疗】

1. 低渗性脑病治疗　常规监测血电解质,尤其是血钠,将其管控在接近正常或正常范围内。通常在纠正低钠血症 20 分钟、60 分钟、6 小时、12 小时复查血钠,此后每日或酌情复查血钠。对严重低钠血症,第 1 小时静脉滴注 3% 高渗盐水 150ml(>20 分钟);输注完毕后检测血钠,可重复第二次或第三次静脉滴注 3% 高渗盐水 150ml(>20 分钟),血钠管控目标为增加 5mmol/L。若 1 小时后,血钠达标且症状改善,后续静脉滴注 0.9% 生理盐水,直至血钠稳定。第 1 个 24 小时需限制血钠升高≤10mmol/L,随后每 24 小时血钠升高 <8mmol/L,直至血钠达到 130mmol/L。若 1 小时后,血钠达标但症状无改善,后续仍可重复静脉滴注 3% 高渗盐水,达到血钠浓度每小时增加 1mmol/L;当血钠升高幅度达到 10mmol/L,或血钠达到 130mmol/L 时,停止输注高渗盐水。注意:体重超重患者,可考虑 2ml/kg 的 3% 盐水静脉滴注,不要求症状即刻消失;同时纠正低钾血症,避免因血钠快速升高导致的渗透性脱髓鞘脑病。

2. 高渗性脑病治疗　常规监测血电解质,对单纯失水而总钠量正常的患者,仅需补水,如 5% 葡萄糖溶液静脉滴注和/或胃管内注入饮用水。补水量 =[实测钠(mmol/L)−142mmol/L]×

体重（kg）×K（系数 K，男性 4、女性 3），并根据电解质变化和中心静脉压测量结果调整补液总量。通常纠正高钠血症的时长为 48 小时，降低血钠速率 <0.5mmol/（L·h），每日 <10mmol/L。急性严重血钠增高（>180mmol/L）患者，可试用血液透析治疗，但更应关注降血钠速度。

【预后评估】

渗透性脑病伴多种基础疾病患者病死率高，预后不良。

【诊治流程】

诊治流程见图 9-1-2。

六、一氧化碳中毒性脑病

【定义】

一氧化碳（CO）中毒性脑病可分为急性和迟发性两种类型。急性一氧化碳中毒性脑病（acute carbon monoxide poisoning encephalopathy）是过量 CO 经呼吸道入血，与血红蛋白结合形成一氧化碳血红蛋白（HbCO）而导致脑部缺氧，出现意识障碍为特征的神经精神障碍综合征。急性一氧化碳中毒迟发性脑病（delayed encephalopathy after acute carbon monoxide poisoning，D-EACMP）是急性一氧化碳中毒后，经过数小时或数周，症状消失 / 基本消失（"假愈期"）后，再次出现以急性痴呆为特征的神经精神障碍综合征。

【诊断要点】

1. 急性一氧化碳中毒性脑病

（1）急性一氧化碳中毒病史，皮肤呈樱桃红色。

（2）急性头痛、头晕、昏迷为主的临床征象。

（3）血 HbCO 浓度增高。

（4）头部 CT 检查可见大脑皮质下弥漫性或双侧苍白球低密度区。头部 MRI 可见单侧或双侧苍白球、豆状核、尾状核、丘脑、脑室周围、皮层下白质、双侧半卵圆中心受累，尤其是额叶和颞叶；海马和小脑病灶较多；表现为 T_2 高信号和海马萎缩（图 9-1-8）。

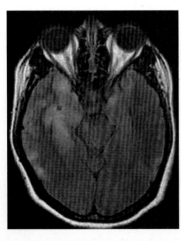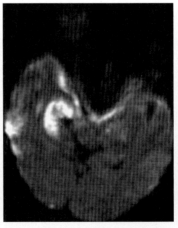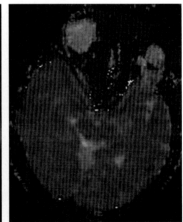

图 9-1-8 急性一氧化碳中毒性脑病

头部 MRI 显示：双侧颞叶皮层及右侧颞叶内侧高信号，提示细胞毒性水肿。

2. 急性一氧化碳中毒迟发性脑病

（1）明确的急性一氧化碳中毒病史，并存在"假愈期"。

（2）痴呆、精神症状、肌张力增高和帕金森病为主的临床征象。

（3）头部 CT 和 MRI 显示半卵圆中心、侧脑室旁、苍白球对称性病变，可累及胼胝体、海马、皮层下 U 纤维、外囊，皮质出现海绵状变（图 9-1-9）。

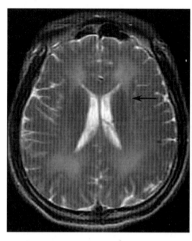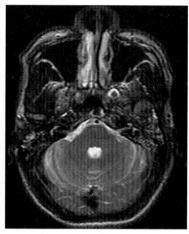

图 9-1-9 一氧化碳中毒迟发性脑病

头部 MRI-T_2 加权像显示：双侧脑白质高信号。

【监测与治疗】

1. 常规重点监测认知功能和精神症状变化，如 MMSE 评分量表评估。可选择吡咯烷酮类药物（如奥拉西坦），保护并促进神经细胞功能恢复。

2. 高流量高浓度氧治疗，或高压氧治疗。

3. 急性一氧化碳中毒迟发性脑病患者需早期联合糖皮质激素治疗。

4. 其他治疗可参考缺氧缺血性脑病。

【预后评估】

急性一氧化碳中毒性脑病预后与一氧化碳暴露时间、抢救治疗时机、合并基础疾病等因素有关。而急性一氧化碳中毒迟发性脑病的病程更长、迁延难愈，多数持续 3~6 个月，少数长达 1 年；并遗留不同程度后遗症。

【诊治流程】

诊治流程见图 9-1-2。

七、桥本脑病

【定义】

桥本脑病（Hashimoto encephalopathy）是一种与自身免疫性甲状腺疾病相关的中枢神经精神障碍综合征，血中抗甲状腺过氧化物酶（TPO）抗体显著增高为特征性改变，且对肾上腺皮质激素敏感。

【诊断要点】

1. 急性或亚急性发病,痫性、卒中样、精神异常发作,呈复发-缓解或进展病程。

2. 包括认知功能障碍在内的至少一个症状,即精神症状(幻觉、错觉或偏执)、肌阵挛发作、全面强直阵挛发作或部分性发作、局灶性神经功能缺损。

3. 血清 TPO 抗体阳性。

4. 甲状腺激素正常,或轻度甲状腺功能减退/甲状腺功能亢进。

5. 头部影像学检查无特异性改变,可见局灶的或融合的白质病变,可类似脑肿瘤、肉芽肿、感染、脑梗死,甚至退行性疾病(图 9-1-10)。

6. 糖皮质激素治疗有效。

7. 排除感染、中毒、代谢或肿瘤等疾病。

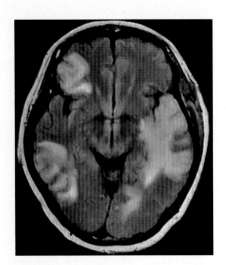

图 9-1-10 桥本脑病

头部 MRI 显示:双侧大脑半球的额、颞、顶、枕叶多发病灶。

【监测与治疗】

1. 常规监测脑电图,其通常显示为弥漫性慢波、局灶性慢节律(颞叶、额叶)三相波、痫性活动和光源发作性反应。脑电图与疾病进展和转归相关,多于临床症状改善 2 周后恢复正常。

2. 静脉滴注甲泼尼龙 500~1 000mg/d,连续 5 日,后续口服泼尼松 1~2mg/(kg·d),根据临床症状在 6 个月~2 年内逐渐减量,直至停用。

3. 糖皮质激素治疗无效或反复发作患者,可联合静脉注射免疫球蛋白[0.4g/(kg·d),连续 5 日,可反复多个疗程]、血浆置换和免疫抑制剂(如硫唑嘌呤、甲氨蝶呤、环磷酰胺等)治疗。

【预后评估】

大部分桥本脑病经糖皮质激素治疗后迅速好转,而停用后易复发,再次使用后仍可缓解。仅约 25% 的患者存在轻度神经功能受损。

【诊治流程】

诊治流程见图 9-1-2。

(张 乐)

推荐阅读文献

[1] CHEN H J,CHEN Q E,LIU J,et al. Aberrant salience network and its functional coupling with default and executive networks in minimal hepatic encephalopathy:a resting-state fMRI study. Sci Rep,2016,6:27092.

[2] DOUGLAS-ESCOBAR M,WEISS M D. Hypoxic-ischemic encephalopathy:a review for the clinician. JAMA Pediatr,2015,169(4):397-403.

[3] GIACOMO M,MAURO I,PAMELA A,et al. Hashimoto's encephalopathy:a rare proteiform disorder. Autoimmun Rev,2016,15(5):466-476.

[4] KIM DM,LEE IH,SONG CJ. Uremic encephalopathy:MR imaging findings and clinical correlation. AJNR Am J Neuroradiol,2016,37(9):1604-1609.

［5］LEE S H，KANG C D，KIM S S，et al. Lateralization of hypoglycemic encephalopathy：evidence of a mechanism of selective vulnerability. J Clin Neurol（Seoul，Korea），2010，6（2）：104-108.

［6］LO C P，CHEN S Y，LEE K W，et al. Brain injury after acute carbon monoxide poisoning：early and late complications. AJR Am J Roentgenol，2007，189（4）：W205-W211.

［7］MAHONEY C A，ARIEFF A I. Uremic encephalopathies：clinical，biochemical，and experimental features. Am J Kidney Dis，1982，2（3）：324-336.

［8］MORITZ M L，AYUS J C. The pathophysiology and treatment of hyponatraemic encephalopathy：an update. Nephrol Dial Transplant，2003，18（12）：2486-2491.

［9］ZHAO W Q，LI J M，WANG J W，et al. A case of hashimoto encephalopathy：clinical manifestation，imaging，pathology，treatment，and prognosis. Neurologist，2011，17（3）：141-143.

［10］ZHOU J Y，XU B，LOPES J，et al. Hashimoto encephalopathy：literature review. Acta Neurol Scand，2017，135（3）：285-290.

第二节　HELLP 综合征

【定义】

HELLP 综合征（hemolysis，elevated liver function and low platelet count syndrome，HELLP）是妊娠的严重并发症，多发生在妊娠 20 周之后，以溶血（hemolysis，H）、肝酶升高（elevated liver enzymes，EL）和血小板减少（low platelets，LP）为主要临床特征，伴有高血压及多脏器功能损害，如脑水肿、脑出血、视网膜脱离、肺水肿、肝包膜血肿、肝破裂、急性肝肾衰竭、凝血功能障碍和胎盘早剥等。临床表现不典型患者和多系统功能障碍患者预后不良。

【诊断要点】

HELLP 综合征表现为多器官系统功能障碍，但确定诊断基于实验室检查，临床上多采用田纳西诊断标准和密西西比分类标准。

1. 田纳西诊断标准

（1）外周血涂片可见变形红细胞。

（2）血清总胆红素（total bilirubin，TBIL）≥20.5μmol/L，血清乳酸脱氢酶（lactate dehydrogenase，LDH）≥600IU/L，血清天冬氨酸转氨酶（aspartate aminotransferase，AST）≥70IU/L，血清丙氨酸转氨酶（alanine aminotransferase，ALT）≥40IU/L。其中 LDH 是最敏感指标。

（3）血小板计数（PLT）<100×10^9/L。其中 LDH 升高。

符合溶血、肝酶升高和血小板减少 3 项指标的，为完全 HELLP 综合征；符合其中 1 项或 2 项异常，为部分 HELLP 综合征。

2. 密西西比分类标准　根据血小板减少程度将 HELLP 综合征分为 3 级。

1 级：PLT≤50×10^9/L。

2 级：50×10^9/L<PLT≤100×10^9/L。

3 级：100×10^9/L<PLT≤150×10^9/L。

HELLP 综合征一旦出现脑损伤，则成为神经科的急危重症，其典型的临床表现为脑水肿和脑出血（图 9-2-1）。

【监测与治疗】

终止妊娠是治疗 HELLP 综合征的首选方案。孕周 >34 周或胎肺已成熟是终止妊娠的确切指征；若孕周 27~34 周，应对孕妇进行充分评估，并在应用糖皮质激素 48 小时内终止妊娠；若孕周 <27 周，首选糖皮质激素治疗，当孕妇和胎儿情况稳定，且无其他严重并发症时，在严密监测下进行 48~72 小时以上的期待治疗，以适当延长孕周。在此期间，以解痉、降血压等对症治疗为主，以糖皮质激素和输注血小板、凝血因子为辅，以加强生命支持和防治并发症为首要任务。

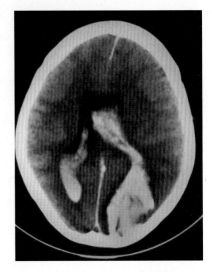

图 9-2-1 HELLP 综合征

头部 CT 显示：左侧枕叶和脑室出血，伴有脑水肿和中线移位。

1. 血压管控 血压管控的目的是避免心脑血管意外事件和胎盘早剥。管控目标为：收缩压 140~150mmHg、舒张压 90~100mmHg。如果并发器官功能障碍，管控目标为：收缩压 130~139mmHg、舒张压 80~89mmHg。为了保证子宫胎盘血流灌注，血压不应低于 130/80mmHg。如果出现严重高血压或急性左心衰竭时，需紧急降低血压，降低幅度为平均动脉压的 10%~25%。降压药物可选拉贝洛尔、尼卡地平、酚妥拉明、硝酸甘油或美托洛尔等。

此外还需严密监测中心静脉压、每搏量变异（stroke volume variation，SVV）、尿量，以综合判断液体输入量；常规监测血清白蛋白，必要时予以补充。

2. 呼吸功能管控 常规动态监测动脉血氧饱和度和血气分析，以避免发生呼吸衰竭和高碳酸血症。管控目标为：$SaO_2 \geqslant 95\%$，$PaCO_2 < 44mmHg$，$pH > 7.30$。约 30% 的 HELLP 综合征患者需要机械通气，但不推荐无创机械通气。当患者出现严重酸中毒（pH<7.25），意识水平下降（GCS≤8 分）或呼吸驱动力减弱时，启动有创正压通气支持，以达到管控目标。

3. 颅内压管控 HELLP 综合征通常合并严重神经功能损害，包括脑出血、静脉窦血栓、可逆性后部白质脑病综合征等。此时，重点管控项目为颅内压。

常规监测头痛、呕吐、意识障碍、肢体感觉障碍等颅内压升高临床征象，必要时通过头部 CT、MRI、血管成像检查，预判颅内压增高严重程度；通过腰椎穿刺测量脑脊液压力；通过有创颅内压监测（脑室或脑实质）持续获得测量结果。在保证血压和脑灌注压的前提下，降低颅内压，可选择 20% 甘露醇（125~250ml，每 4~6 小时一次），或呋塞米（40~100mg，2~4 次 /d）（伴有心功能不全时）。但产前用药需谨慎，因为甘露醇可导致胎儿宫内缺氧。

4. 凝血功能管控 常规监测 PLT。管控目标为 $PLT > 50 \times 10^9/L$。当 $PLT < 50 \times 10^9/L$ 且仍在迅速下降，或存在凝血功能障碍时，予以输注血小板。糖皮质激素可提高血小板计数，减少住院时间和输血率，但不能显著降低病死率。因此，应尽早终止妊娠；剖宫产前输注血小板；$PLT < 20 \times 10^9/L$ 时，即使是阴道分娩，也强烈建议输注血小板。

常规监测凝血功能。管控目标：纤维蛋白原、抗凝血酶Ⅲ、D- 二聚体、纤维蛋白原降解产物、凝血酶时间、凝血酶原时间、活化部分凝血活酶时间等均维持在正常范围。当大量出血且并发 DIC 时，需即刻输注血浆、血小板，补充凝血因子和纤维蛋白原等；难以控制产后大出血时，输注重组活化Ⅶa 因子；适量输注红细胞，以维持机体足够的携氧功能；纠正电解质和酸碱紊乱。

5. 肝肾功能管控　即便妊娠终止 72 小时,仍需密切监测肝肾功能,当出现急性肝肾衰竭时,可选择连续性血液净化治疗,以清除体内代谢废物、炎症介质和多余水分。肝肾功能管控目标为维持血肌酐、胆红素和肝酶等在正常范围。

6. 并发症管控　HELLP 综合征通常伴有先兆子痫和 / 或子痫,以及多器官功能衰竭,如凝血障碍(15%~38%)、急性肾衰竭(7.4%)、急性呼吸窘迫综合征(<1%)、心脑血管疾病、感染或败血症、肝损害等。

【预后评估】

HELLP 综合征的胎儿病死率为 7%~20%;孕产妇病死率为 1%~24%,平均为 5%。HELLP 综合征患者发生心血管疾病和高血压的风险增高。HELLP 综合征再次妊娠时,高血压发生率 20%~50%。HELLP 综合征复发率为 2%~6%。

【诊治流程】

诊治流程见图 9-2-2。

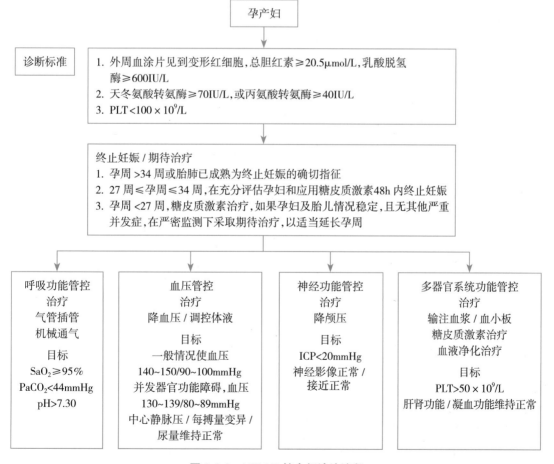

图 9-2-2　HELLP 综合征诊治流程

SaO_2. 动脉血氧饱和度;$PaCO_2$. 动脉血二氧化碳分压;ICP. 颅内压;PLT. 血小板计数。

（张　乐）

推荐阅读文献

［1］ABILDGAARD U, HEIMDAL K. Pathogenesis of the syndrome of hemolysis, elevated liver enzymes, and low platelet count (HELLP): a review. Eur J Obstet Gynecol Reprod Biol, 2013, 166 (2): 117-123.

［2］DEL-RIO-VELLOSILLO M, GARCIA-MEDINA J J. Anesthetic considerations in HELLP syndrome. Acta Anaesthesiol Scand, 2016, 60 (2): 144-157.

［3］GEDIK E, YUCEL N, SAHIN T, et al. Hemolysis, elevated liver enzymes, and low platelet syndrome: outcomes for patients admitted to intensive care at a tertiary referral hospital. Hypertens Pregnancy, 2017, 36 (1): 21-29.

［4］GUL A, CEBECI A, ASLAN H, et al. Perinatal outcomes in severe preeclampsia-eclampsia with and without HELLP syndrome. Gynecol Obstet Invest, 2005, 59 (2): 113-118.

［5］HABLI M, EFTEKHARI N, WIEBRACHT E, et al. Long-term maternal and subsequent pregnancy outcomes 5 years after hemolysis, elevated liver enzymes, and low platelets (HELLP) syndrome. Am J Obstet Gynecol, 2009, 201 (4): 385.e1-5.

［6］HARAM K, SVENDSEN E, ABILDGAARD U. The HELLP syndrome: clinical issues and management. A Review. BMC Pregnancy Childbirth, 2009, 9 (1): 8.

［7］KNOPP U, KEHLER U, RICHMANN H, et al. Cerebral haemodynamic pathologies in HELLP syndrome. Clin Neurol Neurosurg, 2003, 105 (4): 256-261.

［8］LAM M T C, DIERKING E. Intensive care unit issues in eclampsia and HELLP syndrome. Int J Crit Illn Inj Sci, 2017, 7 (3): 136-141.

［9］MINHONG M, CHEN C. Corticosteroid therapy for management of hemolysis, elevated liver enzymes, and low platelet count (HELLP) syndrome: a meta-analysis. Med Sci Monit, 2015, 21: 3777-3783.

［10］NELLO MARTIN J Jr. Milestones in the quest for best management of patients with HELLP syndrome (microangiopathic hemolytic anemia, hepatic dysfunction, thrombocytopenia). Int J Gynaecol Obstet, 2013, 121 (3): 202-207.

［11］SIBAI B M. Diagnosis, controversies, and management of the syndrome of hemolysis, elevated liver enzymes, and low platelet count. Obstet Gynecol, 2004, 103 (5 Pt 1): 981-991.

［12］VIGIL-DE GRACIA P. Addition of platelet transfusions to corticosteroids does not increase the recovery of severe HELLP syndrome. Eur J Obstet Gynecol Reprod Biol, 2006, 128 (1-2): 194-198.

第三节　可逆性后部白质脑病综合征

【定义】

可逆性后部白质脑病综合征（posterior reversible encephalopathy syndrome, PRES）是指在肾衰竭、高血压（或血压波动）、使用细胞毒性药物时，引起急性中枢神经系统紊乱的综合征。主要表现为头痛、癫痫、意识障碍和视觉异常。病变具有对称性、多灶性和累及后部脑区的特点。PRES 是可逆的，通常预后较好。

【诊断要点】

1. 存在高血压、肾功能不全、子痫等基础疾病（表 9-3-1）。

2. 急性或亚急性起病，表现为不同程度的头痛、癫痫样发作或视觉障碍。

3. 头部 MRI 显示双侧大脑后部白质为主，但不限于后部的血管源性脑水肿（图 9-3-1）。

4. 经治疗临床表现和影像学病灶大部分或完全消失。

表 9-3-1 可逆性后部白质脑病综合征病因和诱发因素

项目	内容
病因	高血压 / 高血压危象,包括原发性、继发性(如嗜铬细胞瘤)
	子痫 / 先兆子痫
	急性肾衰竭
	感染 / 败血症 / 脓毒症休克(感染性休克)
	自身免疫性疾病(系统性红斑狼疮、韦格纳肉芽肿病、大动脉炎)
	溶血性尿毒症综合征
	血栓性血小板减少性紫癜
诱发因素	皮质类固醇(大剂量)
	免疫抑制剂(环孢素、他克莫司等)
	化疗药物(阿糖胞苷、顺铂等)
	输血
	异基因骨髓移植
	实体器官移植

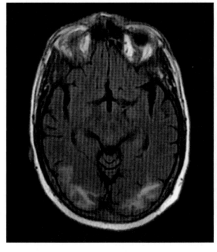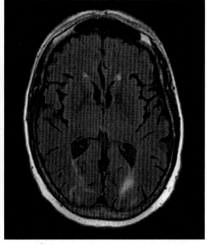

图 9-3-1 可逆性后部白质脑病综合征

头部 MRI 显示:双侧枕叶白质高信号灶。

5. 排除其他神经系统疾病。

【监测与治疗】

以去除病因和诱发因素以及支持治疗为主。

1. 动脉血压管控　对血压明显升高的患者,血压管控目标:第 1 小时平均动脉压下降 <25%,4~6 小时血压正常或接近正常。血压过快、过度降低,可使脑灌注不足,导致脑损伤加重;孕妇会出现子宫胎盘血流急剧下降,病情加重。因此,需遵循以下原则:

(1) 严密监测血压变化,即每 15~30 分钟测量血压一次,以指导平稳降压。

（2）可选用尼卡地平（5~15mg/h）、拉贝洛尔（2~3mg/min）、硝普钠 $[1~9\mu g/(kg\cdot min)]$ 和乌拉地尔（12.5~25mg）等静脉滴注，并根据血压波动调整给药速度。硝酸甘油适用于冠心病、心肌缺血和心功能不全患者。孕妇避免使用血管紧张素转换酶抑制剂。

（3）静脉滴注降压药物达标后，改口服药物替代。

（4）为防止降压药物的水钠潴留，可联合排钠利尿剂，如呋塞米。

2. 呼吸功能管控　常规监测动脉血气分析，保障充分氧供，将 SaO_2、PaO_2、$PaCO_2$ 管控在正常范围内。必要时，开通气道并予以机械通气。

3. 癫痫发作管控　常规监测癫痫发作，终止癫痫和癫痫持续状态，避免继发性脑损伤。抗癫痫药物可选择地西泮、丙戊酸钠、苯巴比妥、咪达唑仑和丙泊酚等，孕妇可使用硫酸镁，并在脑电图指导下调整药物剂量。大部分患者在好转后可停用抗癫痫药物，无须长期维持。少数遗留后部脑区病灶和单侧海马硬化的癫痫患者，需要长期抗癫痫治疗。

4. 其他器官系统功能管控　常规监测肝肾功能、凝血功能、电解质和酸碱平衡等，将相关指标管控在正常范围。对肾衰竭导致的 PRES，血液透析治疗是更好的选择。对合并凝血功能异常的 PRES，警惕并发颅内出血。

【预后评估】

PRES 的最大特征是经早期诊断和治疗后逆转，大多数患者几周内康复；而一旦诊治延误，则可能留下永久性脑组织损伤。5%~10% 的患者复发，常见于高血压控制不满意患者。

【诊治流程】

诊治流程见图 9-3-2。

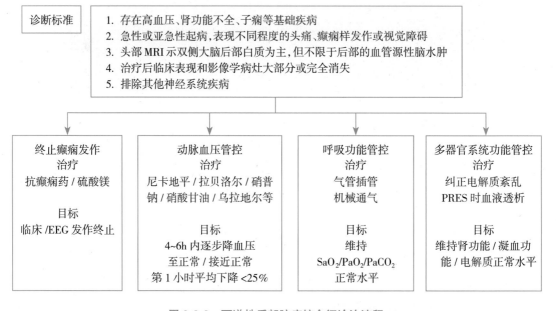

图 9-3-2　可逆性后部脑病综合征诊治流程

EEG. 脑电图；SaO_2. 动脉血氧饱和度；PaO_2. 动脉血氧分压；$PaCO_2$. 动脉血二氧化碳分压；PRES. 可逆性后部白质脑病综合征。

（张　乐）

推荐阅读文献

［1］高波,吕翠,王学建,等.可复性后部脑病综合征的影像学诊断.中华神经医学杂志,2005,4(10):1007-1010.

［2］郝红琳,崔丽英,高晶,等.可逆性后部脑病综合征诊治进展.中国实用内科杂志,2009(2):169-171.

［3］CORDELLI D M,MASETTI R,BERNARDI B,et al. Status epilepticus as a main manifestation of posterior reversible encephalopathy syndrome after pediatric hematopoietic stem cell transplantation. Pediatr Blood Cancer,2012,58(5):785-790.

［4］FINSTERER J,SCHLAGER T,KOPSA W,et al. Nitroglycerin-aggravated preeclamptic posterior reversible encephalopathy syndrome(PRES). Neurology,2003,61(5):715-716.

［5］FUGATE J E,RABINSTEIN A A. Posterior reversible encephalopathy syndrome:clinical and radiological manifestations,pathophysiology,and outstanding questions. Lancet Neurol,2015,14(9):914-925.

［6］GRANATA G,GRECO A,IANNELLA G,et al. Posterior reversible encephalopathy syndrome:insight into pathogenesis,clinical variants and treatment approaches. Autoimmun Rev,2015,14(9):830-836.

［7］LIMAN T G,BOHNER G,HEUSCHMANN P U,et al. The clinical and radiological spectrum of posterior reversible encephalopathy syndrome:the retrospective Berlin PRES study. J Neurol,2012,259(1):155-164.

［8］NI J,ZHOU L X,HAO H L,et al. The clinical and radiological spectrum of posterior reversible encephalopathy syndrome:a retrospective series of 24 patients. J Neuroimaging,2011,21(3):219-224.

［9］RAJ S,OVERBY P,ERDFARB A,et al. Posterior reversible encephalopathy syndrome:incidence and associated factors in a pediatric critical care population. Pediatr Neurol,2013,49(5):335-339.

［10］ROTH C,FERBERT A. Posterior reversible encephalopathy syndrome:long-term follow-up. J Neurol Neurosurg Psychiatry,2010,81(7):773-777.

［11］SERVILLO G,BIFULCO F,ROBERTIS E D,et al. Posterior reversible encephalopathy syndrome in intensive care medicine. Intensive Care Med,2007,33(2):230-236.

第十章

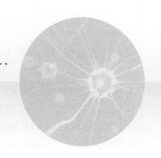

神经系统急危重症

第一节 意 识 障 碍

【定义】

意识障碍(disorders of consciousness)是指上行网状激活系统(以脑桥、中脑和丘脑为主的中线结构)和/或双侧大脑半球损伤,导致机体对自身和周围环境的觉醒和感知能力降低或丧失。

【诊断要点】

1. 意识障碍原因

(1)结构性脑损伤:包括单侧或双侧大脑半球、脑干和小脑的炎症、梗死、出血、脓肿、肿瘤、脱髓鞘。

(2)代谢-内分泌紊乱性脑损伤:包括血糖、电解质、酸碱平衡、皮质类固醇、体温异常和中毒导致的脑功能障碍。

2. 意识障碍分类

(1)急性意识障碍

1)按觉醒水平分类

嗜睡(drowsy):患者可被声音刺激唤醒并服从指令,但处于持续性病理性睡眠状态,表现为反应迟钝、意识模糊和对外部环境变化无兴趣,唤醒后可配合查体,回答基本正确,停止刺激后再次入睡。

昏睡(stupor):患者可被强烈、重复的物理性刺激唤醒,但刺激停止后再次陷入无反应状态,可以存在简单语言应答和刻板动作反应。

昏迷(coma):患者对自身和外界刺激完全无反应,似睡眠状态,但不存在睡眠觉醒周期,无自主睁眼或强烈疼痛刺激后睁眼。

2)按意识内容分类

意识模糊(confusion):患者对外界刺激有反应,但低于正常水平,且注意力减退、定向力障碍、情感淡漠、活动减少和语言缺乏连贯性。

谵妄(delirium):分为阳性和阴性症状,二者可交替出现。阳性症状表现为突发意识错乱,影响到注意力、记忆力、逻辑思维、交谈,同时伴有躁动、激动、攻击行为和幻觉,多数患者伴有发热、高血压、心动过速和出汗。阴性症状表现为情感淡漠、漠不关心,活动减少和行动迟缓,容易被忽视。

(2) 慢性意识障碍

1) 微意识状态(minimally conscious state):患者对自身和外部环境有明确的感知能力。包括:①服从简单指令;②通过动作或语言表达是或否;③表达可以理解的语言;④对相关刺激表现出有目的性的动作或情感行为,比如:对语言或视觉刺激表现笑或哭,对提问有发声或姿势反应,通过注视追踪物体运动,触摸或抓住物体。

2) 植物状态(vegetative state):又称"醒状昏迷(coma vigil)"或"去皮质状态(apallic state)",多在急性昏迷后出现。患者恢复睡眠觉醒周期;可自主睁眼、眨眼或在疼痛刺激后睁眼,并似乎能够双眼追踪物体,但不能持久;对外界刺激无明确的有目的反应;不能遵从指令,但疼痛刺激后可出现姿势性反射。植物状态 >4 周被称为持续性植物状态(persistent vegetative state)。非脑外伤性患者植物状态 >3 个月,脑外伤患者植物状态 >1 年考虑为永久性植物状态(permanent vegetative state)。

微意识状态与植物状态的鉴别见表 10-1-1。

表 10-1-1　微意识状态与植物状态的鉴别

检查项目	微意识状态	植物状态
睁眼	自主	自主
运动	自主	反射性的
疼痛刺激反应	可定位	躲避、屈曲或姿势性反射
视觉反应	可识别	无视或惊恐
情感反应	与刺激对应的	随机的
遵嘱	可重复	不能
语言交流	被理解,可不准确	无

3) 脑死亡(brain death):是不可逆性的全脑功能丧失。表现为:①深昏迷、疼痛刺激无运动反应。②全部脑干反射消失。③自主呼吸消失且自主呼吸激发试验证实无自主呼吸。④脑电图(EEG)呈电静息模式(图 10-1-1)。⑤短潜伏体感诱发电位(SLSEP)显示双侧 N9 和 / 或 N13 存在,P14、N18 和 N20 消失(图 10-1-2);经颅多普勒超声(TCD)显示颅内前循环和后循环血流呈振荡波、尖小收缩波或血流信号消失(图 10-1-3)。

3. 意识障碍查体

(1) 意识水平和意识内容检查:包括评估 GCS、全面无反应性评分(full outline of unresponsiveness score,FOUR)、睡眠觉醒周期和意识内容(定向力、自发语言、听理解、情感行为)。

(2) 脑神经检查:包括眼球位置、瞬目反射、瞳孔直接 / 间接对光反射、角膜反射、头眼反

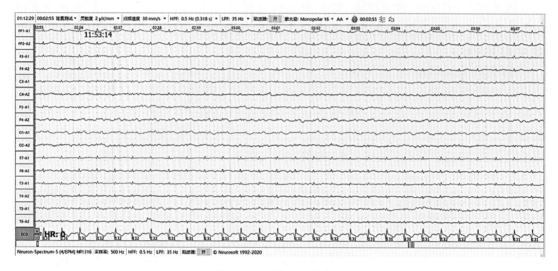

图 10-1-1 脑死亡脑电图

显示：电静息模式，脑电波幅 <2μV。

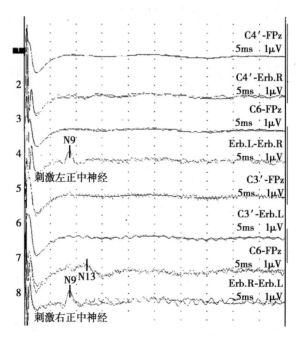

图 10-1-2 脑死亡短潜伏体感诱发电位

显示双侧 N9 存在，双侧 P14、N18 和 N20 波形均消失。

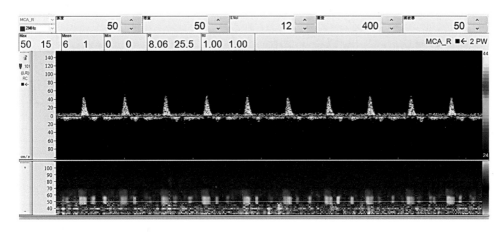

图 10-1-3 脑死亡经颅多普勒超声

显示右侧大脑中动脉频谱为尖小收缩波型。

射、前庭眼反射、咳嗽反射。

（3）不自主运动检查：包括面部不自主运动（微笑/哭泣表情、噘嘴、伸舌、磨牙）、去皮层强直、去大脑强直、癫痫发作、肢体震颤、手足不自主扭动或抽动，以及脊髓反射时出现的与刺激部位相关的异常头部扭转、肢体屈曲、伸展或腹壁肌肉收缩动作。

4. 意识障碍辅助检查

（1）电生理检查

1）脑电图：Young 分级用于评估脑损伤严重程度（表 10-1-2、图 10-1-4、图 10-1-5），级别越高，预后越差。

表 10-1-2 Young 分级

分级	描述
I 级	慢波增多 a. 有反应性 b. 无反应性
II 级	三相波昏迷
III 级	暴发抑制 a. 癫痫样放电 b. 非癫痫样放电
IV 级	α 昏迷、β 昏迷、δ 昏迷、θ 昏迷、纺锤波昏迷
V 级	癫痫样放电 a. 局灶性 b. 广泛性
VI 级	全面抑制 a. 10μV< 电活动 <20μV b. 电活动 <10μV

注：级别越高，预后越差。

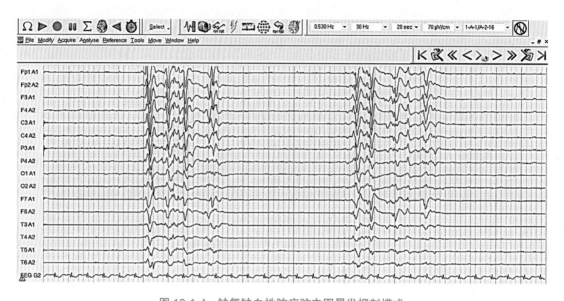

图 10-1-4　缺氧缺血性脑病脑电图暴发抑制模式

脑电图显示暴发抑制模式,暴发期为癫痫放电波形;Young 分级Ⅲa 级,预示预后不良(死亡)。

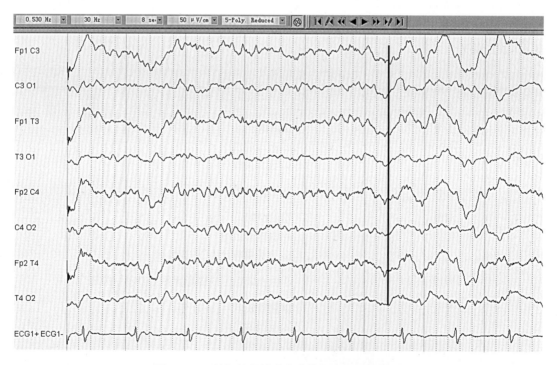

图 10-1-5　缺氧缺血性脑病脑电图慢波增多模式

脑电图显示慢波增多模式,疼痛刺激(红线)后波幅增高,频率减慢,提示反应性存在。Young 分级Ⅰa 级,预示预后良好(苏醒)。

2）体感诱发电位（SEP）：用于评估脑损伤严重程度（表 10-1-3、图 10-1-6、图 10-1-7），级别越高，预后越差。

表 10-1-3　Judson 分级

分级	每次评价分级标准	连续评价分级标准
Ⅰ	双侧正常及对称 CCT①	至少一次双侧都正常，且任何一侧 N20 从未消失
Ⅱ	单侧或双侧的 CCT 延长或双侧 CCT 不对称	单侧或双侧 CCT 总是延长或双侧 CCT 不对称
Ⅲ	单侧或双侧的 N20 波消失	任何时候单侧或双侧 N20 消失

注：①中枢传导时间（central conductive time，CCT）指 N13~N20 峰间潜伏时间。<50 岁 CCT 为 7.0 毫秒，>50 岁 CCT 为 7.3 毫秒［以正常值（5.6±3SD）毫秒所得］；双侧 CCT 在正常范围，但差值 >0.8 毫秒仍为不对称。

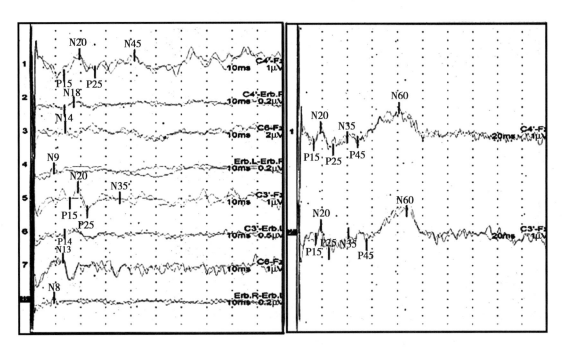

图 10-1-6　缺氧缺血性脑病体感诱发电位

体感诱发电位显示双侧短潜伏 N20 波形存在，双侧中潜伏 N60 波形存在；预示预后良好（苏醒）。

（2）脑血流检查：通过 TCD，探查脑血流改变和颅内压增高状态（图 10-1-8）。

（3）头部影像学检查：通过头部 CT 和 MRI 的异常信号强弱和病灶分布范围评估患者脑水肿严重程度（图 10-1-9、图 10-1-10）。

（4）实验室检查：血细胞、血糖、动脉血气分析、血乳酸、甲状腺功能、肝肾功能、电解质、尿糖、血及尿液毒物筛查和脑脊液常规生化。

【监测与治疗】

1. 监测指标

（1）常规监测生命体征，包括体温、心率、脉搏、血压、呼吸和经皮脉搏氧饱和度。

（2）常规监测意识状态、GCS、FOUR 评分。

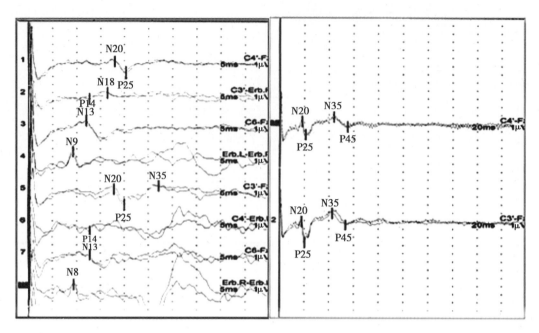

图 10-1-7 缺氧缺血性脑病体感诱发电位

体感诱发电位显示双侧短潜伏 N20 波形存在,双侧中潜伏时 N60 波形消失;预示预后不良(植物状态)。

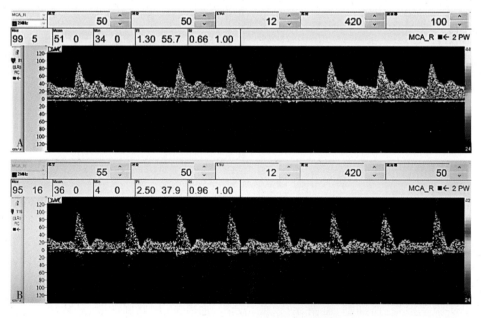

图 10-1-8 缺氧缺血性脑病伴颅内压增高

A.频谱形态呈高阻力型,S1 和 S2 峰融合,收缩峰高尖,舒张期峰流速降低,血流灌注指数(PI)增高至 1.3;B.颅内压进行性增高,频谱形态进一步恶化,收缩峰高尖,舒张期前切迹加深,舒张期峰流速进一步降低,PI 增高至 2.5,预示预后不良(死亡)。

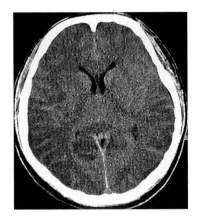

图 10-1-9　缺氧缺血性脑病头部 CT
头部 CT 显示双侧大脑半球皮层密度减低,脑沟密度增高,提示脑水肿严重,预示预后不良(死亡)。

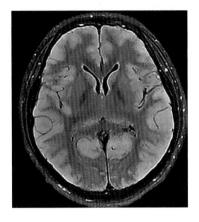

图 10-1-10　缺氧缺血性脑病头部 MRI
头部 MRI-FLAIR 序列显示大脑皮层弥漫水肿肿胀,预示预后不良(死亡)。

(3) 常规监测 EEG、TCD、SEP。

2. 呼吸功能管控

(1) 注意患者气道是否通畅,有无缺氧表现,包括呼吸浅快不规则、鼾声呼吸、发绀。

(2) 及时清理气道分泌物。

(3) 根据患者缺氧程度选择不同的给氧方式,包括鼻导管吸氧、面罩吸氧、气管插管和机械通气。

(4) 若气管插管困难,可选择环甲膜穿刺和后期气管切开。

(5) 保证脉搏氧饱和度≥95%。

(6) 依据动脉血气分析,维持 $PO_2 \geqslant 100mmHg$,PCO_2 35~45mmHg,存在慢性肺通气功能障碍的患者,比如 COPD,根据患者实际耐受情况调节。

3. 循环功能管控　维持血流动力学稳定,结合脑灌注情况增加或降低血压,避免继发性脑损伤。

4. 并发症管控　意识障碍患者因吞咽困难、气道清除能力下降和长期卧床等原因,常合并水电解质和酸碱平衡紊乱、营养不良、肺部感染、胃肠瘫痪,以及下肢深静脉血栓形成,需积极防治。

5. 促醒治疗　可以选择药物治疗(溴隐亭、多巴丝肼、胞二磷胆碱、纳洛酮)、电刺激治疗、高压氧治疗和针灸治疗。

【预后评估】

脑外伤患者 12 个月病死率(33%)、植物状态率(15%)均低于非脑外伤患者(53% 和 32%);苏醒率(52%)和严重残疾率(28%)均高于非脑外伤患者(15% 和 11%)。

【诊治流程】

诊治流程见图 10-1-11。

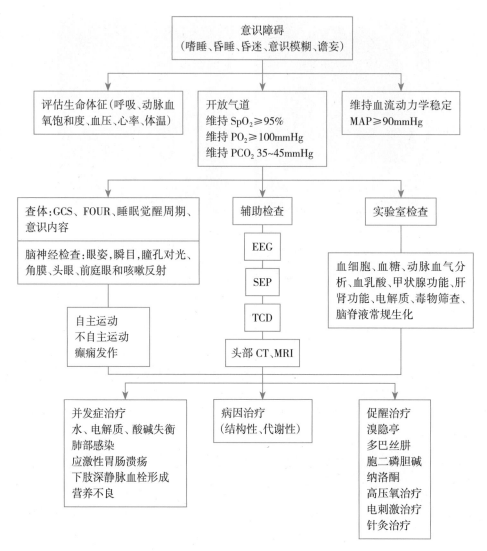

10-1-11　意识障碍诊治流程

SpO₂. 经皮动脉血氧饱和度；PO₂. 氧分压；PCO₂. 二氧化碳分压；MAP. 平均动脉压；EEG. 脑电图；SEP. 体感诱发电位；TCD. 经颅多普勒超声；GCS. 格拉斯哥昏迷评分；FOUR. 全面无反应性评分。

（田　飞）

推荐阅读文献

［1］王淼,刘祎菲,宿英英,等.体感诱发电位联合事件相关电位预测昏迷患者预后.中华神经科杂志, 2015,48（3）：197-202.

［2］BEHROUZ R,GODOY D A,AZARPAZHOOH M R,et al. Altered mental status in the neurocritical care unit. J Crit Care,2015,30（6）：1272-1277.

［3］GUPTA A,SHELTON W,SINGH R,et al. Altered mental status：what is the diagnosis? BMJ Case Rep,2015, 2015：bcr2014207533.

［4］LAUREYS S,CELESIA G G,COHADON F,et al. Unresponsive wakefulness syndrome:a new name for the vegetative state or apallic syndrome. BMC Med,2010,8:68.

［5］Practice parameters:assessment and management of patients in the persistent vegetative state(summary statement). The quality standards subcommittee of the American Academy of Neurology. Neurology,1995,45(5):1015-1018.

［6］WILBER S T,ONDREJKA J E. Altered mental status and delirium. Emerg Med Clin North Am,2016,34(3):649-665.

第二节　精神障碍

【定义】

精神障碍是指大脑功能活动紊乱,致使认知、情感、意志和行为等各种精神活动异常。许多神经系统疾病、严重躯体疾病和中毒等均可伴发精神障碍,表现为谵妄、遗忘、幻觉、妄想、抑郁焦虑、人格改变等。本节重点介绍与重症神经疾病相关的精神障碍。

【诊断要点】

1. 病因诊断　首先进行病因学检查,明确导致精神障碍的病因是精神因素,还是躯体因素。

精神因素所致精神障碍通常以高级精神活动异常为主要表现,无神经系统定位体征,无影像学改变,无实验室检查异常。

躯体因素所致的精神障碍具有以下特征:①精神症状发生在躯体疾病的高峰期;②精神症状与躯体疾病的严重程度平行;③病程和预后取决于躯体疾病,多数持续时间短,预后良好,少数遗留人格改变或智能减退。躯体因素的常见疾病如下。

(1)重症神经系统疾病:①中枢神经系统感染,如病毒性脑膜脑炎和自身免疫性脑炎;②脑血管疾病,如颞叶出血和血管性痴呆;③颅脑损伤,如脑震荡和脑挫伤;④脑肿瘤,如额叶、颞叶肿瘤。

(2)重症脑外器官疾病:包括肺性脑病、肝性脑病、肾性脑病、系统性红斑狼疮性脑病、甲状腺危象和严重低钠血症等。

(3)中毒:①咖啡因、可卡因等中枢神经系统兴奋剂中毒;②酒精中毒;③巴比妥类和苯二氮䓬类等中枢神经系统抑制剂中毒;④海洛因、鸦片中毒,哌替啶、吗啡和美沙酮等阿片类镇痛剂中毒;⑤大麻、烟草(尼古丁)中毒;⑥一氧化碳和有机磷中毒。

(4)环境因素:因疾病入住医院、手术室、重症监护病房而导致精神极度紧张。

2. 精神障碍临床表现　重点表述与重症疾病相关的精神障碍临床表现。

(1)焦虑:广泛和持续性焦虑,或反复发作的惊恐不安;伴有自主神经紊乱、肌肉紧张与运动性不安等症状。

(2)抑郁:情感低落、思维迟缓、意志活动减退,严重时出现幻觉和妄想。

(3)谵妄:在意识水平下降基础上,至少出现有以下一种症状:①错觉或幻觉等知觉障碍(以真性为主,生动清晰,具有恐怖色彩);②言语不连贯;③精神运动性不安,习惯性或无目标导向的动作(但很少有攻击性行为);④短暂而片段的妄想,昼轻夜重。

(4)精神错乱状态:比谵妄更严重的精神障碍,以精神活动不协调、不连贯和无法理解为特征,如极度兴奋、躁狂、恐惧、焦虑、片断错觉或幻觉,但内容不恐怖、不丰富,思维不连贯;

可有片断的妄想观念,环境意识和自我意识丧失;可有冲动、自伤、自杀行为,或抗拒、违拗、躲避和攻击行为。

3. 辅助检查

(1) 通过头部 CT 和 MRI 等影像学检查,脑电图和体感诱发电位等神经电生理检查,腰椎穿刺脑脊液检查,TCD 和颈动脉超声等检查,为躯体疾病所致精神障碍提供证据。

(2) 量表评估仅限于可配合检查患者。评估量表包括:简明精神症状评定量表(BPRS)、汉密尔顿抑郁量表(HAMD)、焦虑自评量表(SAS)、自杀态度问卷(QSA)和 Bech-Rafaelsen 躁狂量表(BRMS)。

【监测与治疗】

1. 常规作为重点监管对象,除了必要的安全性束缚外,还应避免刺激性语言和行为;在有条件的情况下,进入单间专管病房。

2. 常规予以药物治疗,包括抗精神病药、抗焦虑药、抗抑郁药和抗躁狂药(表 10-2-1~ 表 10-2-4)。但需适当掌握剂量,并根据治疗反应予以调整。

表 10-2-1 抗精神病药

药物名称		常用剂量、用法	不良反应	
第一代抗精神病药	氯丙嗪(吩噻嗪类)	25~100mg,口服,3 次/d 25~100mg,肌内注射	锥体外系症状	视力模糊、口干、嗜睡、低血压
	奋乃静(吩噻嗪类)	2~4mg,口服,3 次/d	锥体外系症状,血浆中催乳素浓度增加	
	氟哌啶醇(丁酰苯类)	2~10mg,口服,3 次/d	锥体外系症状、低血压	
第二代抗精神病药	氯氮平	25~200mg,口服,2 次/d	流涎、发热、中性粒细胞减少、低血压	便秘、嗜睡
	利培酮	1~3mg,口服,2 次/d	焦虑、头晕、恶心、消化不良	
	奥氮平	5~10mg,口服,1 次/d	体重增加、锥体外系症状	

表 10-2-2 常用抗焦虑药

药物名称	常用剂量、用法	不良反应[1]
苯二氮䓬类		
地西泮	2.5~5mg,口服,3 次/d 10mg,肌内注射	共济失调、便秘、皮疹
劳拉西泮	0.5~1mg,口服,3 次/d	恶心、头痛、便秘
艾司唑仑	1~2mg,口服,3 次/d	疲乏
氯硝西泮	1~2mg,口服,3 次/d	
氯美沙酮	200mg,口服,3 次/d	共济失调、无力

注:①嗜睡、无力是抗焦虑药共同的不良反应。

表 10-2-3　常用抗抑郁药

药物名称	常用剂量、用法	不良反应 *
选择性 5-HT 再摄取抑制剂		
氟西汀	20mg，口服，1 次 /d	焦虑、嗜睡、头痛、精神紧张
帕罗西汀	20mg，口服，1 次 /d	便秘、头痛、头晕
舍曲林	50~100mg，口服，1 次 /d	消化不良、射精困难
西酞普兰	10~60mg，口服，1 次 /d	恶心、出汗增多、流涎减少、头痛和睡眠时间缩短
氟伏沙明	100mg，口服，2 次 /d	疲乏
新型抗抑郁药		
吗氯贝胺（可逆性单胺氧化酶抑制剂）	100~200mg，口服，2 次 /d	血压升高
文拉法辛（5-HT 与 NE 再摄取抑制剂）	75~100mg，口服，2 次 /d	嗜睡、便秘、头晕

表 10-2-4　常用抗躁狂药

药物名称	常用剂量、用法	不良反应
碳酸锂（经典抗躁狂药）	250~500mg，口服，3 次 /d	手指震颤、恶心、金属味、无力、多尿、烦渴、体重增加、皮疹、癫痫
卡马西平（新型抗躁狂药）	100~400mg，口服，3 次 /d	嗜睡、头晕、共济失调、恶心、皮疹
丙戊酸钠（新型抗躁狂药）	200~400mg，口服，3 次 /d	嗜睡、手抖、恶心

（1）对躁动、易激惹、有冲动行为患者，选择镇静作用较强的抗精神病药，如地西泮、氯丙嗪、奥氮平、利培酮、氯氮平、奋乃静、苯巴比妥等。对精神障碍病程较长患者可予氟哌啶醇，从 0.5mg，2 次 /d 开始，逐渐加大剂量至有效控制症状（最大剂量每日 40mg）；若口服用药效果不佳，可改为肌内注射或静脉用药。对严重易激惹、躁狂、有攻击行为、自伤行为的患者，可予右美托咪定、咪达唑仑、丙泊酚等麻醉镇静剂，以迅速控制症状。

（2）对焦虑患者，选择苯二氮䓬类药物，如地西泮、劳拉西泮、艾司唑仑、氯硝西泮等。其中艾司唑仑治疗入睡困难效果更好，氯硝西泮控制冲动、激动不安和惊恐更好。

（3）对抑郁并具有自杀倾向患者，选择帕罗西汀、舍曲林、氟西汀、阿米替林等抗抑郁药。

【预后评估】

精神障碍多是原发疾病的一部分，大多数患者的预后与原发疾病转归一致。

【诊治流程】

诊治流程见图 10-2-1。

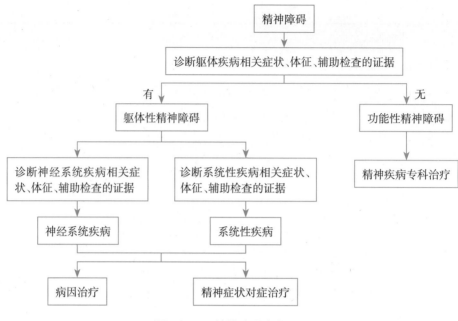

图 10-2-1 精神障碍诊治流程

（张 艳）

推荐阅读文献

［1］HAO Q J，WANG D H，GUO L T，et al. Clinical characterization of autoimmune encephalitis and psychosis. Compr Psychiatry，2017，74：9-14.

［2］MURPHY R，O'DONOGHUE S，COUNIHAN T，et al. Neuropsychiatric syndromes of multiple sclerosis. J Neurol Neurosurg Psychiatry，2017，88（8）：697-708.

［3］PUROHIT M P，ZAFONTE R D，SHERMAN L M，et al. Neuropsychiatric symptoms and expenditure on complementary and alternative medicine. J Clin Psychiatry，2015，76（7）：e870-e876.

第三节 颅内压增高

【定义】

颅内压（ICP）是指颅腔内的压力，ICP 的正常范围受年龄、体位和体型等因素的影响。通常，健康成年人侧卧位腰椎穿刺时测量的压力正常范围为 5~15mmHg（80~180mmH$_2$O），但老年人（8~15mmHg）和肥胖者（15~20mmHg）ICP 正常参考范围有所不同。ICP 增高是指各种疾病导致 ICP 持续高于正常范围，见于脑血管病、中枢神经系统感染、颅脑损伤和颅内肿瘤等疾病。

【诊断要点】

1. 颅内压增高临床表现　多数患者表现为头痛、恶心伴呕吐，部分患者可出现心动过缓、呼吸抑制和血压增高三联征（库欣综合征）。当 ICP 急剧升高，或相邻区域有明显的压力差时，脑组织可从高压区向低压区移动，使相关脑组织和血管受压，或脑脊液循环障碍，从而产生相应的综合征，即脑疝形成。

2. 脑疝形成 当 ICP 出现急剧升高,或相邻区域有明显的压力差时,脑组织可以从高压区向低压区移动,使相关脑组织、神经和血管受压或脑脊液循环发生障碍而产生相应的综合征,称为脑疝,常见的脑疝有大脑镰下疝、钩回疝和枕骨大孔疝。

颞叶钩回疝,又称"小脑幕切迹疝",其主要临床表现是意识障碍、同侧瞳孔散大和对侧肢体瘫痪,若压迫大脑后动脉可以导致同侧脑梗死,一部分患者由于颞叶钩回压迫中脑导致对侧大脑脚在小脑幕切迹受压,可出现病灶同侧肢体瘫痪。颞叶钩回疝的主要影像表现有颞叶钩回甚至海马移位至鞍上池,同侧鞍上池和四叠体池消失,如果中脑导水管受压可导致脑积水(图 10-3-1)。其他脑疝综合征的临床表现等见表 10-3-1。

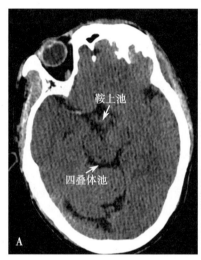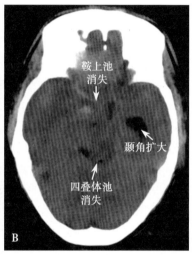

图 10-3-1 右侧大脑中动脉闭塞

A. 病后 3 小时 CT 扫描显示梗死灶尚未显影,四叠体池、鞍上池存在;B. 病后 48 小时小脑幕切迹疝形成,四叠体池和鞍上池消失,中脑导水管受压,左侧侧脑室颞角扩大。

表 10-3-1 常见脑疝综合征

分类	解剖结构	临床表现	并发症	备注
颞叶钩回疝	钩回或海马回被压迫至小脑幕切迹	意识障碍、动眼神经麻痹、对侧肢体瘫痪(少部分可表现为同侧)或去大脑强直	大脑后动脉梗死、脑积水、脑干梗死或出血	意识障碍常常是病情快速恶化的晚期表现
枕骨大孔疝	小脑扁桃体疝入枕骨大孔压迫延髓	呼吸停止、发作性去大脑强直、意识障碍和心律失常	脑干梗死	快速、致死性,幕上、幕下病变均可以引起,也可以发生于腰椎穿刺后
大脑镰下疝	扣带回疝入大脑镰下	对侧下肢无力和意识水平下降	同侧或对侧大脑前动脉梗死	中心疝发生的预警
中心疝	双侧颞叶内侧下疝,超过小脑幕切迹,压迫脑干	双侧瞳孔散大、意识障碍和去大脑强直	双侧大脑后动脉梗死、脑积水、脑干梗死或出血	多见于肿瘤等慢性病因
小脑幕上疝	后颅窝内容物移位超过小脑幕切迹	双侧瞳孔散大、意识障碍和去大脑强直	双侧大脑后动脉梗死和脑干梗死	常见于脑室过度引流和后颅窝占位

3. 颅内压测量

(1) 腰椎穿刺脑脊液测压是诊断 ICP 增高最简便、最常用的方法。但不能提供持续的 ICP 数据,并有诱发脑疝风险。因此,在腰椎穿刺前需要评估脑疝形成的风险。此外,后颅窝病变、椎管狭窄或梗阻可能影响结果的真实性,故需要结合临床和影像学进行综合判断。

(2) 有创持续 ICP 监测包括脑室内、脑实质、硬膜下和硬膜外压力测量,ICP 结果更加精准。但有创操作存在创伤、感染等并发症风险。通常用于难治性 ICP 增高和需要持续 ICP 监测的患者。

【监测与治疗】

1. 颅内压监测方法与指征

(1) ICP 监测方法分为有创和无创两种方法,目前仍以有创 ICP 监测为金标准。有创 ICP 监测方法中,以脑室内和脑实质内 ICP 监测更为准确。此外,在脑室内监测的同时,还可进行脑脊液引流和脑室内药物治疗。无创 ICP 监测技术包括 TCD 技术和视神经鞘直径测量技术等。当 ICP 增高时,TCD 的舒张期血流波幅逐渐降低,PI 逐渐增高。当视神经鞘直径 >4.8~5.86mm 时,预测 ICP>20mmHg 的灵敏度是 89%~0.95%,特异度是 74%~96%。

(2) 颅脑损伤(traumatic brain injury,TBI) 有创持续 ICP 监测指征包括:①GCS≤8 分;②头部 CT 扫描显示异常,如血肿、挫伤、肿胀、脑疝形成,或基底池受压。

若头部 CT 扫描未显示异常,则需至少满足以下 3 项条件中的 2 项:①年龄 >40 岁;②单侧或双侧运动姿势异常(去大脑强直或去皮层强直);③收缩压 <90mmHg。

(3) 非 TBI 患者的有创持续 ICP 监测指征尚不明确,当急性重症脑损伤伴 ICP 增高临床征象,影像学检查证实存在严重颅内病变和显著 ICP 增高征象时,可考虑有创持续 ICP 监测,并以此评估病情、指导治疗。

2. 颅内压管控目标　美国脑外伤基金会建议 TBI 患者的 ICP 管控目标为 22mmHg,且维持脑灌注压 >60mmHg。欧洲重症医学协会以神经重症液体管理为考量,建议 ICP 管控目标为 25mmHg,即高于此目标值时启动渗透性药物治疗。国内学术组织根据疾病和手术前后推荐了不同的管控目标(图 10-3-2)。此外,在对 ICP 管控的同时,还需注意:①通过影像学检查了解 ICP 增高原因和程度,尤其了解手术指征;②结合多模监测指标,如脑氧、脑代谢、脑灌注等,调整治疗策略;③动态监测 ICP 处理前后各项指标变化,优化治疗方案。

3. 颅内高压处理步骤

(1) 病因治疗。

(2) 基本治疗

1) 对颅内高压和脑疝高风险患者:①优化气道和循环管理;②抬高头位 30°,并保持头部居中位以利于静脉回流;③减少 ICP 增高刺激因素,如持续吸痰、腹腔内压增加等;④维持正常体温;⑤纠正低钠血症;⑥避免输注低渗液体;⑦管控血糖(7.8~10mmol/L);⑧适当镇静,控制躁动等。

2) 对 ICP 目标值 >20mmHg 的患者,启动渗透性治疗,如输注甘露醇、高渗盐水等,但须常规监测血钠水平,输注高渗盐水时每 4~6 小时监测血钠一次,管控血钠 <160mmol/L,管控血浆渗透压 <320mmol。如果 ICP 达到目标值并保持稳定,维持(输注 3% 氯化钠溶液,每 6 小时监测血钠一次)有效血钠水平,直至脑水肿改善。

3) 对渗透性治疗无效患者,可实施过度换气治疗,持续时间 <2 小时,PaCO₂ 管控目标为

30~35mmHg;若 ICP 不达标,PaCO$_2$ 管控目标为 25~30mmHg,持续时间 <6 小时。

4) 对渗透治疗无效患者,可考虑深度镇静治疗,如巴比妥昏迷可降低脑代谢,减少脑血供需求,降低 ICP。镇静深度根据 ICP 调整,或监测 EEG 达到暴发抑制模式,但需警惕低血压和继发感染等不良反应。

5) 对渗透治疗无效患者,可考虑治疗性低温治疗,其除了降低 ICP 外,还有脑保护作用。低温目标为 32~35℃,持续 24~72 小时,但在低温复温时需减缓速度,以防 ICP 反弹。

6) 对内科标准治疗无效患者,可考虑手术治疗,选取手术的方式与 ICP 增高原因相关,如脑积水时,应行脑室外引流术;大面积脑梗死、脑出血、颅脑损伤等脑实质体积增加时,可考虑部分颅骨切除减压术。

【预后评估】

与 ICP≤20mmHg 患者对比,TBI 且 ICP>20mmHg 的患者病死率更高(47% *vs.* 17%,*P*<0.000 1),死亡患者的 ICP 明显高于生存者(27mmHg ± 19mmHg *vs.* 16mmHg ± 6mmHg,*P*<0.01)。ICP>20mmHg 的自发性脑出血患者平均病死率为 50%(22.45%~75%)。ICP>30mmHg、ICP 20~30mmHg 和 ICP<20mmHg 的 aSAH 患者 15 日病死率分别为 85%、20% 和 5%。

【诊治流程】

诊治流程见图 10-3-2。

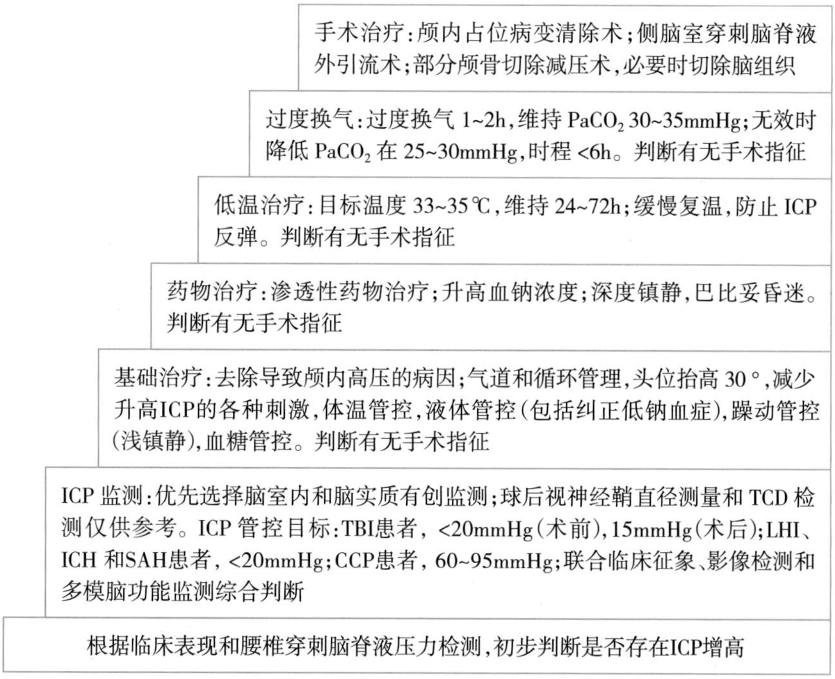

> 手术治疗:颅内占位病变清除术;侧脑室穿刺脑脊液外引流术;部分颅骨切除减压术,必要时切除脑组织
>
> 过度换气:过度换气 1~2h,维持 PaCO$_2$ 30~35mmHg;无效时降低 PaCO$_2$ 在 25~30mmHg,时程 <6h。判断有无手术指征
>
> 低温治疗:目标温度 33~35℃,维持 24~72h;缓慢复温,防止 ICP 反弹。判断有无手术指征
>
> 药物治疗:渗透性药物治疗;升高血钠浓度;深度镇静,巴比妥昏迷。判断有无手术指征
>
> 基础治疗:去除导致颅内高压的病因;气道和循环管理,头位抬高 30°,减少升高 ICP 的各种刺激,体温管控,液体管控(包括纠正低钠血症),躁动管控(浅镇静),血糖管控。判断有无手术指征
>
> ICP 监测:优先选择脑室内和脑实质有创监测;球后视神经鞘直径测量和 TCD 检测仅供参考。ICP 管控目标:TBI 患者,<20mmHg(术前),15mmHg(术后);LHI、ICH 和 SAH 患者,<20mmHg;CCP 患者,60~95mmHg;联合临床征象、影像检测和多模脑功能监测综合判断
>
> 根据临床表现和腰椎穿刺脑脊液压力检测,初步判断是否存在 ICP 增高

图 10-3-2 颅内压增高诊治流程

TBI. 颅脑损伤;LHI. 大脑半球大面积梗死;ICH. 脑出血;SAH. 蛛网膜下腔出血;CPP. 脑灌注压。

(潘速跃)

推荐阅读文献

[1] 潘速跃.甘露醇能治疗脑水肿吗.国际脑血管病杂志,2019,27(2):81-83.

[2] BALESTRERI M,CZOSNYKA M,HUTCHINSON P,et al. Impact of intracranial pressure and cerebral perfusion pressure on severe disability and mortality after head injury. Neurocrit Care,2006,4(1):8-13.

[3] CADENA R,SHOYKHET M,RATCLIFF J J. Emergency neurological life support:intracranial hypertension and herniation. Neurocrit Care,2017,27(Suppl 1):82-88.

[4] CARDIM D,ROBBA C,BOHDANOWICZ M,et al. Non-invasive monitoring of intracranial pressure using transcranial doppler ultrasonography:is it possible? Neurocrit Care,2016,25(3):473-491.

[5] COSSU G,MESSERER M,STOCCHETTI N,et al. Intracranial pressure and outcome in critically ill patients with aneurysmal subarachnoid hemorrhage:a systematic review. Minerva Anestesiol,2016,82(6):684-696.

[6] GODOY D A,NUNEZ-PATINO R A,ZORRILLA-VACA A,et al. Intracranial hypertension after spontaneous intracerebral hemorrhage:a systematic review and meta-analysis of prevalence and mortality rate. Neurocrit Care,2019,31(1):176-187.

[7] HELBOK R,MEYFROIDT G,BEER R. Intracranial pressure thresholds in severe traumatic brain injury:Con: the injured brain is not aware of ICP thresholds! Intensive Care Med,2018,44(8):1318-1320.

[8] ROBBA C,SANTORI G,CZOSNYKA M,et al. Optic nerve sheath diameter measured sonographically as non-invasive estimator of intracranial pressure:a systematic review and meta-analysis. Intensive Care Med,2018,44 (8):1284-1294.

第四节 癫痫持续状态

一、全面性惊厥性癫痫持续状态

【定义】

癫痫持续状态(status epilepticus,SE)是癫痫发作的一种极端形式。2015年国际抗癫痫联盟提出新定义:癫痫发作自行终止机制失败,或异常持续发作机制,启动了SE(时间点T1),可导致长期不良后果(时间点T2),如神经元死亡、神经元损伤和神经元网络异常等,其取决于癫痫发作类型和持续时间。T1和T2为2个临床可操作性时间点,T1提示癫痫发作可能持续,是必须启动治疗的时间点;T2提示可能长期预后不良,是必须强化治疗的时间点。全面性惊厥性SE的T1时间点为发作后5分钟,T2时间点为发作后30分钟。

【诊断要点】

1. 全面性惊厥性癫痫持续状态(generalized convulsive SE,GCSE) 全身性强直-阵挛发作持续5min以上,或反复发作,发作间期意识未能完全恢复。

2. 难治性癫痫持续状态(refractory status epilepticus,RSE) 使用足量苯二氮䓬类药以及后续进行一种可接受的抗癫痫药物治疗后,仍有SE临床或脑电图痫性发作。

3. 超级难治性癫痫持续状态(super-RSE) 经过麻醉药治疗24小时后,SE癫痫发作仍继续或复发(包括麻醉药减量或撤除过程中复发)。

【监测与治疗】

1. 终止 GCSE

（1）初始治疗首选劳拉西泮 0.1mg/kg（1~2mg/min，单次最大剂量 4mg）静脉注射。若无劳拉西泮，可选地西泮 10~20mg/ 次，以 2mg/min 的速度静脉匀速注射，直至发作停止或总量达到 20~30mg；或肌内注射咪达唑仑 10mg（静脉通路无法建立时），高龄老人或体重小于 50kg，予 5mg，可酌情重复一次；或口腔黏膜给予咪达唑仑 10mg，高龄老人或体重小于 50kg，予 5mg。

（2）初始苯二氮䓬类药物治疗失败后，可予丙戊酸 20~40mg/kg［<6mg/（kg·min）］静脉推注，后续 1~2mg/（kg·h）静脉泵注，或苯巴比妥 10~20mg/kg（50~100mg/min）静脉注射，或左乙拉西坦 1 000~3 000mg（20~60mg/kg）静脉注射［2~5mg/（kg·min）］。

（3）GCSE 终止标准为临床发作终止，脑电图痫性放电消失。GCSE 终止后，即刻同种或同类肌内注射或口服抗癫痫药物（anti-epileptic drugs，AEDs）过渡治疗，如苯巴比妥、丙戊酸、左乙拉西坦、氯硝西泮等；注意口服药物的替换需达到稳态血药浓度（5~7 个半衰期），在此期间，静脉药物至少持续 24 小时，并根据替换药物的血药浓度监测结果逐渐减量。

2. 终止 RSE　一旦进入 RSE，需要静脉滴注麻醉药物，同时还须予以必要的生命支持与器官系统保护，以防惊厥时间过长导致不可逆的脑损伤和重要器官功能损伤。

（1）可选择咪达唑仑 0.2mg/kg 静脉注射，后续 0.05~2mg/（kg·h）持续静脉泵注；或丙泊酚 2~3mg/kg 静脉注射，可追加 1~2mg/kg 直至发作终止，后续 2~10mg/（kg·h）持续静脉泵注。

（2）尽管戊巴比妥有证据显示疗效确切，但考虑到药物不良反应，不常规选用。

（3）脑电图监测目标为痫样放电停止，并延续 24~48 小时。

（4）RSE 终止后，即刻予以鼻饲 AEDs，如左乙拉西坦、托吡酯、丙戊酸和苯巴比妥等单药联合药物治疗。口服药物的替换需达到稳态血药浓度（5~7 个半衰期），在此期间静脉用药至少持续 24~48 小时，后续根据脑电图监测结果和血药浓度逐渐减少静脉滴注的麻醉药物。

3. 终止 super-RSE　需要联合多种治疗方法终止 super-RSE，如咪达唑仑联合氯胺酮、咪达唑仑联合丙泊酚，或吸入性药物麻醉（请麻醉科协助）、高剂量苯巴比妥静脉注射等，也可以试用轻度低温、免疫调节、外科手术、神经调控和生酮饮食等辅助治疗，但须权衡利弊。

4. 生命支持与重要器官保护

（1）尽早收入神经 ICU。

（2）脑功能管控：频繁癫痫发作，可导致严重的继发性脑损伤。为了更好地控制发作和评估脑功能，需要持续脑电图监测。SE 患者初始治疗后，需持续脑电图监测至少 6 小时，以发现脑内异常放电或非惊厥性 SE。RSE 患者麻醉剂治疗时，需持续脑电图监测 24~48 小时。SE 和 RSE 患者 AEDs 或麻醉剂减量过程中，仍需持续监测脑电图；其目的在于调整治疗方案。

（3）呼吸功能管控：频繁癫痫发作和大剂量 AEDs、麻醉剂使用，可导致呼吸功能抑制。因此需要持续监测呼吸功能，包括呼吸运动（频率、幅度和节律）、呼气末二氧化碳分压（气管插管患者）、脉搏氧饱和度和动脉血气监测；必要时，尤其静脉滴注大剂量 AEDs 或麻醉剂时，予气管插管和 / 或机械通气，并严加防范继发性细菌性肺炎。

（4）循环功能管控：频繁癫痫发作和大剂量 AEDs、麻醉剂使用，可导致低血压，甚至循环衰竭。因此需要持续监测心率/心律、血压等循环功能指标；必要时给予液体补充和血管活性药物。

（5）肝功能管控：大剂量 AEDs、麻醉剂使用，可影响肝功能。因此需要每 3~7 日检测一次肝功能；常规予以降酶、降氨等肝功能保护药物。

（6）胃肠功能管控：大剂量 AEDs、麻醉剂使用，可抑制胃肠动力，甚至发生胃肠麻痹，因此需要间断评估胃肠动力，包括腹胀、肠鸣音减弱、胃液潴留等；常规予以肠内管饲喂养或肠外营养支持。

（7）其他管控项目还有体温、水电解质及酸碱平衡、AEDs 血药浓度以及药物不良反应等。

【预后评估】

GCSE 的出院病死率为 9%~21%；30 日病死率为 19%~27%，90 日病死率为 19%；严重神经功能缺损或认知障碍发生率 11%~16%；90 日 GOS 2~4 分，预后不良率 39%。

其他预后评估方法还有：癫痫持续状态严重程度评分（status epilepticus severity score，STESS）、基于流行病学基础的 SE 死亡率评分（epidemiology based mortality score in SE，EMSE）和基于脑炎、NCSE、安定耐药性、影像学和气管插管 5 个参数的癫痫持续状态功能预后评分（encephalitis，NCSE，diazepam resistance，image abnormalities and tracheal intubation，END-IT）。STESS 主要用于早期（入院时）SE 预后评估（表 10-4-1）。STESS 的界值为 3 分，预后良好（0~2 分）的阴性预测值较高，可准确地预测良好结局（生存）；而阳性预测值较低，不能准确预测不良结局（死亡）。

表 10-4-1　SE 预后 STESS 量表

参数	内容	分值/分
年龄	<65 岁	0
	≥65 岁	2
治疗前意识水平	清醒、嗜睡或意识模糊	0
	无意识或昏迷	1
治疗前最严重的发作类型	简单部分，复杂部分，失神	0
	全面惊厥性	1
	昏迷中的非惊厥性 SE	2
癫痫病史	有	0
	无	1
总分		0~6

注：SE. 癫痫持续状态；STESS. 癫痫持续状态严重程度评分。

【诊治流程】

诊治流程见图 10-4-1。

第一阶段 （SE 初始）	1. 地西泮静脉滴注,10~20mg/ 次,每分钟 <2mg,直至发作终止或总量达 20~30mg 2. 或咪达唑仑 10mg 肌内注射,10min后酌情重复一次 3. 或咪达唑仑 10mg 口腔黏膜给药,10min后酌情重复一次	临床发作终止和长程 EEG 检测痫性放电终止,且意识清醒后,口服 AEDs 替换

发作未控制 ↓

第二阶段 （SE）	1. 丙戊酸 20~40mg/kg［<6mg/(kg·min)］,静脉滴注;若发作控制,继续丙戊酸 1~2 mg/(kg·h)静脉泵注,至少维持 24h 2. 左乙拉西坦 1 000~3 000mg(20~60mg/kg),静脉滴注［2~5mg/(kg·min)］;若发作控制,每 12h 静脉滴注 500~1 500mg,至少维持 24h 3. 苯巴比妥 10~20mg/kg(50~100mg/min),静脉滴注;若发作控制,每 12h 静脉滴注苯巴比妥 50~100mg,至少维持24h	

发作未控制 ↓

第三阶段 （RSE）	1. 咪达唑仑 0.2mg/kg 静脉滴注,2mg/min,必要时重复。发作控制后,维持量 0.05~2mg/(kg·h)静脉泵注;若复发,再次静脉滴注咪达唑仑 0.2mg/kg,维持量在原基础上调 30%~50% 2. 丙泊酚 2~3mg/kg 静脉滴注,可重复 1~2mg/kg,直至控制。发作控制后,维持量 2~10mg/(kg·h)持续静脉泵注,若复发,再次静脉滴注丙泊酚 1~2mg/kg,维持量在原基础上调 30%~50%	1. EEG 持续监测指导药物治疗 2. 临床发作终止和 EEG 痫性放电终止 24~48h 后替换管饲 AEDs

发作未控制 ↓

第四阶段 （super-RSE）	1. 尝试联合用药:可选择咪达唑仑、丙泊酚、苯巴比妥和氯胺酮［1~2mg/kg 静脉滴注,后 1~5mg/(kg·h)维持治疗］ 2. 尝试吸入麻醉剂(异氟烷) 3. 尝试添加生酮饮食 4. 尝试早期治疗性低温 5. 尝试糖皮质激素和/或丙种球蛋白冲击治疗 6. 尝试神经调控 7. 尝试电休克	

图 10-4-1 癫痫持续状态诊治流程

SE. 癫痫持续状态;RSE. 难治性癫痫持续状态;super-RSE. 超级难治性癫痫持续状态;EEG. 脑电图;AEDs. 抗癫痫药物。

二、GCSE 后非惊厥性癫痫持续状态

【定义】

非惊厥性癫痫持续状态(nonconvulsive status epilepticus,NCSE)是指脑电图上持续的痫样放电,导致非惊厥性癫痫发作,表现为失语、遗忘、意识障碍或行为改变,有时也可出现自动症、眼球偏斜、眼球震颤样运动(常为水平性)或面部、口周、腹部及肢体轻微抽动等。

GCSE 后 NCSE 又称"微小癫痫持续状态(subtle status epilepticus,SSE)"。通常 SSE 由 GCSE 治疗不充分、治疗延迟或未治疗引起,表现为 EEG 持续性痫样放电,但临床上无运动

性发作或仅有间断的微小抽动性发作。

【诊断要点】

1. 前期 GCSE,即临床持续癫痫发作伴 EEG 持续痫性放电。

2. GCSE 临床发作终止后,EEG>25 次/10s 癫痫样放电(epileptiform discharge,ED),并符合以下标准。

(1) 反复癫痫样放电(>2.5Hz/s)(图 10-4-2)。

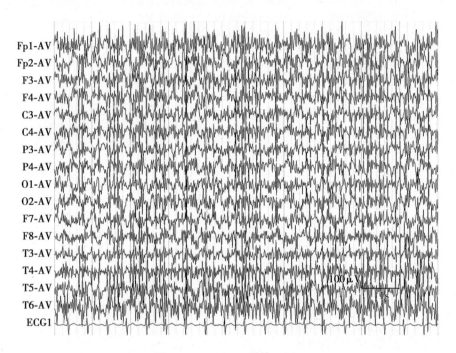

图 10-4-2 GCSE 后的 NCSE

丙泊酚持续泵入后,GCSE 临床发作终止,但视频 EEG 监测显示:各导联棘波节律,提示存在 NCSE。EEG 参数设置:高通滤波 0.3Hz,低通滤波 70Hz,灵敏度 10μV/mm,走纸速度 30mm/s。

(2) 反复癫痫样放电(≤2.5Hz/s),或节律性 δ/θ 活动(>0.5Hz)(图 10-4-3),同时符合以下条件之一。

1) 予 AEDs 后 EEG 和临床发作改善。

2) 微小临床发作。

3) EEG 典型时间和空间(电压、频率和部位)发作演变趋势(图 10-4-4)。

【监测与治疗】

参考"GCSE"相关内容。

【预后评估】

SSE 病死率为 31%,致残率为 43%。SSE 致死与疾病病种相关,心肺复苏后患者病死率为 100%,蛛网膜下腔出血患者病死率为 100%,肿瘤患者病死率为 75%。

【诊治流程】

诊治流程见图 10-4-1。

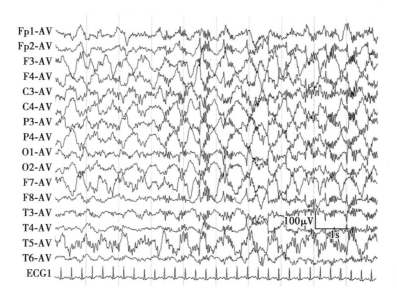

图 10-4-3　GCSE 后的 NCSE

咪达唑仑和苯巴比妥持续泵入后,GCSE 临床发作终止,但偶见口角或手指微小抽动;视频 EEG 监测显示:各导联节律性 1.5~2Hz δ 活动,提示存在 NCSE。EEG 参数设置:高通滤波 0.3Hz,低通滤波 70Hz,灵敏度 10μV/mm,走纸速度 30mm/s。

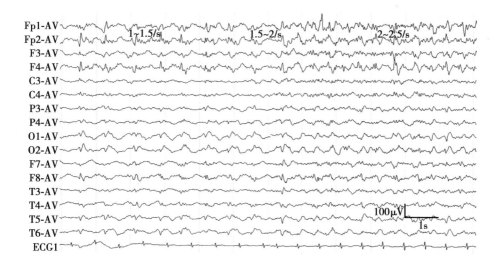

图 10-4-4　GCSE 后的 NCSE

咪达唑仑和苯巴比妥持续泵入后,GCSE 临床发作终止,视频 EEG 监测显示:发作性双侧前额、额,右侧前颞、中颞、后颞导联癫痫样放电,伴频率演变(1~2.5Hz),同期无肢体抽搐。EEG 参数设置:高通滤波 0.3Hz,低通滤波 70Hz,灵敏度 10μV/mm,走纸速度 30mm/s。

（江　文）

推荐阅读文献

［1］BENICZKY S,HIRSCH L J,KAPLAN P W,et al. Unified EEG terminology and criteria for nonconvulsive status epilepticus. Epilepsia,2013,54(Suppl 6):28-29.

［2］BETJEMANN J P,LOWENSTEIN D H. Status epilepticus in adults. Lancet Neurol,2015,14(6):615-624.

［3］GAO Q,OU-YANG T P,SUN X L,et al. Prediction of functional outcome in patients with convulsive status epilepticus:the END-IT score. Crit Care,2016,20:46.

［4］LACCHEO I,SONMEZTURK H,BHATT A B,et al. Non-convulsive status epilepticus and non-convulsive seizures in neurological ICU patients. Neurocrit Care,2015,22(2):202-211.

［5］LEITINGER M,HOLLER Y,KALSS G,et al. Epidemiology-based mortality score in status epilepticus(EMSE). Neurocrit Care,2015,22(2):273-282.

［6］LEITINGER M,TRINKA E,GARDELLA E,et al. Diagnostic accuracy of the Salzburg EEG criteria for non-convulsive status epilepticus:a retrospective study. Lancet Neurol,2016,15(10):1054-1062.

［7］MEIERKORD H,HOLTKAMP M. Non-convulsive status epilepticus in adults:clinical forms and treatment. Lancet Neurol,2007,6(4):329-339.

［8］ROSSETTI A O,LOGROSCINO G,BROMFIELD E B. A clinical score for prognosis of status epilepticus in adults. Neurology,2006,66(11):1736-1738.

［9］SHORVON S. What is nonconvulsive status epilepticus,and what are its subtypes? Epilepsia,2007,48(Suppl 8):35-38.

［10］SUTTER R,SEMMLACK S,KAPLAN P W. Nonconvulsive status epilepticus in adults-insights into the invisible. Nat Rev Neurol,2016,12(5):281-293.

［11］TRINKA E,COCK H,HESDORFFER D,et al. A definition and classification of status epilepticus-report of the ILAE Task Force on classification of status epilepticus. Epilepsia,2015,56(10):1515-1523.

［12］TRINKA E,HOFLER J,LEITINGER M,et al. Pharmacotherapy for status epilepticus. Drugs,2015,75(13):1499-1521.

第五节 阵发性交感神经过度兴奋综合征

自主神经功能障碍包括交感神经、副交感神经和胃肠道神经受累,表现为心血管功能障碍、体温调节障碍、排汗障碍、胃肠道功能障碍、膀胱功能障碍等。本节重点介绍自主神经功能障碍中最为危重的阵发性交感神经过度兴奋(paroxysmal sympathetic hyperactivity,PSH)综合征。

【定义】

严重获得性脑损伤幸存患者,可出现同步、阵发、短暂交感神经活动增强的一组综合征,表现为心动过速、血压增高、呼吸加快、体温增高、出汗增加和运动姿势障碍(躯体过伸、肌张力障碍)等。

【诊断要点】

根据 PSH 评估量表(paroxysmal sympathetic hyperactivity assessment measure,PSH-AM)进行诊断。PSH-AM 由 2 个独立结构组成。

1. 临床特征评分(clinical feature scale,CFS) 用于分析是否存在肾上腺素能和运动活动过度,以及严重程度(表 10-5-1)。

表 10-5-1 阵发性交感神经过度兴奋评估量表（PSH-AM）

A:临床表现特征评分（clinical feature scale,CFS）

特征	临床特征评分 / 分			
	0	1	2	3
心率 /(次·min⁻¹)	<100	100~119	120~139	≥140
呼吸频率 /(次·min⁻¹)	<18	18~23	24~29	≥30
收缩压 /mmHg	<140	140~159	160~179	≥180
体温 /℃	<37.0	37.0~37.9	38.0~38.9	≥39.0
出汗	无	轻度	中度	重度
肌张力增高	无	轻度	中度	重度

B:诊断可能性评估工具（DLT）:每项 1 分

急性颅脑疾病之后

临床表现同步出现

临床表现呈发作性

正常非疼痛刺激过度反应

发作期无副交感神经兴奋表现

连续发作 >3 日

脑损伤 2 周后仍有发作

每日发作 >2 次

无其他病因可以解释

按其他疾病治疗无效

已经使用抑制交感神经兴奋药物

C:评分分析

CFS 总分 = 每一临床表现分数的总和（单个表现 0~3 分,最高为 18 分）

CFS 严重程度分级:0 分,无;1~6 分,轻度;7~12 分,中度;≥13 分,重度

DLT 总分 = 存在一项计 1 分,最高为 11 分

PSH-AM=CFS 总分 +DLT 总分

PSH 诊断:①<8 分,不可能 PSH

②8~16 分,可能 PSH

③≥17 分,很可能 PSH

2. 诊断可能性评估工具（diagnosis likelihood tool,DLT） 用于 PSH 诊断的可能性分析。

【监测与治疗】

1. 主要监测指标　常规监测体温、呼吸、心率、血压、出汗、姿势异常等,间断予以 PSH-AM 评分。

2. 治疗方法　PSH 治疗原则包括:①避免引起发作的各种诱因;②减轻交感神经过度

兴奋;③通过支持性治疗减轻 PSH 对器官系统功能影响。由于药物预防对终止 PSH 发作的效果并不确切,因此通常采用多种药物组合的治疗方案,以发挥相互补充的作用。

(1) 避免诱因:PSH 患者所经历大多数发作(约 80%)都是外部刺激,如疼痛、噪声、强光、尿潴留、身体移动所致。因此,需尽早发现和尽可能终止刺激。

(2) 阿片类药物:吗啡通过调节参与发作的中枢通路而非镇痛作用达到控制症状的目的,可作为一线药物用于 PSH 发作期,抑制患者的超敏反应;用药方法:1~10mg,静脉推注。芬太尼贴片也可用于预防或终止 PSH 发作,用药方法:12~100μg/h,贴剂外用。通常阿片类药物治疗的持续时间取决于 PSH 症状的持续时间和严重程度,尽管临床医生想竭力避免长期使用阿片类药物,但这一治疗往往需要延续到康复阶段。

(3) α$_2$ 受体激动剂:通过中枢和外周抑制肾上腺素能释放减轻 PSH。可乐定可降低循环中的儿茶酚胺,从而控制心率和血压,但对体温的控制效果不佳;用药方法:100μg,每 8~12 小时口服一次,可逐渐滴定到每日 1 200μg。但是,可乐定口服制剂对 PSH 患者可能不合适,容易引起发作间期低血压和心动过缓。然而,可乐定贴片可有效控制交感风暴,用药方法:每周一贴外用,首次剂量 2.5mg,每周调整一次,每次增加 2.5mg,最大剂量 7.5mg。右美托咪定对 PSH 也有治疗作用,用药方法:静脉泵注,0.2~0.7μg/(kg·h)。

(4) 非选择性 β 受体阻滞剂:普萘洛尔是最常用的 β 受体阻滞剂,具有亲脂性优势,可通过血脑屏障,直接作用于中枢神经系统。与其他 β 受体阻滞剂比对,采用普萘洛尔治疗的患者病死率更低;用药方法:20~60mg,每 4~6 小时口服一次。此外,β 受体阻滞剂还可以降低 PSH 患者的代谢率。选择性 β 受体阻滞剂(如美托洛尔)可能不如非选择性 β 受体阻滞剂有效。

(5) 神经调节剂:溴隐亭为多巴胺 D$_2$ 受体激动剂,可降低 PSH 患者体温和出汗,用药方法:1.25mg,每 12 小时口服一次,逐渐增至最大剂量 40mg/d。巴氯芬是脊髓抑制性中间神经元的 GABA 受体激动剂,可用于难治性 PSH 患者,用药方法:100mg,每 8 小时口服一次,逐渐增至最大剂量 4 800mg/d;持续鞘内注射巴氯芬(平均剂量 100~500μg/d)可缓解 PSH 发作。丹特罗林可通过降低细胞内钙浓度控制姿势异常,也可用于控制恶性高热。此外,高压氧治疗可能对药物治疗效果不佳的早期或亚急性 PSH 患者有效。

(6) 其他药物:咪达唑仑为中枢神经镇静剂,对 PSH 可能有效。加巴喷丁为脊髓后角突触前电压门控钙通道抑制剂,对于美托洛尔或溴隐亭治疗无反应的 PSH 患者可能有效。氟哌啶醇曾被用于治疗 PSH,但药物不良反应较大。

(7) 支持性治疗:如管控体位,以免关节挛缩。管控体温,以免高热导致器官功能损伤。管控能量供给,最好通过间接能量测定系统(简称"代谢车")提供合理能量供给,以降低营养不良风险(PSH 发作期间的静息能量消耗可达基线测量值的 3 倍)。警惕异位骨化(关节发热、疼痛),以便早期治疗。

【预后评估】

PSH 通常与脑损伤严重程度相关,因此直接影响预后。短时间 PSH 对预后并无明显影响,长时间 PSH 则可影响神经功能恢复,并且是不良预后的独立危险因素。

【诊治流程】

诊治流程见图 10-5-1。

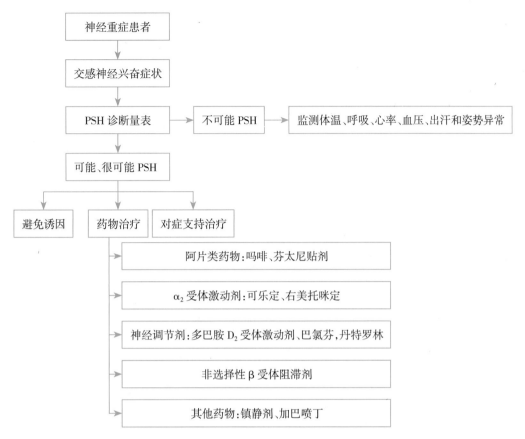

图 10-5-1　阵发性交感神经过度兴奋综合征诊治流程

PSH. 阵发性交感神经过度兴奋。

（潘速跃　王冬梅）

推荐阅读文献

[1] FERNANDEZ-ORTEGA J F, PRIETO-PALOMINO M A, GARCIA-CABALLERO M, et al. Paroxysmal sympathetic hyperactivity after traumatic brain injury: clinical and prognostic implications. J Neurotrauma, 2012, 29(7): 1364-1370.

[2] GODO S, IRINO S, NAKAGAWA A, et al. Diagnosis and management of patients with paroxysmal sympathetic hyperactivity following acute brain injuries using a consensus-based diagnostic tool: a single institutional case series. Tohoku J Exp Med, 2017, 243(1): 11-18.

[3] HILZ M J, LIU M, ROY S, et al. Autonomic dysfunction in the neurological intensive care unit. Clin Auton Res, 2019, 29(3): 301-311.

[4] LEVY E R, MCVEIGH U, RAMSAY A M. Paroxysmal sympathetic hyperactivity (sympathetic storm) in a patient with permanent vegetative state. J Palliat Med, 2011, 14(12): 1355-1357.

[5] MEYFROIDT G, BAGULEY I J, MENON D K. Paroxysmal sympathetic hyperactivity: the storm after acute brain injury. Lancet Neurol, 2017, 16(9): 721-729.

[6] PERKES I, BAGULEY I J, NOTT M T, et al. A review of paroxysmal sympathetic hyperactivity after acquired

brain injury. Ann Neurol,2010,68(2):126-135.

[7] ZHENG R Z,LEI Z Q,YANG R Z,et al. Identification and management of paroxysmal sympathetic hyperactivity after traumatic brain injury. Front Neurol,2020,11:81.

第六节 中枢性呼吸循环衰竭

一、中枢性呼吸衰竭

【定义】

呼吸中枢为中枢神经系统内产生和调节节律性呼吸运动的神经元群,广泛分布于延髓、脑桥和大脑皮质,主要功能为启动呼吸并产生呼吸节律。由各种直接或继发损害引起的呼吸中枢神经元受累,均可导致呼吸衰竭或呼吸停止,称为中枢性呼吸衰竭或呼吸泵衰竭。

【诊断要点】

脑外伤、卒中、脑肿瘤、脑炎、运动神经元病和药物中毒均可引起不同部位、不同范围的神经组织受损,重者可出现急性呼吸功能衰竭,其诊断要点如下。

1. 呼吸模式异常,如双侧大脑半球受损时的潮式或周期样呼吸;脑桥受损时的中枢神经源性过度通气或长吸气样呼吸;延髓受损时的共济失调样呼吸;延髓呼吸中枢受损时的呼吸暂停或停止。

2. 皮肤黏膜发绀。

3. 血氧饱和度下降。

4. 伴或不伴肺性呼吸衰竭。

【监测与治疗】

1. 监测指标

(1) 常规监测呼吸功能指标:①多功能心电监测仪提供呼吸节律、呼吸频率、呼吸幅度;②脉搏血氧饱和度和持续呼气末二氧化碳分压;③持续经皮二氧化碳分压;④正压有创呼吸机提供的潮气量、最大吸气压力、最大呼气压力、咳嗽峰值流速等。

(2) 常规监测血气分析。

(3) 常规监测脑功能指标,如意识状态、瞳孔对光反应、ICP、EEG 和 TCD 等。

2. 治疗方法

(1) 病因治疗:去除引起呼吸衰竭的诱发因素。

(2) 保持呼吸道通畅:包括气道清理、气道雾化或气道湿化,必要时予以支气管扩张剂。气道清理(震动排痰、叩背、体位引流、吸痰)可使 ICP 短暂升高,因此应尽量缩短护理时间(<30 分钟)。

(3) 建立人工气道

1) 气管插管指征:①严重低氧血症和／或高碳酸血症(氧治疗后 PaO_2 仍 <60mmHg,或 $PaCO_2$ 进行性升高,pH 动态下降);②不能自主清除上呼吸道分泌物、胃内反流物,存在高误吸风险;③不能清除过多的下呼吸道分泌物或出血;④呼吸道损伤、狭窄、阻塞和气管食管瘘等;⑤突发呼吸停止,需紧急建立人工气道。

2) 气管切开指征:短期内不能撤除人工气道;机械通气脱机延迟 >7 日。

3) 机械通气指征:经治疗病情仍恶化,如意识障碍;呼吸频率 >35~40 次 /min 或 <6~8 次 /min;呼吸节律异常;突发自主呼吸减弱或消失;血气分析显示严重通气和氧合障碍,如 $PaO_2<60mmHg$(尤其经充分氧疗后仍 <60mmHg),$PaCO_2$ 进行性升高和 pH 动态下降。

(4) 呼吸中枢兴奋剂:可尝试洛贝林 15mg,或尼可刹米 1.125g,加入 5% 葡萄糖液或 0.9% 生理盐水 500ml 中,静脉滴注。

【预后评估】

中枢性呼吸衰竭患者病死率高达 20.5%~37.5%,经治疗出院的急性呼吸衰竭患者,约 47% 出院后 1 年内再次入院或死亡。

神经系统疾病所致呼吸衰竭具有不可预测性,常在生命体征正常的情况下突然出现。早期预判和合理处置可能获得良好预后。

【诊治流程】

中枢性呼吸循环衰竭诊治流程见图 10-6-1。

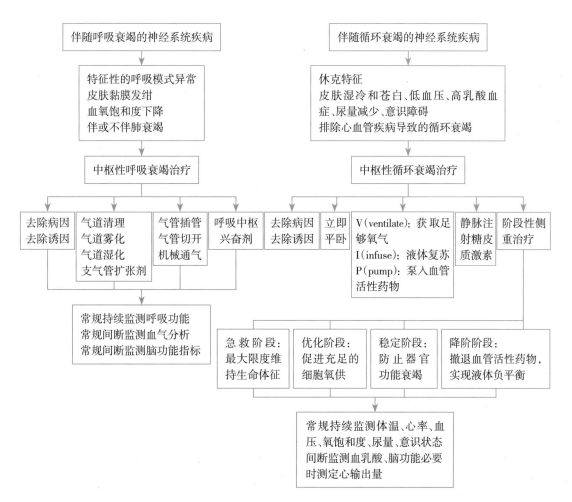

图 10-6-1 中枢性呼吸循环衰竭诊治流程

二、中枢性循环衰竭

【定义】

神经系统损伤,如脑疝形成、脑干损伤和脊髓损伤引起急性循环功能障碍,表现为外周循环失去调控而致系统性低血压和血流分布异常。

【诊断要点】

脑疝形成、脑干损伤和脊髓损伤可引起循环衰竭,并具有不可预测性,在生命体征正常时突然出现,其诊断要点如下:

1. 休克"三个窗口" 即四肢组织血流低灌注的皮肤黏膜改变、肾组织低灌注的尿液输出减少,以及脑组织低灌注的意识障碍。

(1) 皮肤湿冷和苍白。

(2) 收缩压 <90mmHg,平均动脉压 <65mmHg 或比基础血压下降≥40mmHg,伴心动过速时,提示低血压。典型的休克可有低血压,但不推荐作为休克的诊断标准。

(3) 血乳酸 >2mmol/L(正常血乳酸 1mmol/L)。

(4) 尿量 <0.5ml/(kg·h)。

(5) 意识淡漠、或嗜睡。

2. 排除心血管疾病导致的循环衰竭。

【监测与治疗】

1. 监测指标 常规监测体温、心率、血压、血氧饱和度、血乳酸、尿量和意识状态。

(1) 对休克患者,测定中心静脉血氧饱和度(ScvO$_2$)和静脉 - 动脉二氧化碳分压差值,以评估和指导治疗。

(2) 对疑诊休克患者,动态监测血乳酸;对休克诊断明确患者,最初 6~8 小时内,根据乳酸水平指导液体复苏;乳酸 >4mmol/L 时病死率增加。

(3) 对休克患者,常规完成心脏超声检测,以初步评估心功能。

(4) 对于初始治疗有反应的休克患者,不推荐常规测定心排血量。

(5) 对脑功能监测,包括意识、瞳孔、脑血流、颅内压、脑电图。

2. 治疗方法

(1) 病因治疗,即去除引起循环衰竭的病因。

(2) 立即平卧。

(3) "VIP" 治疗:V(ventilate),获取足够的氧气;I(infuse),液体复苏;P(pump),泵入血管活性药物,如肾上腺素。

(4) 静脉注射糖皮质激素。对液体复苏和中、高剂量血管升压药物治疗无效患者,可予低剂量、长疗程糖皮质激素,如氢化可的松 <400mg/d,静脉注射,连续 3 日以上。

(5) 阶段性侧重治疗。

1) 急救阶段:最大限度维持生命体征稳定。

2) 优化阶段:促进充足的细胞氧供。

3) 稳定阶段:防治器官功能衰竭。

4) 降阶阶段:撤退血管活性药物,实现液体负平衡,恢复内环境稳定。

【预后评估】

神经系统疾病所致循环衰竭具有不可预测性,常在生命体征正常的情况下突然出现。急性循环衰竭的病死率为 40%~60%,甚至可高达 80%。早期预判和合理处置可获得较好预后。

【诊治流程】

诊治流程见图 10-6-1。

(江　文)

推荐阅读文献

[1] 丁东杰. 呼吸中枢与呼吸调节. 中华结核和呼吸杂志,2000,23(9):527.

[2] 方经宏,姚亮,王贵春. 中枢性呼吸衰竭的抢救与治疗. 安徽医学,2011,21(3):63-64.

[3] 黄振飞. 脑出血中枢性呼吸衰竭患者呼吸机治疗的效果临床观察. 医学信息,2014,38(2):218-220.

[4] 李新立,卜祥振,肖建军,等. 双水平无创正压通气对大面积脑梗死中枢性呼吸衰竭的治疗作用. 实用医药杂志,2010,1(1):25-26.

[5] 钱桂生. 呼吸衰竭(一). 中华肺部疾病杂志(电子版),2009,2(1):76-84.

[6] 吴孝田. 纳洛酮治疗老年有机磷中毒中枢性呼吸衰竭. 中国老年医学杂志,2005,25(6):665.

[7] KIYATKIN M E,BAKKER J. Lactate and microcirculation as suitable targets for hemodynamic optimization in resuscitation of circulatory shock. Curr Opin Crit Care,2017,23(4):348-354.

[8] MCCREDIE V A,ALALI A S,SCALES D C,et al. Effect of early versus late tracheostomy or prolonged intubation in critically ill patients with acute brain injury:a systematic review and meta-analysis. Neurocrit Care,2017,26(1):14-25.

[9] MORRIS P E,GRIFFIN L,BERRY M,et al. Receiving early mobility during an intensive care unit admission is a predictor of improved outcomes in acute respiratory failure. Am J Med Sci,2011,341(5):373-377.

[10] SWAIN A,BHAGAT H,SAHNI N,et al. Mechanical ventilation in neurological and neurosurgical patients. Neurol India,2016,64(3):485-493.

[11] TAYLOR M P,WRENN P,O'DONNELL A D. Presentation of neurogenic shock within the emergency department. Emerg Med J,2017,34(3):157-162.

[12] VINCENT J L,BACKER D D. Circulatory shock. N Engl J Med,2013,369(18):1726-1734.

[13] VINCENT J L,INCE C,BAKKER J. Clinical review:circulatory shock--an update:a tribute to professor Max Harry Weil. Crit Care,2012,16(6):239.

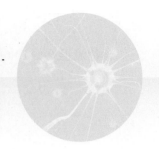

第十一章

脑外器官系统功能损伤和并发症

危重神经疾病常常并发脑外器官、系统功能损伤,其不仅可能加重原发疾病,还有可能互为因果,使疾病的病理生理过程更加复杂、治疗更难、预后更差、病死率更高。因此,危重神经疾病的救治需要注重整体性和系统性,监控好每一个生理生化指标,管控好每一个器官、系统,为原发疾病的转归争取时间和机会。

第一节 急性心功能不全

【定义】

急性心功能不全是指短时间内由多种原因所致的心脏结构和/或功能异常,引起一组复杂的临床综合征,主要表现为呼吸困难,疲乏无力和体液潴留(肺淤血、体循环淤血、外周水肿)。

脑源性心功能不全,又称"脑心综合征(cerebrocardiac syndrome,CCS)",是急性心功能不全的一种表现形式,由严重脑损伤,甚至严重精神创伤引起,表现为心律失常、心肌缺血、假性心肌梗死、心力衰竭,甚至心脏停搏。其发生机制为中枢神经系统(大脑半球、下丘脑、延髓)受损、神经-体液调节功能紊乱、儿茶酚胺过度释放、心脏活动调节异常。其中,阵发性交感神经过度兴奋(PSH)综合征是CCS的一种表现形式,以阵发性心动过速(心率>120次/min)为特征(参见"第十章第五节")。本节重点讲述脑源性心功能不全。

【诊断要点】

1. 临床表现 包括呼吸困难、胸闷、胸痛、心力衰竭甚至心搏骤停等。查体可见体重增加、心率异常、心律失常、颈静脉充盈、肝-颈静脉回流征阳性、肺部湿啰音增加、肝大、下肢和骶部水肿。

2. 心电图 ST-T改变、QT间期延长、房室传导阻滞、窦性心动过速和心律失常(图11-1-1)。心电图异常多于病后12小时~2日出现,心律失常多在病后2~7日出现,并可持续1~2周,甚至4周。

3. 超声心动图 反映心脏结构与功能改变,包括房室容量、左右心室收缩/舒张功能、肺动脉高压等信息。目前超声心动图是唯一可以判定舒张功能不全的成像技术。

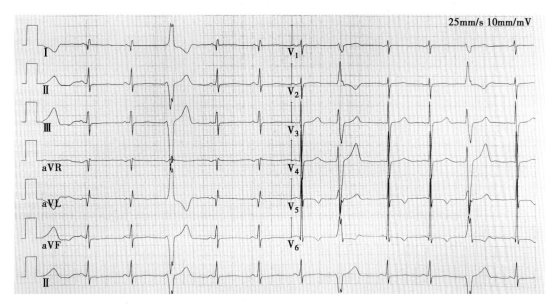

图 11-1-1　左侧大脑半球大面积梗死

心电图显示:频发室性期前收缩,异常 Q 波(Ⅰ,aVL),T 波改变。

4. 胸部 X 线片(图 11-1-2)或胸部 CT(图 11-1-3)　呈肺淤血或肺水肿征象。

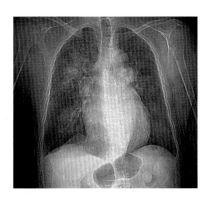

图 11-1-2　心源性肺水肿:胸部 X 线片

双侧肺纹理增多,模糊;双肺门影增大,双肺野中带及肺门周围可见大片状高密度影,呈"蝶翼征"。

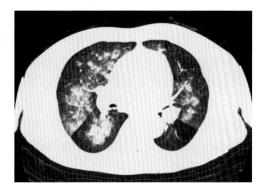

图 11-1-3　心源性肺水肿:胸部 CT

双肺透光度降低,双肺门周围多发斑片状磨玻璃影及实变影,小叶间隔增厚。

5. 生物标志物　脑钠肽(BNP)或 N 末端脑钠肽(NT-proBNP)增高。BNP>50ng/L 时便应警惕急性心功能不全发生,BNP>100ng/L 时即已成为急性心功能不全的诊断证据。NT-proBNP 增高程度与年龄和肾功能相关,年龄 <50 岁患者标准为 >450ng/L,50~75 岁患者标准为 >900ng/L,>75 岁患者标准为 >1 800ng/L;肾小球滤过率 <60ml/min 的患者 NT-proBNP>1 200ng/L 时,提示急性心功能不全。其他生物标志物还有心肌肌钙蛋白(cardiac troponin,cTn)或心肌肌钙蛋白 I(cardiac troponin I,cTnI)增高。

【监测与治疗】

1. **心功能管控**

(1) 常规监测心电变化:①心率和心律;②动态监测心电图变化,包括 QRS 波形态等;

③常规监测静息状态下呼吸状态,如呼吸困难或端坐呼吸;④常规监测血压变化。

(2) 常规采取半卧位或端坐位,以减少回心血量;低氧血症时给予氧治疗,管控目标为 $SpO_2 \geqslant 95\%$(伴有 COPD 时 $\geqslant 90\%$);烦躁不安时给予阿片类药物或苯二氮䓬类药物,但须警惕呼吸抑制等不良反应。

(3) 对急性心功能不全伴心房颤动伴快速心室率(>110 次 /min)的患者,可予洋地黄类药物,但合并急性心肌梗死者 2 小时内禁用。

(4) 对血压降低伴低心排血量和低灌注时,尽早给予正性肌力药物,包括多巴胺、多巴酚丁胺、米力农等。药物剂量和滴注速度根据患者临床反应调整。

(5) 对延缓急性心功能不全患者,可予血管紧张素转换酶抑制剂,如卡托普利、依那普利、培哚普利和贝那普利等。用药从小剂量开始,逐渐递增(每隔 1~2 周倍增一次),最终达到目标剂量。用药期间注意剂量个体化,避免突然撤药,密切监测血压、血钾和肾功能。如果肌酐增高超过基线 30%,应减量或停用。对不耐受血管紧张素转换酶抑制剂的患者,可用血管紧张素 II 受体阻滞剂治疗,如坎地沙坦、缬沙坦、氯沙坦、厄贝沙坦和替米沙坦等,也需遵循小剂量开始,逐步加量原则。

2. 容量管控

(1) 常规监测肺循环和体循环淤血征象。临床指标包括体重增加、颈静脉充盈、肝 - 颈静脉回流征阳性、肺部湿啰音增加、肝大、下肢和骶部水肿、呼吸困难等。辅助检查包括:胸部 X 线片评估心脏增大、肺淤血、肺水肿征象,超声评估肺动脉压,以及胸腔积液、腹水。必要时,持续监测中心静脉压,管控目标为 5~12cmH_2O。

(2) 对无明显低血容量因素患者,每日摄入液体量 1 500~2 000ml。

(3) 对皮下水肿明显患者,常规严格限制饮水量、静脉滴注总量和速度;每日出入量负平衡,并持续 3~5 日,直至肺循环和体循环淤血、水肿情况得到改善。

(4) 对液体潴留的急性心功能不全患者,可予利尿剂。首选袢利尿剂呋塞米,其剂量与效应存在线性关系,虽然剂量不受限制,但不宜剂量过大。噻嗪类利尿剂仅适用于轻度液体潴留伴高血压、肾功能正常的心功能不全患者。

3. 血压管控

(1) 常规监测收缩压、舒张压和平均血压(mean blood pressure,mBP),必要时持续监测颅内压和脑灌注压。

(2) 首先去除高血压诱因,在平衡心灌注压与脑灌注压后,制订血压管控目标。脑损伤急性期可选择尼卡地平($0.5~10\mu g/kg$,静脉滴注,并根据血压调整剂量);或盐酸乌拉地尔($10~50mg$,缓慢推注,初始维持剂量 2mg/min,后续 9mg/h);必要时联合镇静、镇痛和脱水降颅内压治疗。

4. 交感神经兴奋性管控

(1) 常规动态监测心电图,分析心率变异状态。

(2) 常规给予 β 受体阻滞剂,可选择琥珀酸美托洛尔(初始剂量 11.875~23.750mg,1 次 /d)、比索洛尔(初始剂量 1.25mg,1 次 /d)和卡维地洛(初始剂量 3.125~6.250mg,2 次 /d);后续剂量逐渐增加,心率管控目标为 55~60 次 /min。

(3) PSH 发作时,可予右美托咪定静脉滴注(配成 4mg/L 浓度),以 $1\mu g/kg$ 剂量缓慢静脉滴注,滴注时间 >10 分钟。

【预后评估】

脑损伤并发心功能损伤可增加病死率,但目前尚无确切流行病学数据。以往研究提示:高龄的严重颅脑损伤患者,并发包括心功能不全在内的多器官功能损伤时,预后不良。单纯高血压或心律失常患者,随着脑损伤的好转可获改善。卒中后新发心房颤动,并不增加1年内病死率和复发风险。

【诊治流程】

脑源性心功能不全诊治流程见图11-1-4。

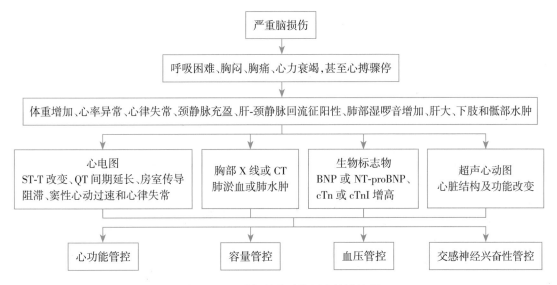

图 11-1-4　脑源性心功能不全诊治流程

BNP. 脑钠肽;NT-proBNP.N 末端脑钠肽;cTn. 心肌肌钙蛋白;cTnI. 心肌肌钙蛋白 I。

(李　玮)

推荐阅读文献

[1] 王健,王艺明,董为伟. 脑卒中后脑心综合征的防治研究. 内科急危重症杂志,2003,9(3):167-169.

[2] ALALI A S,MCCREDIE V A,GOLAN E,et al. Beta blockers for acute traumatic brain injury:a systematic review and meta-analysis. Neurocrit Care,2014,20(3):514-523.

[3] CAI S S,BONDS B W,HU P F,et al. The role of cardiac troponin I in prognostication of patients with isolated severe traumatic brain injury. J Trauma Acute Care Surg,2016,80(3):477-483.

[4] CHAIKITTISILPA N,KRISHNAMOORTHY V,LELE A V,et al. Characterizing the relationship between systemic inflammatory response syndrome and early cardiac dysfunction in traumatic brain injury. J Neurosci Res,2018,96(4):661-670.

[5] HRAVNAK M,FRANGISKAKIS J M,CRAGO E A,et al. Elevated cardiac troponin I and relationship to persistence of electrocardiographic and echocardiographic abnormalities after aneurysmal subarachnoid hemorrhage. Stroke,2009,40(11):3478-3484.

[6] LEY E J,LEONARD S D,BARMPARAS G,et al. Beta blockers in critically ill patients with traumatic brain injury. J Trauma Acute Care Surg,2018,84(2):234-244.

[7] NAIDECH A M,KREITER K T,JANJUA N,et al. Cardiac troponin elevation,cardiovascular morbidity,and

outcome after subarachnoid hemorrhage. Circulation, 2005, 112(18):2851-2856.

[8] NAREDI S, LAMBERT G, EDEN E, et al. Increased sympathetic nervous activity in patients with nontraumatic subarachnoid hemorrhage. Stroke, 2000, 31(4):901-906.

[9] PUTAALA J, LEHTO M, MERETOJA A, et al. In-hospital cardiac complications after intracerebral hemorrhage. Int J Stroke, 2014, 9(6):741-746.

[10] SIJERCIC S, KRDZALIC A, AVDAGIC H, et al. Incidence of cardiac dysfunction after brain inury. Med Arch, 2018, 72(5):316-318.

[11] SPOSATO L A, CERASUOLO J O, CIPRIANO L E, et al. Atrial fibrillation detected after stroke is related to a low risk of ischemic stroke recurrence. Neurology, 2018, 90(11):e924-931.

[12] YANG X M, RAO Z Z, GU H Q, et al. Atrial fibrillation known before or detected after stroke share similar risk of ischemic stroke recurrence and death. Stroke, 2019, 50(5):1124-1129.

第二节 急性肺功能损伤

【定义】

急性肺损伤(acute lung injury, ALI)/急性呼吸窘迫综合征(acute respiratory distress syndrome, ARDS)是一种急性弥漫性炎症性肺损伤。在严重感染、休克、创伤及烧伤等非心源性疾病过程中,肺毛细血管内皮细胞和肺泡上皮细胞损伤,导致弥漫性肺间质和肺泡水肿,引起急性低氧性呼吸功能不全或衰竭。病理生理改变为非心源性肺水肿,表现为肺容积减少、肺顺应性降低、严重通气/血流比例失调,同时合并肺血管痉挛和肺微小血栓形成引发肺动脉高压。临床表现为进行性的低氧血症和呼吸窘迫,肺部影像学显示非均一性渗出性病变。

重症神经疾病伴发 ARDS,多见于严重感染、重症颅脑创伤、重症蛛网膜下腔出血和癫痫持续状态患者。

【诊断要点】

排除了心源性肺水肿以及引起急性低氧血症性呼吸衰竭和双肺浸润的其他原因,并以 2011 年欧洲年会推荐的 ARDS 诊断标准为依据(表 11-2-1)。

表 11-2-1 急性呼吸窘迫综合征(ARDS)诊断标准

项目	诊断标准
时间	已知临床损害在 1 周内,新发生或原有的呼吸症状加重
胸部影像	双肺斑片状模糊影,不能完全用胸腔积液、肺叶/段不张或肺部结节解释(图 11-2-1、图 11-2-2)
肺水肿原因	呼吸衰竭不能完全用心力衰竭或液体过度负荷解释
	若不存在危险因素,需采用客观检查(如超声心动图)排除静水压性肺水肿
氧合状态	轻度:PEEP/CPAP≥5cmH$_2$O 时,200mmHg<PaO$_2$/FiO$_2$≤300mmHg
	中度:PEEP/CPAP≥5cmH$_2$O 时,100mmHg<PaO$_2$/FiO$_2$≤200mmHg
	重度:PEEP/CPAP≥5cmH$_2$O 时,PaO$_2$/FiO$_2$≤100mmHg

注:1. 取消急性肺损伤的概念,改为轻度 ARDS。
2. 肺部影像包括胸部 X 线片,或胸部 CT。
3. 如果海拔高于 1 000 米,则氧合指数 =PaO$_2$/FiO$_2$ ×(当地大气压/760)。
4. 轻度 ARDS 中,包含无创机械通气。

PEEP. 呼气末正压通气;CPAP. 连续气道正压通气;PaO$_2$. 动脉血氧分压;FiO$_2$. 吸入气氧浓度;PaO$_2$/FiO$_2$. 氧合指数。

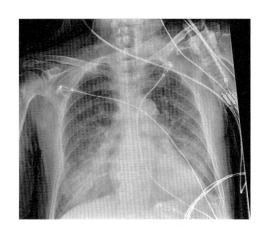

图 11-2-1　急性肺水肿:胸部 X 线片

肺纹理增粗、模糊,肺野透光度降低,双肺斑片状模糊影,呈蝶翼征;左肺少量胸腔积液。

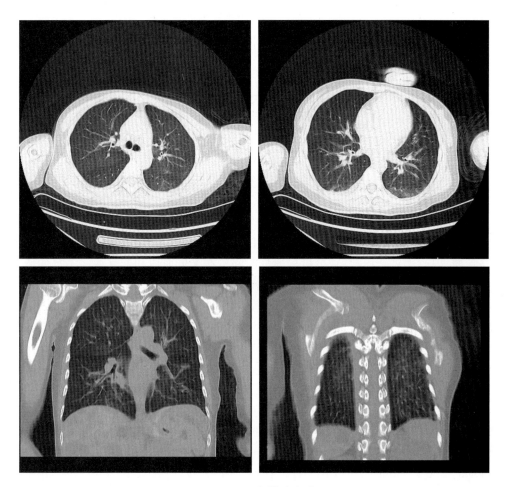

图 11-2-2　急性肺水肿

42 岁男性患者,蛛网膜下腔出血。胸部 CT 显示肺纹理增粗,肺野密度增高,双肺多发斑片状、磨玻璃样改变,边缘模糊,以肺叶下部、后部明显,多居于内中带,呈蝶翼状分布,未见胸腔积液。

【监测与治疗】

1. 监测项目

(1) 常规监测(多功能重症监护仪)生命体征,包括心率、血压、呼吸频率、呼吸节律、呼吸动度和 SpO_2。

(2) 每日监测肺部体征、血气分析、氧合指数(动脉血氧分压/吸入气氧浓度),注意肺炎、肺气压伤等并发症。

(3) 动态监测实验室指标和影像学指标,包括血常规、血生化、凝血功能、C 反应蛋白、降钙素原、痰培养、胸部 X 线或 CT 以及下肢深静脉超声等。

2. 呼吸功能管控

(1) 对轻度 ARDS 患者,可选择高流量鼻导管或面罩吸氧。管控目标为:动脉血氧分压达到 55~80mmHg、SpO_2 88%~95%,由此改善低氧血症、降低呼吸功能、缓解全身缺氧、防止肺外器官功能损害。

(2) 对重度 ARDS 患者,即高浓度吸氧仍不能改善低氧血症患者,尽早予以机械通气治疗。机械通气的肺保护策略如下。

1) 保护性通气:按理想体重计算的潮气量为 4~6ml/kg,气道平台压为 ≤30~35cmH$_2$O,可存在允许性高碳酸血症。

2) 呼气末正压通气(positive end expiratory pressure,PEEP)设置:5~24cmH$_2$O,由治疗医师根据氧合情况自行决定。高 PEEP 通常用于标准通气方法效果不佳的患者。

3) 吸入气氧浓度(fractional concentration of inspired oxygen,FiO$_2$)设置:安全许可前提下降至 ≤60%。

(3) 对顽固性低氧血症患者,予俯卧位通气和/或高频震荡通气,也可在呼吸专科医师指导下行肺复张治疗。

(4) 无创机械通气对 ARDS 的治疗疗效并不明确,不作为常规治疗方法。

3. 液体管控　血管通透性增加是早期 ARDS 出现肺水肿的主要原因,因此需对液体进行严格管控,以改善氧合指数、减少机械通气时间。在无低血压和器官灌注不足的情况下,采用保守液体管控策略,并可予白蛋白联合呋塞米改善液体平衡。

4. 糖皮质激素治疗

(1) 对发病 >14 日的患者,糖皮质激素可增加病死率。因此,不常规用作预防 ARDS 的药物使用。

(2) 对中、重度 ARDS 且机械通气治疗无效患者,在发病早期(<14 日)予以小剂量甲泼尼龙[1~2mg/(kg·d),分 4 次静脉滴注,14 日后减量],以改善低氧血症和肺顺应性,缩短休克持续时间和机械通气时间。但目前糖皮质激素的风险收益比尚不明确,用药需谨慎。用药期间,动态监测药物不良反应、感染征象和神经肌肉病等并发症。

5. 体外膜肺氧合治疗　对重症 ARDS 患者,体外膜肺氧合(ECMO)治疗(基于体外循环原理的心肺支持)可提高患者 6 个月生存率。但 ECMO 操作复杂、费用昂贵、并发症多,仅用于机械通气治疗无效,且病因可逆的重度 ARDS 患者。

6. 综合支持治疗

1) 避免发热,减少氧耗量,必要时给予降温治疗。

2) 维持合理的镇静深度,尽量减少药物剂量和减少药物不良反应。大多数患者可在清醒状态或浅镇静状态（Richmond 躁动镇静量表评分，即 RASS 评分，0~-1 分；具体见"第十一章第十四节"）下耐受机械通气。仅对重型 ARDS 或机械通气不耐受患者予以更深度的镇静。

3）采用中心静脉导管对患者血流动力学持续监测。不常规使用肺动脉导管。

4）首选初始低量肠内营养，以抵消分解代谢损失、调节应激反应和促进有益的免疫反应。

5）管控血糖在 7.7~10.0mmol/L，避免胰岛素强化治疗（目标血糖水平 4.4~6.1mmol/L）带来的严重低血糖风险。

6）防治急性胃黏膜损伤伴胃肠道出血。

7）防治医院获得性肺炎（包括呼吸机相关性肺炎），避免肺炎误诊和肺炎过度治疗。

8）防治深静脉血栓形成（deep venous thrombosis，DVT），特别是 DVT 危险因素的管控，如长期卧床、创伤、凝血功能异常和脓毒症等。

【预后评估】

ARDS 患者的病死率为 26%~58%，但随着机械通气和支持治疗的改进，病死率呈下降趋势。生存患者常有认知、心理和躯体并发症，如抑郁、焦虑、肌无力和肺功能异常等，需加强评估与支持。

【诊治流程】

急性呼吸窘迫综合征诊治流程见图 11-2-3。

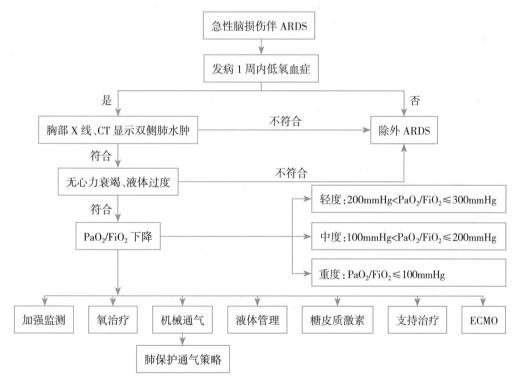

图 11-2-3 急性呼吸窘迫综合征诊治流程

ARDS. 急性呼吸窘迫综合征；PaO_2. 动脉血氧分压；FiO_2. 吸入气氧浓度；PaO_2/FiO_2. 氧合指数；ECMO. 体外膜肺氧合。

（范琳琳）

推荐阅读文献

[1] 俞森洋. 对急性呼吸窘迫综合征诊断新标准（柏林定义）的解读和探讨. 中国呼吸与危重监护杂志, 2013, 12（1）:1-4.

[2] ARDS Definition Task Force, RANIERI V M, RUBENFELD G D, et al. Acute respiratory distress syndrome: the Berlin definition. JAMA, 2012, 307（23）:2526-2533.

[3] FAN E, BRODIE D, SLUTSKY A S. Acute respiratory distress syndrome: advances in diagnosis and treatment. JAMA, 2018, 319（7）:698-710.

[4] THOMPSON B T, CHAMBERS R C, LIU K D. Acute respiratory distress syndrome. N Engl J Med, 2017, 377（6）: 562-572.

第三节 急性肝功能损伤

【定义】

急性肝功能损伤（acute liver injury, ALI）是严重感染、创伤、休克、药物与毒物等多种因素直接或间接作用于肝脏，并在 2 周内引发肝细胞合成、解毒、生物转化、转运和排泄等功能障碍的一组临床综合征。

危重神经疾病，特别是卒中、颅脑损伤和中枢神经系统感染常常伴发 ALI，表现为一过性肝功能异常。

【诊断要点】

1. 临床表现

（1）极度乏力，明显厌食、腹胀、恶心、呕吐等消化道症状。

（2）短期内黄疸进行性加深，总胆红素升高。

（3）凝血功能障碍，出血倾向明显。

（4）天冬氨酸转氨酶（AST）升高。

（5）肝脏进行性缩小。

2. 实验室检查 总胆红素 >34.2μmol/L（2mg/dl），国际标准化比值 ≥1.5，凝血酶原活动度 ≤40%，AST>2 倍正常值。

符合上述表现伴肝性脑病，可诊断为急性肝衰竭。

【监测与治疗】

1. 监测指标

（1）肝细胞损伤指标（表 11-3-1）

表 11-3-1 肝细胞损伤监测指标

监测指标	正常值/(IU·L⁻¹)	管控目标	临床意义
丙氨酸转氨酶（ALT）	0~55	<2 倍正常值	肝损伤时增高，但"胆红素与转氨酶"分离现象最特异
天冬氨酸转氨酶（AST）	5~40	<2 倍正常值	
乳酸脱氢酶（LDH）	120~250	<2 倍正常值	肝损伤时以同工酶 LDH₅ 增高为主，且比血清转氨酶敏感

1）血清转氨酶：包括 ALT 和 AST。人体很多脏器和组织均含有 ALT 和 AST,其分布特征为：①ALT 含量,肝脏 > 肾脏 > 心脏 > 肌肉;②AST 含量,心脏 > 肝脏 > 肌肉 > 肾脏。在肝细胞中,ALT 主要分布在细胞质,AST 主要集中在线粒体。

临床评估时需注意：①很多肝外疾病均可导致 ALT 和 AST 升高。②虽然酶活性水平反映肝坏死程度,但酶活性下降既可能是肝损伤恢复的表现,也可能是肝损伤严重的表现。当肝细胞大量坏死,无能力生成转氨酶,血清中转氨酶可不升高或轻度升高,但此时胆红素明显升高,呈现"胆酶"分离现象。③酒精性肝病时,乙醇(酒精)可导致吡哆醇缺乏,但 ALT 可无明显升高。④约 20% 的转氨酶升高找不到明确病因,应积极排查某些非肝性疾病,如癫痫发作、肌肉疾病等。

2）乳酸脱氢酶(LDH)：是一种糖酵解酶,广泛存在于人体组织内。正常人血清存在其同工酶($LDH_2 > LDH_1 > LDH_3 > LDH_4 > LDH_5$),不同疾病时增加程度不同。肝病时,以同工酶 LDH_5 增加为主,且 $LDH_5 > LDH_4$,对肝损伤的提示比转氨酶敏感;心肌病变时,以 LDH_1 增加为主,且 $LDH_1 > LDH_2$;肺梗死时,以 LDH_3 增加为主。

（2）肝脏合成功能指标：肝脏合成功能障碍时,将导致相关指标异常(表 11-3-2),加强监测与评估成为首要任务。

表 11-3-2　肝脏合成功能监测指标

监测指标	正常值	管控目标	临床意义
血清蛋白			
血清白蛋白（ALB）	35~55g/L	>30g/L	半衰期 21d,下降提示至少 1 周前肝损伤
血清前白蛋白（PA）	200~400mg/L	>200mg/L	半衰期 1.9d,反映肝损害敏感,下降程度与肝细胞损害程度平行。但营养障碍、甲状腺素分泌异常、糖皮质激素使用时也会下降
凝血因子			
凝血酶原时间（PT）	12~16s	延长 <3s	异常提示维生素 K 或依赖维生素 K 的凝血因子(Ⅱ、Ⅶ、Ⅸ和Ⅹ)缺乏
国际标准化比值（INR）	<1.2	<1.5	
凝血酶原活动度（PTA）	80%~100%	>40%	
活化部分凝血活酶时间（APTT）	25~37s	延长 <3s	延长提示内源性凝血系统中的凝血因子活性下降
凝血酶时间（TT）	12~20s	延长 <3s	延长提示肝细胞损害,可引起凝血因子Ⅰ严重减少(<75mg/dl)
血清胆碱酯酶（ChE）	5 900~12 200IU/L	>5 900IU/L	下降与血清白蛋白大致平行,上升晚于血清白蛋白
血氨（BA）	10~47μmol/L		升高时警惕药物性肝损伤

1）血清蛋白：肝脏是血清白蛋白(albumin,ALB)合成的唯一场所。因此血清蛋白质成为反映肝脏功能的重要指标。此外,导致血清白蛋白下降的原因还有蛋白合成原料(氨基酸)不足、蛋白分解代谢增强、蛋白异常途径丢失、甲状腺素分泌异常和糖皮质激素使用等。血清前白蛋白(prealbumin,PA)也在肝脏合成,但因半衰期短而可提示近期蛋白质合成情况。

2) 凝血因子:包括凝血酶原时间(PT)、活化部分凝血活酶时间(APTT)和凝血酶时间(TT)。PT 有三种表达方式:PT 时间、国际标准化比值(international normalized ratio,INR)和凝血酶原活动度(prothrombin activity,PTA)。PT 异常提示维生素 K 或依赖维生素 K 的凝血因子(Ⅱ、Ⅶ、Ⅸ和Ⅹ)缺乏。

3) 血清胆碱酯酶(cholinesterase,ChE):ChE 分为两种:①乙酰胆碱酯酶存在于中枢神经系统灰质、交感神经节、运动终板、红细胞等处,主要作用于乙酰胆碱;②假性胆碱酯酶,存在于肝脏、胰腺、子宫和中枢神经系统白质等处,是血清固有的酶。ChE 由肝脏生成后分泌入血,反映肝实质合成蛋白的能力,与血清白蛋白的降低大致平行,但更敏感。随着病情好转,ChE 迅速上升,而白蛋白恢复较慢。

4) 血氨(blood ammonia,BA):生理情况下体内氨主要在肝脏内经鸟氨酸循环合成尿素,再由尿液排出体外。惊厥性癫痫持续状态患者在接受大剂量抗癫痫药物时,因药物经肝脏代谢而引起血氨升高,需加强监测。

(3) 肝脏排泄指标

1) 血清胆红素:血清胆红素水平取决于胆红素生成和清除。肝脏每日对胆红素的清除能力远大于胆红素生成,因此,胆红素不是反映肝功能的敏感指标。

2) 血清胆汁酸:胆汁酸在外周血中浓度很低,肝损伤时由于肝细胞减少而导致血清胆汁酸水平升高,测定血清中胆汁酸含量可反映肝功能。

(4) 胆汁淤积指标

1) 血清碱性磷酸酶(alkaline phosphatase,ALP):由肝细胞合成和分泌,经胆道排泄。在胆汁淤积时 ALP 升高。

2) γ- 谷氨酸转肽酶(γ-GT):广泛分布于人体组织,肾内最多,其次为胰腺和肝脏。在胆汁淤积时升高。

(5) 肝脏形态学指标:肝脏形态学监测包括超声、CT/MRI、肝脏血管 / 胆道造影、核素显像、腹腔镜检查和肝组织病检等。

2. 治疗

(1) 病因治疗:重症患者 ALI/ALF 的常见病因有缺血缺氧、脓毒症、药物与有毒物质中毒、创伤与手术打击、妊娠脂肪肝、肝移植及部分肝叶切除、高热等。

(2) 药物治疗

1) 可选用抗炎类保肝药物(甘草酸制剂等)、降酶类保肝药物(联苯双酯)、解毒类保肝药物(还原型谷胱甘肽等)、促肝细胞修复再生类保肝药物(促肝细胞生长素等)、利胆类护肝药物(腺苷甲硫氨酸等)、促进能量代谢类护肝药物(维生素 C、维生素 E、复合维生素 B 等)。

2) 可选用肠道微生态调节剂(如双歧杆菌活菌)、乳果糖(30~50ml/ 次,每日 3 次,口服,达到每日 2~3 次软便和粪便 pH 5.0~5.5);或拉克替醇[初始剂量 0.6g/(kg·d),分 3 次于就餐时服用,达到每日排软便 2 次],以减少肠道细菌易位或内毒素血症。

3) 可选用糖皮质激素[甲泼尼龙,1.0~5mg/(kg·d)],但仅用于自身免疫性肝损伤和重症酒精性肝损伤患者。

4) 可选用胸腺肽 α1,仅用于慢性肝衰竭或肝硬化合并自发性腹膜炎,其有助于降低病死率和继发性感染率。

(3) 并发症治疗

　　1）肝性脑病：去除病因、限制蛋白质饮食、促进氨排出、纠正氨基酸失衡，必要时人工肝治疗。

　　2）肝-肾综合征：维持有效血容量，伴有急性肾衰竭的患者可采用持续性血液透析治疗。

　　3）出血：对弥散性血管内凝血患者，可输注新鲜血浆、凝血酶原复合物和纤维蛋白原等补充凝血因子；对血小板显著减少患者，可输注血小板；对门静脉高压患者，首选生长抑素类似物降低门静脉压力，也可予以垂体后叶素（注意保护脑血管）；对食管-胃底静脉曲张所致出血的患者，可用三腔二囊管压迫止血，或内镜下硬化剂注射，或套扎治疗止血；对内科保守治疗无效患者，予急诊外科手术治疗。

　　4）感染：选用强效抗菌药或联合应用抗菌药，但须防治二重感染。

　　5）脑水肿：对颅内压增高患者，可予渗透性脱水剂治疗。

　　（4）生物型人工肝治疗：对 PTA 20%~40% 和血小板计数 >50×10^9/L 患者，或肝衰竭倾向患者，生物型人工肝治疗获益性较大。

　　（5）肝移植：对暴发性肝衰竭、终末期肝硬化、未累及血管、无肝外转移的肝细胞癌患者，可予肝移植治疗。

【预后评估】

　　急性肝功能损伤阶段采取积极有效措施，将减轻肝细胞损害程度和范围。一旦发生肝细胞广泛坏死，肝细胞功能急剧减退，则肝衰竭风险增加。急性肝衰竭，或并发肝性脑病或多器官功能障碍综合征后，生存率仅为 36.7%。

【诊治流程】

　　诊治流程见图 11-3-1。

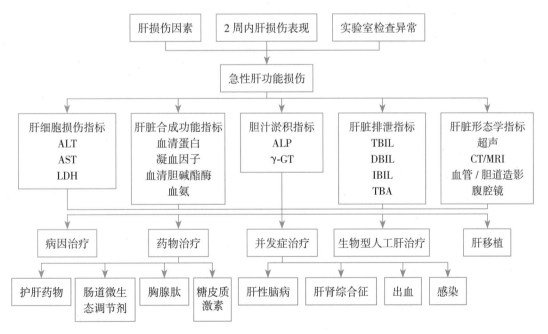

图 11-3-1　急性肝功能损伤诊治流程

ALT. 丙氨酸转氨酶；AST. 天冬氨酸转氨酶；LDH. 乳酸脱氢酶；ALP. 碱性磷酸酶；γ-GT. γ-谷氨酸转肽酶；TBIL. 总胆红素；DBIL. 直接胆红素；IBIL. 间接胆红素；TBA. 总胆汁酸。

（张　蕾）

推荐阅读文献

［1］黎介寿.肠衰竭:概念、营养支持与肠黏膜屏障维护.肠外与肠内营养,2004,311(2):65-67.

［2］KUTAYLI Z N,DOMINGO C B,STEINBERG S M. Intestinal failure. Curr Opin Anaesthesiol,2005,18(2):123-127.

［3］MALBRAIN M L H G,CHEATHAM M L,KIRKPATRICK A,et al. Results from the international conference of experts on intra-abdominal hypertension and abdominal compartment syndrome. I. Definitions. Intensive Care Med,2006,32(11):1722-1732.

第四节　急性肾损伤

【定义】

急性肾损伤(acute kidney injury,AKI)是指各种原因导致 48 小时内血肌酐升高 ≥26.5μmol/L(0.3mg/dl),或 7 日内血肌酐较基础值升高 ≥50%,或尿量减少至 <0.5ml/(kg·h)并持续 ≥6 小时(排除梗阻性肾病或脱水状态)。

危重神经疾病,特别是急性脑损伤常伴发 AKI,表现为肾功能异常,尤其在大剂量渗透性利尿剂输注后,迅速出现肾前性肾功能不全,严重时发展为肾性肾功能不全,甚至肾衰竭。

【诊断要点】

英国急性透析质量改进小组(Acute Dialysis Quality Initiative,ADQI)提出的急性肾功能不全定义和分类系统"RIFLE"(risk-injury-failure-loss-end stage renal disease)进行分级诊断。

第 1 级:肾损害危险期(risk of renal dysfunction),即高危(risk)阶段,血肌酐升高大于基础肌酐值 1.5 倍或肾小球滤过率下降 >25%,尿量 <0.5ml/(kg·h)并持续 6 小时。

第 2 级:肾损害期(injury of the kidney),即损伤(injury)阶段,血肌酐升高大于基础肌酐值 2 倍或肾小球滤过率下降 >50%,尿量 <0.5ml/(kg·h)并持续 12 小时。

第 3 级:肾衰竭期(failure of kidney function),即衰竭(failure)阶段,血肌酐升高大于基础肌酐值 3 倍或肾小球滤过率下降 >75%/ 血肌酐 ≥44.2μmol/L,尿量 <0.3ml/(kg·h)超过 24 小时或无尿超过 12 小时。

第 4 级:肾功能丧失期(loss of kidney function),即丢失(loss)阶段,肾功能丧失持续 4 周以上。

第 5 级:终末肾脏病期(end stage renal disease),即终末(end)期肾脏病,肾功能丧失持续 3 个月以上。

【监测与治疗】

1. 监测指标

(1) 尿液指标:包括尿比重、尿渗透压和尿浓缩指数。尿比重常与尿渗透压相关,波动于 1.015~1.025,可初步反映肾小管浓缩稀释功能。AKI 常为等渗尿,中枢性尿崩时尿比重往往明显下降。尿渗透压随尿量多少变化,波动于 600~1 000mOsm/(kg·H_2O)之间,通常高于血浆渗透压。尿浓缩指数(尿与血浆渗透压之比)波动于(3~4.5):1 之间。若出现等渗尿,提示急性肾损伤;若尿浓缩指数 <1.15,提示肾脏器质性损害(表 11-4-1)。

表 11-4-1 功能性急性肾损伤和急性肾小管坏死少尿期尿液改变

项目	功能性急性肾损伤	急性肾小管坏死
尿比重	>1.020	<1.015
尿渗透压 /(mOsm·kg^{-1}·H$_2$O^{-1})	>500	<350
尿显微镜检查	基本正常	可见透明、颗粒、细胞管型、红细胞、白细胞、变性坏死上皮细胞
尿蛋白含量	阴性或微量	阳性

1）尿量：正常人尿量 1 000~2 000ml/24h。尿量 <400ml/24h 或 <17ml/h 为少尿，尿量 <100ml/24h 为无尿，提示肾功能损伤；尿量 >2 500ml/24h 为多尿，提示肾小管重吸收功能受损（肾浓缩功能障碍）。

2）尿液显微镜检查：镜下可见肾小管上皮细胞，提示肾小管损伤；见上皮管型，提示急性肾小管坏死；见颗粒管型，提示肾小管损伤；见蜡样管型，提示肾小球损伤严重，预后较差；见肾衰竭管型，提示 AKI 多尿早期，预后不良。

3）尿蛋白含量：肾小球滤过的蛋白质大部分被近曲小管重吸收和代谢。24 小时尿蛋白含量 >150mg，蛋白质定性试验为阳性，称为蛋白尿，提示肾小球滤膜受损、肾小管近曲小管功能障碍。

（2）肾功能指标

1）血肌酐（serum creatinine,SCr）：包括内生性肌酐和外源性肌酐。内生肌酐是肌肉组织中肌酸和磷酸肌酸的代谢产物，外源性肌酐主要来源于饮食中的肉类。肌酐在血液中不与蛋白质结合，主要从肾小球滤过，但不被肾小管重吸收，因此，血肌酐的浓度主要由肾小球的滤过功能决定。短时间内肌酐急剧上升提示 AKI。但在急性肾损伤早期，血肌酐上升幅度较小，容易低估了肾小球滤过率（glomerular filtration rate,GFR）的损伤程度（表 11-4-2）。

表 11-4-2 肾功能指标

序号	监测指标	正常值	管控目标	临床意义
1	血肌酐（SCr）/(μmol·L^{-1})	44~133	<133	短时间内急剧上升提示 AKI。但在急性肾损伤早期，上升的程度较小，容易低估 GFR 的损伤程度
2	血尿素氮（BUN）/(mmol·L^{-1})	2.9~7.5	<7.5	升高提示肾功能不全，但通常 GFR 降低 50% 才升高。消耗性疾病、消化道出血、脱水等肾外因素和高蛋白饮食也可使 BUN 升高
3	肌酐清除率（CrCl）/(ml·min^{-1})	80~120	>80	降低程度与肾功能不全程度成正比
4	血浆胶体渗透压（POP）/(mmol·L^{-1})	280~310	用药后 <350 或用药前后差值 <55	升高可导致或加重肾衰竭

注：AKI. 急性肾损伤；GFR. 肾小球滤过率；BUN. 血尿素氮。

2) 血尿素氮(blood urea nitrogen, BUN): 是蛋白质代谢产生的氨在肝脏经鸟氨酸循环后生成的最终产物, 经肾小球滤过, 小部分被肾小管重吸收, 大部分随尿液排出。当 GFR 下降至正常值的 50% 以下时, 血尿素氮浓度才迅速升高。消耗性疾病、消化道出血、脱水等肾外因素和高蛋白饮食也可使 BUN 升高, 因此, 其不是评估 GFR 的最好指标(表 11-4-2)。

3) 肌酐清除率(creatinine clearance, CrCl): 内生肌酐的生成量是恒定的, 主要经肾小球滤过, 当血肌酐尚无异常增高时, 极少经肾小管排泄, 故可用肌酐清除率反映肾小球滤过率。成人 CrCl 低于 80ml/min 以下时, 提示肾小球滤过功能减退; 减至 51~70ml/min 时为轻度损害; 减至 31~50ml/min 为中度损害; 减至 30ml/min 以下时为重度损害; 减至 10~20ml/min 为早期肾功能不全; 减至 5~10ml/min 为晚期肾衰竭; 减至 <5ml/min 为终末期肾衰竭。重症患者常合并多器官功能不全, 用药剂量和频次应充分考虑肌酐清除率(表 11-4-2)。

4) 血浆胶体渗透压(plasma oncotic pressure, POP): 危重患者常因大量使用甘露醇、蛋白制剂、右旋糖酐、6% 羟乙基淀粉等引起血浆胶体渗透压增高, 进而导致渗透性肾病。当血液渗透压超过肾小球静水压时, 肾小球滤过停止, 出现无尿型急性功能肾衰竭。同时, 高渗的原尿可导致肾小管上皮细胞损害, 重吸收减少, 肾衰竭加重。因此, 危重患者应严密监测血浆胶体渗透压和尿量(表 11-4-2)。

(3) 影像学指标: AKI 的常用影像学检查是肾脏超声, 可测量肾脏大小、皮质厚度、血流情况。肾脏 CT 扫描或 MRI 主要用于病因学检查。

2. 治疗方案 AKI 的治疗原则: 尽早识别并纠正可逆病因, 及时采取干预措施避免肾功能进一步受损, 维持水电解质和酸碱平衡, 积极防治并发症, 合理予以血液净化治疗。

(1) 病因治疗: 积极治疗可逆性病因, 尽早发现并去除导致 AKI 的危险因素, 促进肾小管上皮细胞再生、修复。肾性 AKI 多见于脓毒症、药物、大手术、造影剂、低血容量和心源性休克。

(2) 营养支持治疗: 首选肠内营养, 酌情限制水分、钠盐和钾盐摄入, 能量摄入目标为 20~30kcal/(kg·d), 补充必需氨基酸和非必需氨基酸。

(3) 扩容治疗: 首选晶体液输入, 维持有效血容量。有胶体液禁忌或大量晶体液输注效果不佳时, 选择人血白蛋白输注。既往具有充血性心力衰竭病史患者, 容量复苏时注意补液速度。

(4) 并发症治疗

1) 容量过负荷: 计算 24 小时出入量和体重变化, 按量出为入原则纠正容量过负荷。

2) 高钾血症: 限制钾摄入。静脉滴注胰岛素和 10% 葡萄糖溶液, 加速钾离子从细胞外向细胞内转移并合成糖原。静脉滴注 10% 葡萄糖酸钙, 拮抗钾离子的心肌毒性。

3) 代谢性酸中毒: 血浆实际 $HCO_3^-<15mmol/L$ 时, 静脉滴注 5% 碳酸氢钠溶液 100~250ml, 血浆实际 $HCO_3^-<12mmol/L$ 或动脉血 pH<7.2 时, 给予肾脏替代治疗。

4) 急性左心衰竭: AKI 合并急性左心衰竭时, 利尿药和洋地黄类药物疗效不佳, 治疗应以扩张血管为主。

5) 感染: 选择无肾脏毒性抗菌药物控制感染, 并按肌酐清除率调整抗菌药物剂量。

(5) 肾脏替代治疗(renal replacement therapy, RRT)

1) RRT 时机: 出现无法用利尿剂控制的容量过负荷、药物治疗无效的高钾血症、严重酸碱紊乱和尿毒症等重症, 是肾脏替代治疗的绝对适应证和开始治疗时机, 与改善预后相关。

2）RRT 剂量：对超滤率≥35ml/(kg·h)的重症患者,可能获得较好预后。

3）特殊情况下的 RRT 治疗：①对血流动力学不稳定患者,合并急性脑损伤,或其他原因导致的颅内压增高,或广泛脑水肿的 AKI 患者,予以连续性肾脏替代治疗(continuous renal replacement therapy,CRRT)。②对合并循环性休克的患者,以及合并肝衰竭和 / 或乳酸酸中毒的 AKI 患者,用碳酸氢盐(而非乳酸盐)作为 RRT 透析液和置换液的缓冲碱。③预防性肾脏替代治疗不能明确减少造影后急性肾损伤(post-contrast acute kidney injury,PC-AKI)风险,因此不推荐 RRT 治疗。

(6) 恢复期治疗：在 AKI 恢复期,威胁生命的并发症依然存在,治疗的重点为维持水电解质和酸碱平衡、控制氮质血症,以及治疗原发病和防治并发症。

【预后评估】

AKI 的住院病死率为 40%~50%,重症监护病房的 AKI 患者病死率更高(>50%)。

【诊治流程】

诊治流程见图 11-4-1。

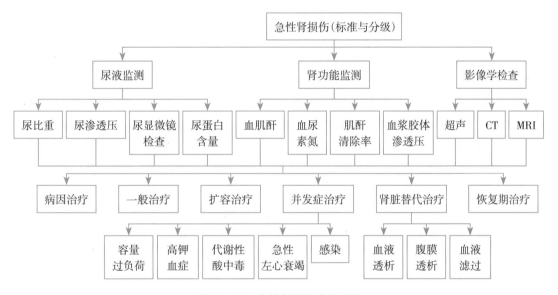

图 11-4-1　急性肾损伤诊治流程

（张　蕾）

推荐阅读文献

［1］朱立华.肾脏疾病的生化、免疫检测技术进展.检验医学杂志,2002,25(5):306-308.

［2］BOKISETTY S,AGARWAL A. Urine albumin as a biomarker in acute kidney injury. Am J Physiol Renal Physiol,2011,300(3):626-627.

［3］JHA V,ARICI M,COLLINS A J,et al. Understanding kidney care needs and implementation strategies in low-and middle-income countries:conclusions from a "kidney disease:improving global outcomes"(KDIGO) controversies conference. Kidney Int,2016,90(6):1164-1174.

［4］KOYNER J L. Assessment and diagnosis of renal dysfunction in the ICU. Chest,2012,141:1548-1594.

[5] UCHINO S,KELLUM J A,BELLOMO R,et al. Acute renal failure in critically ill patients：a multinational, multicenter study. JAMA,2005,294(7):813-818.

第五节 急性胃肠损伤

【定义】

急性胃肠损伤(acute gastrointestinal injury,AGI)是重症患者在急性病程出现的胃肠功能不全。临床上可分为 4 级。

危重神经疾病,无论中枢神经系统受损,还是周围神经系统受损,只要伴随自主神经损伤,均可发生 AGI。

【诊断要点】

1. 临床表现 胃潴留或反流、腹胀腹泻、胃肠麻痹、腹腔高压和胃肠道出血等。

2. 临床分级

AGI Ⅰ级(存在胃肠道功能不全或衰竭的危险因素):有明确病因的暂时的胃肠道功能部分受损,如脑血管病急性期出现的早期胃肠动力障碍。

AGI Ⅱ级(胃肠功能不全):胃肠道不具备完整的消化、吸收功能,无法满足机体对营养物质和水的需求,但胃肠功能不全未影响患者一般状况,如自主神经病变、脊髓损伤等引起的胃轻瘫伴有大量胃潴留或反流、下消化道麻痹、腹泻、腹腔内高压Ⅰ级(腹腔内压 12~15mmHg)、食物不耐受[肠内营养 72 小时未达到 20kcal/(kg·d)目标]。

AGI Ⅲ级(胃肠功能衰竭):干预处理后胃肠功能仍不能恢复,患者一般状况无改善。例如:终止癫痫持续状态时,大剂量麻醉剂使用引起的持续食物不耐受,表现为大量胃潴留、持续胃肠麻痹、肠管扩张、腹腔内高压Ⅱ级(腹腔内压 15~20mmHg)和腹腔灌注压 <60mmHg。

AGI Ⅳ级(胃肠功能衰竭伴有远隔器官功能不全):急性胃肠损伤逐步进展,多器官功能障碍综合征和休克进行性恶化,随时具有生命危险。如严重感染/感染中毒性休克、不适宜营养支持导致的肠道缺血坏死、引起失血性休克的胃肠道出血、需要积极减压的腹腔间室综合征(abdominal compartment syndrome,ACS)。

【监测与治疗】

1. AGI 分级治疗原则

AGI Ⅰ级:除了静脉给予足够的液体外,不需针对胃肠道症状给予特殊干预。损伤后 24~48 小时尽早启动肠内营养。减少损伤胃肠动力的药物(如儿茶酚胺、阿片类、镇静肌肉松弛类药物)。

AGI Ⅱ级:需予一定的治疗措施,防止进展为胃肠功能衰竭。①处理措施包括腹腔内高压治疗;②恢复胃肠道功能治疗,如促动力药物;③肠内营养,如果发生大量胃液潴留或反流,可尝试减少肠内营养量;④胃轻瘫患者接受促动力药无效时,予幽门后营养。

AGI Ⅲ级:监测和处理腹腔内高压。①排除其他腹腔疾病,如胆囊炎、腹膜炎、肠道缺血;②尽早停用导致胃肠道麻痹的药物;③常规尝试性少量肠内营养;④避免早期肠外营养(进入 ICU 前 7 日),以降低院内感染发生率。

AGI Ⅳ级:标准内科治疗无效时,需急诊剖腹手术或其他急救处理,如结肠镜减压。在治疗过程中,加强监测并准确判断 AGI 分级,及时调整治疗方案,以改善胃肠道耐受性和预后。

2. 治疗方法

（1）腹腔内压管控

1）监测：常规监测腹腔内压（intra-abdominal pressure，IAP），6小时内至少测量2次，≥12mmHg为腹腔内高压（图11-5-1）。IAP管控目标为<12mmHg。

2）治疗：应用鼻胃管/结肠减压法，排出胃肠道内容物。经皮管道引流减压法排除腹水。床头抬高>20°可增加腹内高压（intra-abdominal hypertension，IAH）风险，但需结合颅内压增高和误吸风险，调整床头抬高幅度。肌肉松弛药可降低腹腔内压，但因具有抑制胃肠动力作用而限制了使用。

ACS是指腹腔内压持续增高（IAP>20mmHg），并出现新的器官功能不全。如果标准保守治疗无效，应予外科手术减压。

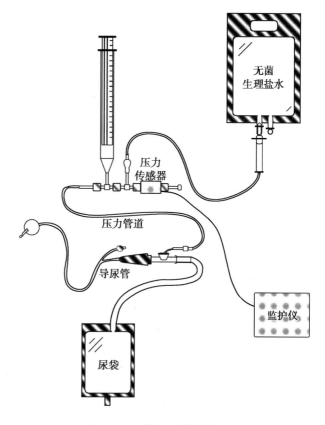

图 11-5-1 腹腔内压监测示意图

（2）胃液残留管控

1）监测：常规动态监测胃液残留量，并根据胃液残留量调整监测频次。单次胃液回抽>200ml定义为大量胃液潴留。

2）治疗：静脉滴注甲氧氯普胺和/或红霉素，而不使用西沙必利。不推荐常规使用促动力药物。针灸刺激治疗可能促进神经外科重症患者胃排空恢复。应避免或减少使用阿片类药物，降低镇静深度。如果单次残留>200ml，暂停胃内喂养，或予幽门后喂养。

（3）腹泻管控

1）监测：常规监测每日排便情况。每日3次以上稀水样便，≥200g/d；或≥250ml/d，为腹泻。腹泻分为分泌性、渗透性、动力性和渗出性，而对神经重症患者可分为疾病相关性、食物/喂养相关性和药物相关性。

2）治疗：维持水电解质平衡、血流动力学稳定和保护组织器官灌注（如纠正低血容量导致的肾功能损害）。终止轻泻剂、山梨醇、乳果糖、抗生素等药物，去除吸收不良、炎性肠道疾病等发病因素。对喂养相关腹泻，需减慢喂养速度并调整营养配方或增加膳食纤维（延长食物转运时间）。对难辨梭状杆菌引起的腹泻，首选口服万古霉素，而非甲硝唑。

（4）胃肠动力不足管控

1）监测：常规监测腹胀、肠鸣音减弱、便秘等胃肠动力不全征象，必要时间断检查腹部X线片。

麻痹性肠梗阻是指肠蠕动功能障碍并导致粪便不能排出体外，临床表现为至少3日肛门停止排便,肠鸣音存在或消失;卧位腹部 X 线片显示普遍性胃、肠道胀气,且以结肠为著(图 11-5-2),需排除机械性肠梗阻。

2)治疗:撤除减慢肠蠕动的药物,如儿茶酚胺类、镇静类、阿片类药物;去除影响肠动力因素,如高血糖、低钾血症等;尽早给予或预防性给予通便药物,但不宜常规使用阿片受体拮抗药;必要时可选用多潘立酮、甲氧氯普胺和红霉素等促进胃和小肠动力药物,或新斯的明等促进小肠和结肠动力药物,促动力药已成为肠道动力紊乱的标准治疗措施。

肠管扩张症腹部 X 线片或 CT 扫描显示:结肠直径 >6cm(盲肠超过 9cm)或小肠直径 >3cm(图 11-5-3)。主要处理措施包括维持水电解质平衡和胃肠减压。当盲肠直径 >10cm,且 24 小时内无改善时,排除机械性肠梗阻后静脉滴注新斯的明;当盲肠直径 >10cm,且保守治疗 24~48 小时无改善时,予以结肠镜减压,其有效率高达 80%,但存在一定的结肠穿孔风险;当盲肠直径 ≤12cm 时,联合结肠镜减压治疗可持续 48~72 小时。当上述内科标准治疗无效时,予以外科手术干预,以防肠穿孔。

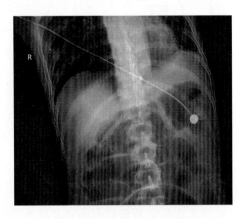

图 11-5-2 麻痹性肠梗阻
腹部 X 线片显示普遍性胃肠道胀气。

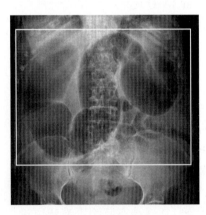

图 11-5-3 肠管扩张症
腹部 X 线片显示小肠扩张,直径 >3cm。

(5)食物不耐受管控

1)监测:食物不耐受综合征(feeding intolerance syndrome,FI)基于临床评估,而无确切定义。当连续 72 小时不能经肠内营养达到 20kcal/(kg·d)的能量供给目标,或因任何临床原因导致肠内营养停止时,考虑为 FI。FI 常需临床干预维持或调整胃肠功能。

2)治疗:限制使用损害肠动力药物;予以促动力药物和 / 或通便药物;控制腹腔内压;尝试少量肠内营养,必要时肠外营养补充。与早期肠外营养相比,延迟一周肠外营养可促进病情恢复。

(6)胃肠道出血管控:参见"第十一章第六节"。

【预后评估】

Logistic 回归分析显示 AGI 是危重症患者死亡的独立危险因素。合并 AGI 的危重症患者病死率显著高于不合并 AGI 的患者(37.74% vs 4.03%)。不同 AGI 分级对应的病死率分别为:AGI Ⅰ级 5.08%;AGI Ⅱ级 30%;AGI Ⅲ级 71.05%;AGI Ⅳ级 89.66%。

【诊治流程】

诊治流程见图 11-5-4。

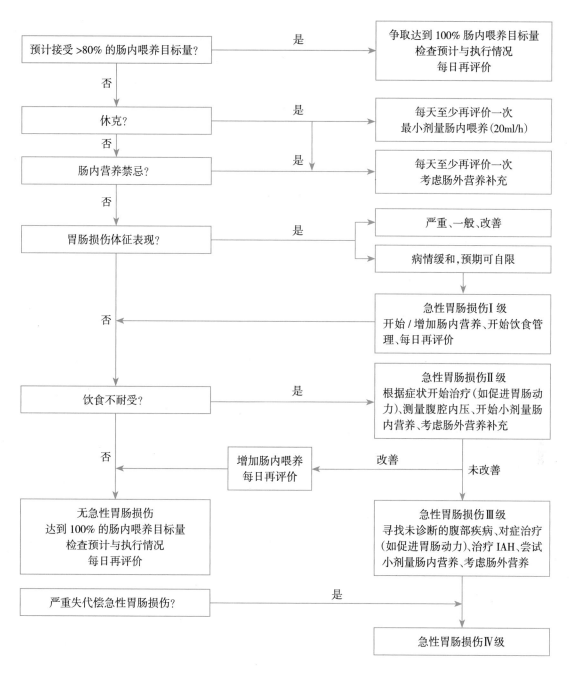

图 11-5-4　急性胃肠损伤诊治流程
IAH. 腹内高压。

（王胜男）

推荐阅读文献

[1] CASAER MP, MESOTTEN D, HERMANS G, et al. Early versus late parenteral nutrition in critically ill adults. N Engl Med, 2011, 365(6): 506-517.

［2］ CHEN H S,ZHANG H D,LI W,et al. Acute gastrointestinal injury in the intensive care unit:a retrospective study. Ther Clin Risk Manag,2015,11:1523-1529.

［3］ DOIG G S,HEIGHES P T,SIMPSON F,et al. Early enteral nutrition,provided within 24 h of injury or intensive care unit admission,significantly reduces mortality in critically ill patients:a meta-analysis of randomised controlled trials. Intensive Care Med,2009,35(12):2018-2027.

［4］ HERBERT M K,HOLZER P. Standardized concept for the treatment of gastrointestinal dysmotility in critically ill patients—current status and future concepts. Clin Nutr,2008,27(1):25-41.

［5］ HURT R T,MCCLAVE S A. Gastric residual volumes in critical illness:what do they really mean? Crit Care Clin,2010,26(3):481-490.

［6］ KEULENAER B L D,WAELE J J D,POWELL B,et al. What is normal intra-abdominal pressure and how is it affected by positioning,body mass and positive end-expiratory pressure? Intensive Care Med,2009,35(6):969-976.

［7］ MACLAREN R,KUHL D A,GERVASIO J M,et al. Sequential single doses of cisapride,erythromycin, and metoclopramide in critically ill patients intolerant to enteral nutrition:a randomized,placebo-controlled, crossover study. Crit Care Med,2000,28(2):438-444.

［8］ MASSIMO A,ELIE A,MARC B,et al. Year in review in Intensive Care Medicine 2009:I. Pneumonia and infections,sepsis,outcome,acute renal failure and acid base,nutrition and glycaemic control. Intensive Care Med,2009,36(2):196-209.

［9］ MENTEC H,DUPONT H,BOCCHETTI M,et al. Upper digestive intolerance during enteral nutrition in critically ill patients:frequency,risk factors,and complications. Crit Care Med,2001,29(10):1955-1961.

［10］ MONTEJO J C,MINAMBRES E,BORDEJE L,et al. Gastric residual volume during enteral nutrition in ICU patients:the REGANE study. Intensive Care Med,2010,36(8):1386-1396.

［11］ NGUYEN N Q,CHAPMAN M,FRASER R J,et al. Prokinetic therapy for feed intolerance in critical illness: one drug or two? Crit Care Med,2007,35(11):2561-2567.

［12］ PAWLOWSKY S W,WARREN C A,GUERRANT R. Diagnosis and treatment of acute or persistent diarrhea. Gastroenterology,2009,136(6):1874-1886.

［13］ PULEO F,ARVANIAKIS M,GOSSUM V A,et al. Gut failure in the ICU. Semin Respir Crit Care Med,2011, 32(5):626-638.

［14］ RUSHDI T A,PICHARD C,KHATER Y H. Control of diarrhea by fiber-enriched diet in ICU patients on enteral nutrition:a prospective randomized controlled trial. Clin Nutr,2004,23(6):1344-1352.

［15］ ZAR F A,BAKKANAGARI S R,MOORTHI K M,et al. A comparison of vancomycin and metronidazole for the treatment of clostridium difficile-associated diarrhea,stratified by disease severity. Clin Infect Dis,2007, 45(3):302-307.

第六节　急性胃黏膜损伤

【定义】

急性胃黏膜损伤(acute gastric mucosal lesion,AGML),又称"应激性黏膜病变(stress related mucosal disease,SRMD)""应激性溃疡(acute stress ulcer,ASU)""急性糜烂性胃炎(acute erosive gastritis,AEG)""急性出血性胃炎(acute hemorrhagic gastritis,AHG)"等,多见于严重创伤、复杂手术和急危重症。发生机制为严重应激状态下,发生消化道黏膜糜烂、溃疡和出血等病变,严重时可致消化道穿孔。通常原发疾病越重,AGML 发生率越高,程度越重。

【诊断要点】

1. 具备 AGML 诱因。

2. 具有新的 AGML 证据，或在原有胃黏膜病变基础上急性加重。

（1）病史：存在创伤、烧伤、手术、卒中、皮质类固醇和酒精等应激因素。

（2）临床表现：原发疾病后数日内，上腹部疼痛、饱胀反酸、食欲减退、恶心呕吐、反复呕血和/或便血，严重时失血性休克。对不具备显性胃肠道出血患者，胃液或粪便潜血试验阳性和不明原因的血红蛋白浓度降低是可供参考的诊断依据。

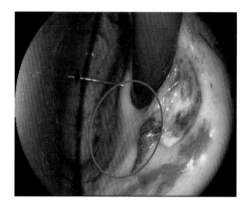

（3）辅助检查：在有效生命支持下，进行床旁内镜检查；如果可见多发性黏膜糜烂、溃疡（深度可至黏膜下、肌层或浆膜层）、渗血或大量出血可确定诊断（图 11-6-1）。

图 11-6-1　急性胃黏膜损伤

胃镜下可见胃黏膜多发性糜烂、溃疡和渗血。

【监测与治疗】

1. 常规监测

（1）生命体征：包括心率、血压、皮肤颜色、周围静脉充盈和意识状态。

（2）胃肠出血：包括呕血和便血的频度、颜色、性质、次数和总量。

（3）化验检查：胃内 pH（正常 0.9~1.5）、红细胞计数、血红蛋白、血尿素氮、胃液和粪便潜血等。

2. 风险评估

（1）男性、高龄，入院前 1 年内胃溃疡病史。

（2）头颅损伤，伴 GCS≤10 分，或无法服从简单指令；脊髓损伤；全身烧伤面积 >35%；多处创伤，伴创伤严重度评分≥16 分，或创伤性休克。

（3）急性多器官功能障碍综合征、急性肝功能不全、急性肾功能不全等。

（4）复杂手术，器官移植，手术时间 >3 小时等。

（5）长期禁食，或长期肠外营养。

（6）同时存在以下至少两种情况：

1）脓毒症。

2）停留 ICU 或神经 ICU>1 周。

3）隐性或显性出血≥6 日。

4）皮质类固醇（如氢化可的松 >250mg/d）治疗。

（7）综合评估：通常呼吸功能不全（机械通气 >48 小时）和凝血功能不全（血小板计数 $<50×10^9$/L，国际标准化比值 >1.5，部分凝血活酶时间（partial thromboplastin time PTT）> 正常值 2 倍）是 AGML 的独立危险因素；且独立危险因素越多，AGML 伴胃肠出血风险越高。如果未予预防措施，中危患者出血率 1.16%，高危患者 >3.24%；如果予以预防措施，出血率至少减少一半（表 11-6-1）。

表 11-6-1 急性胃黏膜损伤伴胃肠出血风险评估系统

危险因素	评分[5]	危险因素	评分[5]
年龄 >60 岁	2	脓毒症[2]	2
男性	2	预防性抗凝药物[3]	2
急性肾功能不全	2	凝血不全(基于实验室检查指标或用药)[4]	3
肝脏疾病[1]	2	合并内科疾病	3

注:[1]任何肝脏相关疾病,包括急性和慢性肝炎(感染或非感染);急性、亚急性和慢性肝功能不全;慢性肝病,包括肝硬化、门静脉高压、肝肾综合征和 / 或其他后遗症;肝坏死或梗死;肝移植病史。[2]包括识别或未识别的病原菌脓毒症或菌血症。[3]皮下注射普通肝素和剂量≤60mg/d 的依诺肝素。[4]血小板计数 <50×10^9/L,或 INR>1.5,或 PTT>2 倍正常值上限,或依诺肝素剂量>60mg/d。[5]低风险≤7 分,低中风险 8~9 分,中高风险 10~11 分,高危风险≥12 分。

3. 评估与处理

(1) 紧急评估"ABC",即气道评估(airway,A)、呼吸评估(breathing,B)和循环评估(circulation,C)。

(2) 紧急处理"OMI",即吸氧(oxygen,O)、监护(monitoring,M)和建立静脉通路(intravenous,I)。

4. 器官系统功能支持

(1) 容量复苏:确定组织低灌注时,立即进行容量复苏;复苏液体以晶体为主,必要时给予人工胶体。对低蛋白血症患者,予以白蛋白复苏;对于血红蛋白 <70g/L,或虽然高于 70g/L,但存在活动性出血患者,应及时输血;对高龄或明显心血管顺应性差患者,输液速度不宜太快,根据容量反应监测结果,调整容量复苏速度。

(2) 血管活性药物:基于补充血容量,予以血管活性药物维持血压。升压药首选去甲肾上腺素;对部分高度选择性患者,如低心动过速风险和绝对 / 相对心动过缓,可用多巴胺替代去甲肾上腺素。

(3) 呼吸功能支持:维持有效氧供,避免因循环低灌注导致的组织器官缺氧。可选择鼻导管或面罩给氧,或无创呼吸机辅助呼吸,必要时给予有创机械通气治疗。

(4) 肾脏功能支持:在充分容量复苏前提下,如果肾功能仍未改善,内环境继续恶化,则应尽早给予连续性肾脏替代治疗(CRRT)。

(5) 胃肠功能支持:对 AGML 高危患者、既往消化性黏膜损害患者、高胃肠出血风险患者和重症感染患者,可预防性使用抑酸治疗。对肠内营养无禁忌者,尽早开始肠内营养。对肝功能异常患者,适当选用护肝药物。

(6) 血液系统支持:对血红蛋白 <70g/L 患者,输注红细胞;对急性出血患者,动态观察血红蛋白变化;对出血未停止患者,尽管血红蛋白 >70g/L,也应考虑输注红细胞;对血小板计数 <10×10^9/L 患者,预防性输注血小板;对出血高风险患者,当血小板计数 <20×10^9/L 时,预防性输注血小板;对高出血风险并服用"双抗"患者,即使血小板正常,也予新鲜血小板输注。

5. 应激性溃疡治疗

(1) 抑酸治疗:目的在于迅速提高胃内 pH,管控目标为 pH≥6,以促进血小板聚集和血栓溶解,创造胃内止血的必要条件。抑酸药物包括:

1) 抑酸剂:包括质子泵抑制剂(proton pump inhibitor,PPI)、H_2 受体拮抗剂(H_2 receptor antagonist,H_2RA)。通常予以 PPI 静脉推注或静脉滴注。使用方法:奥美拉唑 80mg 静脉推

注后,以 8mg/h 滴注持续 72 小时。常用的 PPI 还有埃索美拉唑或泮托拉唑、兰索拉唑、雷贝拉唑等。常用的 H₂RA 有雷尼替丁、法莫替丁等。此外,在内镜检查前,静脉滴注 PPI 可降低内镜检查时的出血比例,以及接受内镜治疗患者比例。对活动性出血、裸露血管或黏附血凝块的患者,在内镜下治疗成功后,给予静脉滴注 PPI。对病情复杂、治疗窗窄、老年体弱患者,如果联合用药,则选用药物相互作用风险小的 PPI。

2) 抗酸药:包括氢氧化铝、铝碳酸镁、磷酸铝凝胶等,可经口或胃管内注入。

3) 生长抑素和生长抑素类似物:在减少局部出血的同时,通过抑制促胃液素而减少胃酸,可与 PPI 联合治疗严重急性上消化道出血。

(2) 内镜治疗:经上述治疗仍不能控制病情患者,在病情允许情况下,进行内镜止血;术中可在胃镜指导下,喷洒凝血酶、肾上腺素、黏膜保护剂,或局部注射止血药物。

(3) 介入治疗或外科手术治疗:经药物和内镜治疗仍不能有效止血患者,可考虑介入治疗和外科手术治疗。

(4) 维持治疗:出血停止后,继续抑酸药物治疗(PPI、H₂RA),直至溃疡愈合。

【预后评估】

多数胃黏膜糜烂伴出血可自行愈合,少数黏膜糜烂发展为溃疡,并增加并发症,但经早期治疗预后良好。

【诊治流程】

诊治流程见图 11-6-2。

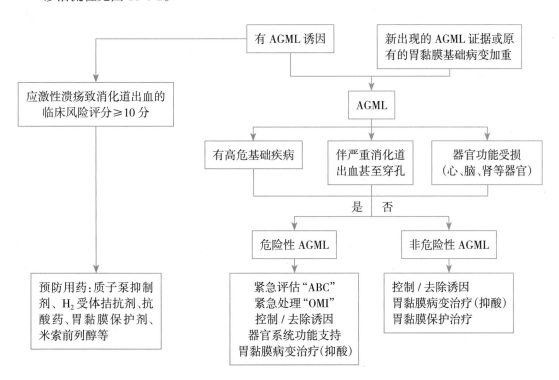

图 11-6-2 急性胃黏膜损伤诊治流程

AGML. 急性胃黏膜损伤。

(王胜男)

推荐阅读文献

[1] 贾林,李瑜元. 应激性溃疡及其防治策略. 中华急诊医学杂志,2002,11(5):358-359.

[2] BARDOU M,QUENOT J P,BARKUN A. Stress-related mucosal disease in the critically ill patient. Nat Rev Gastroenterol Hepatol,2015,12(2):98-107.

[3] BRETT S. Science review:The use of proton pump inhibitors for gastric acid suppression in critical illness. Crit Care,2005,9(1):45-50.

[4] COOK D J,FULLER H D,GUYATT G H,et al. Risk factors for gastrointestinal bleeding in critically ill patients. Canadian Critical Care Trials Group. N Engl J Med,1994,330(6):377-381.

[5] FENNERTY M B. Pathophysiology of the upper gastrointestinal tract in the critically ill patient:rationale for the therapeutic benefits of acid suppression. Crit Care Med,2002,30(6 Suppl):S351-S355.

[6] HERZIG S J,ROTHBERG M B,FEINBLOOM D B,et al. Risk factors for nosocomial gastrointestinal bleeding and use of acid-suppressive medication in non-critically ill patients. J Gen Intern Med,2013,28(5):683-690.

[7] HURT R T,FRAZIER T H,MCCLAVE S A,et al. Stress prophylaxis in intensive care unit patients and the role of enteral nutrition. J Parenter Enteral Nutr,2012,36(6):721-731.

[8] LAINE L,JENSEN D M. Management of patients with ulcer bleeding. Am J Gastroenterol,2012,107(3):345-361.

[9] MACLAREN R,REYNOLDS P M,ALLEN R R. Histamine-2 receptor antagonists vs proton pump inhibitors on gastrointestinal tract hemorrhage and infectious complications in the intensive care unit. JAMA Intern Med,2014,174(4):564-574.

[10] WELAGE L S. Overview of pharmacologic agents for acid suppression in critically ill patients. Am J Health Syst Pharm,2005,62(10 Suppl 2):S4-S10.

第七节　急性免疫功能损伤

【定义】

机体在遭受严重打击后,出现急性免疫系统功能失调,即机体炎症反应和抗炎反应失调,临床上表现为全身炎症反应综合征(systemic inflammatory response syndrome,SIRS)和代偿性抗炎症反应综合征(compensatory anti-inflammatory response syndrome,CARS)。SIRS 是机体对感染、创伤、手术、颅脑外伤和卒中等感染性或非感染性损伤的全身性非特异性炎症反应,表现为炎症反应失控。CARS 是机体对感染或非感染损伤的内源性抗炎反应,表现为免疫功能低下和感染易感性增强。

【诊断要点】

1. SIRS 临床诊断标准

(1) 体温 >38℃或 <36℃。

(2) 心率 >90 次 /min。

(3) 呼吸急促 >20 次 /min,或通气过度导致的 $PaCO_2$<32mmHg(4.3kPa)。

(4) 外周血白细胞计数 >12 × 10^9/L 或 <4 × 10^9/L,或者出现 >10% 的不成熟细胞。

存在上述急性生理改变时,排除其他因素导致的白细胞减少。部分肾上腺功能低下的 ICU 患者也可出现与 SIRS 相似的临床表现,应注意鉴别。

2. CARS 诊断标准　目前尚无统一诊断标准。

【监测与治疗】

急性脑损伤后,可引发免疫功能损伤。一方面导致神经损伤加重和神经功能恢复延迟;另一方面使感染概率增加,甚至诱发多器官功能障碍综合征(multiple organ dysfunction syndrome,MODS)。目前,对免疫功能损伤的病理生理过程缺乏有效遏制手段,故治疗重点仍是针对各器官系统功能支持,以减轻其损伤严重程度,为原发疾病治疗赢得时间。

1. 体温管控

(1) 监测指标:常规监测体表温度,必要时,监测核心(膀胱、直肠、鼻咽等)体温。核心温度管控目标为 <37.5℃。

(2) 治疗方法:可选用物理降温,或药物降温,如对乙酰氨基酚 0.3g,每 4~12 小时一次,每日最大剂量 2g。

2. 炎症管控

(1) 监测指标:常规监测血常规、淋巴细胞亚群、C 反应蛋白、降钙素原等炎性指标。

(2) 治疗方法

1) 抗感染:针对感染的经验性/目标性抗感染治疗。

2) 阻断 SIRS 药:如肿瘤坏死因子(TNF)受体单抗、可溶性肿瘤坏死因子受体(soluble tumor necrosis factor receptor,sTNFR)、可溶性白细胞介素 -1(interleukin-1,IL-l)受体拮抗剂、可溶性 IL-l 受体、非特异性促炎细胞因子拮抗剂等。

3) 非甾体抗炎药(nonsteroidal anti-inflammatory drug,NSAID):如布洛芬缓释胶囊(0.4~0.8g,3~4 次 /d),其为前列腺素(prostaglandin,PG)合成酶抑制剂,有较强抗炎作用,能阻止致炎因子前列腺素 E_2(PGE$_2$)的合成,从而阻断 SIRS 过程。

4) 内毒素拮抗:如多黏菌素 B、多黏菌素结合纤维(polymyxin B bound and immobilized to polystyrene fibers,PMXF)和半乳糖具有中和内毒素,降低血液中内毒素浓度,减少促炎介质释放作用。

5) 自由基清除:SIRS 导致的再灌注损伤过程中,氧自由基大量释放,可介导细胞内脂类过氧化反应,引起细胞损伤。因而,需抑制和清除氧自由基,阻止 SIRS 向 MODS 的发生发展。常用的氧自由基清除剂有别嘌醇、维生素 C(100~250mg,静脉注射,每日 1~3 次)、谷胱甘肽、维生素 A、维生素 E(10~100mg,口服或肌内注射,每日 1~3 次)、超氧化物歧化酶等。

6) 免疫调节:持续小剂量糖皮质激素具有减少细胞因子产生作用,常用的药物有氢化可的松(100mg,每 8 小时一次),总剂量不超过 300mg/d,连续 5~7 日。

7) 连续性血液净化(continuous blood purification,CBP):对溶质和液体的清除较为持续且缓慢,具有滤器的血 - 膜反应小、生物相溶性好、通透性和吸附力强、血流动力学稳定、渗透压变化小、更符合生理状态,以及液体控制良好等优势。CBP 可持续滤过和吸附对机体组织直接损害的毒性物质,包括去除补体、循环中的炎症递质(如 TNF、IL 等)、内毒素和细胞因子等;可双向调节 SIRS 患者 T 淋巴细胞水平,从而阻断 SIRS 的发展。

连续性血液透析滤过和高容量连续性血液透析滤过比传统的间歇血液透析安全、有效。

3. 凝血功能管控

(1) 监测指标:常规监测血小板数目、凝血酶原时间、活化部分凝血活酶时间、凝血酶时间、D- 二聚体、血栓弹力图、血小板计数等凝血功能指标。

（2）治疗方法

1）低分子量肝素：对合并 DIC 患者，低分子量肝素在减轻出血症状、减少血小板、降低通气功能不全评分作用上优于普通肝素；对合并重症颅脑损伤患者，需充分评估颅内出血风险。达肝素钠：5 000IU，皮下注射，1 次 /d,同时常规监测凝血功能和出血倾向。

2）抗凝血酶Ⅲ（ATⅢ）：具有抑制所有的活化凝血因子、减少损伤血管壁的血栓形成,降低血管通透性、防止白细胞聚集、减少粒细胞弹力蛋白酶的释放、增加内皮细胞释放前列环素等作用。临床可见改善 DIC 患者实验室指标和防治多脏器功能不全效果。ATⅢ血浆水平应调控至正常的 200%。

3）重组活化蛋白 C：其具有灭活 FV a、FⅧ a 作用；具有强力抑制凝血过程作用；具有阻断凝血和炎症之间的放大作用；具有抑制白细胞活化作用。SIRS 并发 DIC 时,纤溶剂或纤溶酶原激活剂可抑制凝血障碍,且不引起严重出血。

4. 代谢功能管控

（1）监测指标：常规监测总蛋白、白蛋白、前白蛋白、尿素氮、肌酐水平等。

（2）营养支持：SIRS 患者处于高应激状态,即分解代谢增强,合成代谢减弱,常表现为高糖血症、高乳酸血症和低蛋白血症。此时,须予代谢支持,能量供给 20~25kcal/(kg·d)；糖脂比为 5∶5；热氮比为 100∶1；增加免疫调节剂。

【预后评估】

急性脑损伤患者极易发生 SIRS,重者可进展为多脏器功能衰竭,病死率为 60%~80%。

【诊治流程】

诊治流程见图 11-7-1。

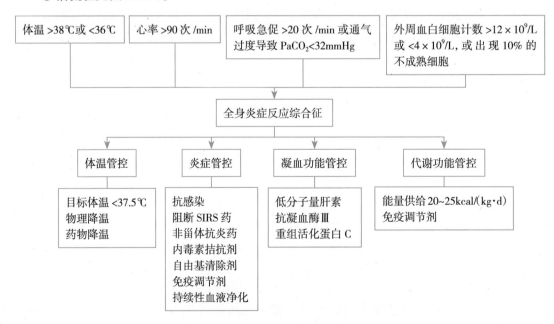

图 11-7-1　急性免疫功能损伤诊治流程

SIRS. 全身炎症反应综合征。

（张　馨）

推荐阅读文献

[1] 洪春荣,王永鹏.急性脑卒中全身炎症反应综合征凝血功能的变化及其临床意义.血栓与止血学,2019,25(2):253-255.

[2] 杭春华,史继新.急性脑损伤后的全身炎症反应综合征.医学研究生学报,2003,16(9):714-716.

[3] 陆平兰,徐雯,周密.免疫肠内营养对重症脑卒中患者肠黏膜屏障及免疫功能影像.创伤与急危重病医学,2018,6(6):396-397.

[4] 潘鹏飞,张雄峰,于湘友.全身炎症反应综合征:何去何从.中华急诊医学杂志,2018,27(6):591-593.

[5] AUDEBERT H J,ROTT M M. Systemic inflammatory response depends on initial stroke severity but is attenuated by successful thrombolysis. Stroke,2005,36(2):228-229.

[6] KELLUM J A,ANGUS D C,JOHNSON J P,et al. Continuous versus intermittent renal replacement therapy:a meta-analysis. Intensive Care Med,2002,28(1):29-37.

[7] TSLOTOU A G,SAKORASFAS,G H,ANAGNOSTOPOULOS G,et al. Septic shock:current pathogenetic concepts from a clinical perspective. Med Sci Monit,2005,11(3):76-85.

第八节　急性代谢功能损伤

【定义】

急性代谢功能损伤(acute metabolic injury,AMI)是指机体受到急性严重打击(炎性或非炎性)后,代谢功能障碍,主要表现为分解代谢增加、合成代谢减少,临床上出现应激性血糖增高、血清蛋白降低、血脂降低和肌肉减少等。

危重神经系统疾病患者常伴发急性代谢功能障碍,尤其在意识障碍、精神障碍、认知障碍、神经源性吞咽障碍、神经源性呕吐、神经源性胃肠功能不全、神经源性呼吸衰竭和严重系统并发症时,机体代谢功能障碍尤其显著。

【诊断要点】

1. 临床表现　急性严重神经疾病后,相继出现以下表现:血糖增高(发病数小时至数日),可伴有血浆胶体渗透压增高和脱水;血清蛋白下降(发病1周),可伴有血浆胶体渗透压下降和皮肤黏膜水肿;血脂下降(发病1周),可伴有精神状态异常;体重或体重指数(body mass index,BMI)下降(发病数周),可伴有消瘦(无水肿时)。尤其合并严重感染时,上述临床表现更为显著。

2. 实验室检查

(1) 空腹血糖≥6.1mmol/L,随机血糖≥7.8mmol/L。

(2) 血清前白蛋白 <170mg/L(半衰期1.9日),血清白蛋白 <35g/L(半衰期19日)。

(3) 血红蛋白 <110~120g/L(半衰期25~40日)。

(4) 血清总胆固醇(total cholesterol,TC)<3mmol/L,或 >5.72mmol/L;血清甘油三酯(triglyceride,TG)<0.45mmol/L,或 >1.70mmol/L。

(5) 血尿素氮 >8.3mmol/L,血肌酐 >104μmol/L。

【监测与治疗】

1. 监测指标

(1) 常规监测体重和 BMI[BMI= 体重(kg)/ 身高(m)^2]。

（2）常规监测代谢相关指标

1）随机监测血糖,管控目标为 8.3~10.0mmol/L。

2）常规监测（至少每周一次）血清蛋白和血红蛋白。管控目标为血清蛋白 >30g/L,血红蛋白 >100g/L。

3）常规监测（至少每周一次）血脂,管控目标为正常范围高限。

4）常规监测（按需求）电解质、维生素和微量元素,并管控在正常范围内。

2. 治疗方法

（1）合理提供能量需求

1）常规采用经验能量估算法计算人体能量需求。

2）对重症患者,在急性应激期按允许性低能量计算能量需求[20~25kcal/(kg·d)],急性应激期过后再行调整[25~35kcal/(kg·d)]。

3）有条件时,对重症（创伤性脑损伤、蛛网膜下腔出血、脑炎和脓毒症等）患者、接受特殊治疗（如深镇静、治疗性低温）患者、老年（>65 岁）和肥胖（BMI≥28kg/m^2）患者,采用间接测热法（indirect calorimetry,IC）,即代谢车计算能量需求,实现能量补充个体化。

4）实际能量获取目标为至少达到计算总量的 60%。

（2）合理提供基本营养底物:常规对重症患者,在急性应激期按糖脂比 5:5,热氮比 100:1,急性应激期过后调整为糖脂比 7:3~6:4,热氮比（100~150）:1。

（3）合理选择营养配方

1）常规选择高纤维素和全维生素、微量元素和电解质配方。

2）有条件时,按疾病特征（高血糖、低蛋白、高血脂等）选择不同配方。

3）必要时,选择免疫增强（添加 ω-3 脂肪酸成分）配方。

（4）合理选择营养支持途径和时间

1）对耐受肠内营养患者,首选肠内营养,如经口或管饲（鼻胃管、鼻肠管和经皮内镜下胃造瘘）喂养。对不耐受肠内营养患者,选择部分肠外营养或全肠外营养。

2）对经口进食困难患者尽早（发病 24~48 小时）开始肠内营养。

（5）其他治疗措施

1）对血糖显著增高（>10mmol/L）患者,可予静脉滴注胰岛素（与泵注营养液同步）降低血糖,但需严密监测血糖变化,以免发生低血糖。

2）对严重低蛋白血症（<25g/L）患者,可静脉滴注人血白蛋白（10~40g/d）;虽其并不能改变代谢状态,但可提高血清蛋白含量,减少并发症,改善器官功能不全和不良预后。

3）对高脂血症患者,可予管饲调脂药物（阿托伐他汀钙 20~40mg/d;非诺贝特 0.1g,3 次/d）,但须注意低脂血症的发生。

【预后评估】

神经内科住院患者营养不良风险率达 40%,而对于合并吞咽困难、意识障碍、肺部感染等并发症的神经重症患者,营养不良的风险比例显著增高,可高达 100%。

【诊治流程】

诊治流程见图 11-8-1。

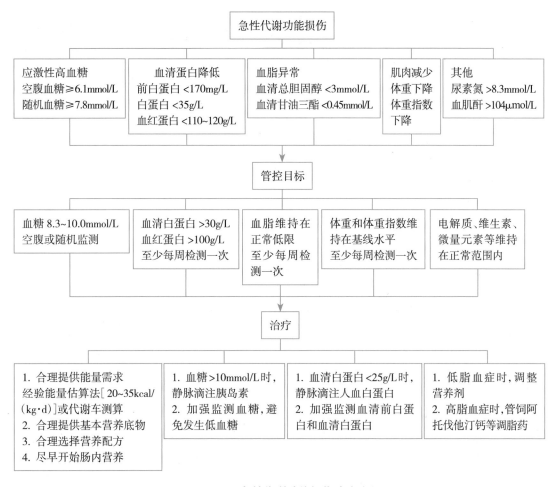

图 11-8-1　急性代谢功能损伤诊治流程

（宿英英）

推荐阅读文献

［1］陈宏,李非,贾建国,等.机械通气患者静息能量消耗测定.中华临床营养杂志,2010,18(2):91-94.

［2］高金霞,宿英英.等热量不同糖成分营养制剂对急性脑卒中患者血糖影响的随机对照研究.中国临床营养杂志,2008,16(4):209-215.

［3］宿英英,曾小雁,姜梦迪,等.重症神经疾病病人肠内营养能量预测目标值与实际供给值比较.肠外与肠内营养,2016,23(4):193-197.

［4］宿英英,崔丽英,蒋朱明,等.神经系统疾病与营养支持.中国临床营养杂志,2008,16(5):265-267.

［5］曾小雁,宿英英,刘刚,等.神经疾病机械通气病人的间接能量测定与经验能量估算比较.肠外与肠内营养,2016,23(4):198-202.

［6］SU Y Y,GAO D Q,ZENG X Y,et al. A survey of the enteral nutrition practices in patients with neurological disorders in the tertiary hospitals of China. Asia Pac J Clin Nutr,2016,25(3):521-528.

第九节 脑源性多器官功能障碍综合征

【定义】

多器官功能障碍综合征(MODS)是机体遭受严重创伤、感染、休克、大手术和缺血/再灌注等急性损伤24小时后,同时或序贯出现2个或2个以上器官/系统功能障碍或衰竭,即急性损伤患者多个器官功能改变而不能维持内环境稳定的临床综合征。患者在发生MODS前,大多数器官功能良好;发生MODS后,如果治愈存活,器官功能大多恢复正常。慢性疾病终末期出现的器官功能衰竭;或在病因学中由于存在并不相干的疾病所同时发生的器官功能衰竭,虽也涉及多个器官,但不属于MODS范畴,如肺源性心脏病、肺性脑病等。

脑源性多器官功能障碍综合征(cerebrogenic multiple organ dysfunction syndrome,CMODS)是由脑的急性功能损害而直接导致的脑以外的2个或2个以上器官/系统同时或序贯功能不全,并达到多器官功能障碍诊断标准。

MODS的发病机制非常复杂,涉及神经、体液、内分泌和免疫等诸多方面,其不仅与感染、创伤等直接损伤有关,也与失控的全身炎症反应综合征(SIRS)和代偿性抗炎症反应综合征(CARS)相关。

SIRS是感染与非感染因素引起炎症介质大量释放导致全身性炎症反应,至少具有以下临床表现中的2项:①体温>38℃或<36℃;②心率>90次/min;③呼吸>20次/min或$PaCO_2<32mmHg$;④白细胞计数$>12×10^9/L$或$<4×10^9/L$或幼稚杆状白细胞>10%。在正常情况下,随着炎症介质的大量释放,体内也能产生一些内源性抗炎介质来抑制和下调炎症介质的产生,以维持促炎与抗炎的平衡,从而控制炎症和维持机体的自稳态。但在SIRS的发展过程中,常常由于抗炎反应占据优势,导致抗炎介质产生过量和释放入血,从而出现CARS。CARS主要表现为抗炎介质水平降低和免疫功能低下,晚期常因免疫功能严重抑制而造成无法控制的感染。

【诊断要点】

1. MODS 目前,国内外尚无统一的MODS诊断标准。1995年,全国危重病急救医学学术会议通过了我国MODS诊断评分标准,即"庐山会议"标准;2015年,对MODS病情分期诊断和严重程度评分标准重新进行了修订(表11-9-1)。如果MODS病情分期诊断标准与APACHE Ⅱ评分联合应用,则能更精准地评估病情严重程度,有助于每个分期病情严重程度的分级和患者预后判断。

2. CMODS

(1)脑部诱发因素,即存在诱发MODS的急性脑损伤,如急性脑血管病、颅脑损伤、癫痫持续状态等。

(2)出现SIRS或CARS,或免疫功能异常的分子生物学表现和相应临床症状。

(3)多器官功能障碍,即存在2个或以上的系统或器官功能障碍。

表 11-9-1　重新修订的 MODS 病情分期诊断和严重程度评分标准

受累器官	诊断依据	评分 / 分
外周循环	无血容量不足；MAP≥70mmHg；尿量 >60ml/h	0
	无血容量不足；60mmHg≤MAP<70mmHg；尿量约 40ml/h；正常值 < 血乳酸≤3.0mmol/L	1
	无血容量不足；50mmHg≤MAP<60mmHg；20ml/h≤尿量 <40ml/h，肢端冷或暖；无意识障碍、血乳酸 3.1~6.0mmol/L	2
	无血容量不足；MAP<50mmHg；尿量 <20ml/h；血乳酸 >6.0mmol/L、肢端湿冷或暖；多有意识恍惚	3
心	无心动过速，无心律失常，心功能正常，无血容量不足；MAP<50mmHg；尿量 <20ml/h；肢端湿冷或暖；多有意识恍惚	0
	心动过速；心肌酶正常；BNP > 正常水平	1
	心动过速；心肌酶异常（LDH、AST、CK-MB 增高）；BNP>500ng/L	2
	室性心动过速；心室颤动等严重心律失常（LDH、AST、CK-MB 增高明显）；明显心功能不全，BNP>1 000ng/L	3
肺	呼吸频率正常；PaO$_2$/FiO$_2$≥350mmHg	0
	呼吸频率 20~25 次 /min；300mmHg<PaO$_2$/FiO$_2$<350mmHg	1
	呼吸频率 >28 次 /min；PaCO$_2$<35mmHg；200mmHg<PaO$_2$/FiO$_2$≤300mmHg；胸部 X 线片示肺野有渗出改变	2
	呼吸频率 >28 次 /min；PaCO$_2$>45mmHg；PaO$_2$/FiO$_2$≤200mmHg；胸部 X 线片示肺泡实变加重	3
肾	无血容量不足；尿量 >60ml/h；尿钠、SCr 正常	0
	无血容量不足；尿量 41~60ml/h；尿钠 20~30mmol/L、SCr 正常	1
	无血容量不足；尿量 20~40ml/h；尿钠 20~30mmol/L、正常 <SCr<176.8μmol/L	2
	无血容量不足；无尿或少尿（<20ml/h 持续 6h 以上）；尿钠 >40mmol/L、SCr≥176.8μmol/L	3
肝脏	ALT 正常；血清 TBIL<17.1μmol/L	0
	ALT ≥正常值 2 倍；血清 TBIL 17.1~34.2μmol/L	1
	ALT > 正常值 2 倍以上；血清 TBIL>34.2μmol/L	2
	肝性脑病或血清 TBIL>102.0μmol/L	3
胃肠道	无腹部胀气；肠鸣音正常	0
	腹部胀气；肠鸣音减弱	1
	高度腹部胀气；肠鸣音近于消失，腹腔内压升高	2
	麻痹性肠梗阻；应激性溃疡出血；非结石性急性胆囊炎；急性胰腺炎。具备上述 1 项即可确诊	3
凝血功能	PLT≥100×10^9/L；纤维蛋白原正常；PT 及 TT 正常	0
	PLT<100×10^9/L；纤维蛋白原正常；PT 及 TT 正常	1
	PLT<100×10^9/L；纤维蛋白原正常；PT 及 TT 较正常值延长≥3s；D- 二聚体≥正常值 2 倍；全身性出血不明显	2
	PLT<50×10^9/L；纤维蛋白原 <2.0g/L；PT 及 TT 较正常值延长 >3s；D- 二聚体≥正常值 4 倍；全身性出血表现明显	3

续表

受累器官	诊断依据	评分/分
脑	意识正常（GCS 15 分）	0
	兴奋及嗜睡；语言呼唤能睁眼；能交谈；有定向障碍；能听从指令（GCS 13~14 分）	1
	疼痛刺激能睁眼；不能交谈；语无伦次；疼痛刺激有屈曲或伸展反应（GCS 10~12 分）	2
	对语言无反应；对疼痛刺激无反应（GCS≤9 分）	3
代谢	血糖、血钠正常；pH 7.35~7.45	0
	血糖 <3.9mmol/L 或 >5.6mmol/L；血钠 <135mmol/L 或 >145mmol/L；pH<7.35 或 >7.45，正常 < 血乳酸≤3.0mmol/L	1
	血糖 <3.5mmol/L 或 >6.5mmol/L；血钠 <130mmol/L 或 >150mmol/L；pH<7.20 或 >7.50，血乳酸 3.1~6.0mmol/L	2
	血糖 <2.5mmol/L 或 >7.5mmol/L；血钠 <125mmol/L 或 >155mmol/L；pH<7.10 或 >7.55，血乳酸 >6.0mmol/L	3

注：MODS. 多器官功能障碍综合征；MAP. 平均动脉压；BNP. 脑钠肽；LDH. 乳酸脱氢酶；AST. 天冬氨酸转氨酶；CK-MB. 肌酸激酶同工酶；PaO_2/FiO_2. 氧合指数；$PaCO_2$. 动脉血二氧化碳分压；SCr. 血肌酐；ALT. 丙氨酸转氨酶；TBIL. 总胆红素；PLT. 血小板；PT. 凝血酶原时间；TT. 凝血酶时间；GCS. 格拉斯哥昏迷评分；1mmHg=0.133kPa。

【监测与治疗】

MODS 或 CMODS 具有发生急骤、发展迅速、直接影响转归的特征，但经早期监护与处理，器官 / 系统功能可完全恢复。

1. MODS 监测与治疗　监测项目需要涉及所有可能出现的器官 / 系统，强调全面与系统。治疗措施需要采取针对性支持与维护。

2. CMODS 监测与治疗

（1）常见的可能累及的器官 / 系统包括：①急性神经源性肺损伤，表现为 ARDS；②急性脑心综合征，如类心肌梗死和快速心律失常；③急性胃黏膜损伤，伴随胃肠道出血；④急性胃肠动力损伤，如胃瘫和麻痹性肠梗阻等。因此，针对 CMODS 的监测与治疗强调重点和突出。

（2）常见的可能导致 CMODS 的脑损伤包括重症颅脑损伤、重症卒中、重症颅内感染、重症脑病，以及颅内压增高和癫痫持续状态等并发症。改善 CMODS 基于脑功能状态的改变。因此，需要加强意识状态、脑核心温度、脑组织氧、颅内压、脑灌注、脑电图和自主神经功能监测；强化脑损伤的对因、对症治疗；从源头上控制 CMODS 进展，阻止多器官功能衰竭（multiple organ failure，MOF）发生。

【预后评估】

MODS 病情危重，可发展成为不可逆转的 MOF，预后较差。病死率随器官系统功能衰竭数量增多而上升，总病死率约为 40%。MODS 评分 9~12 分患者，病死率 25%；13~16 分患者，病死率 50%；17~20 分患者，病死率 75%；>20 分患者，病死率 100%。

【诊治流程】

诊治流程见图 11-9-1。

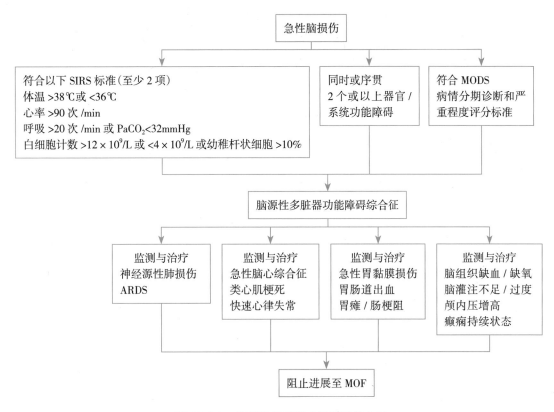

图 11-9-1 脑源性多脏器功能障碍综合征

ARDS. 急性呼吸窘迫综合征；MOF. 多器官功能衰竭。

（曹 杰）

推荐阅读文献

［1］王今达，王宝恩 . 多脏器功能失常综合征（MODS）病情分期诊断及严重程度评分标准 . 中华危重病急救医学，1995，2（6）：346-347.
［2］王艳，王红，张淑文，等 . MODS 病情严重程度评分及预后评估系统对 MODS 患者预后预测价值的临床研究 . 临床和实验医学杂志，2013，12（20）：1673-1676.
［3］OSUCHOWSKI M F，WELCH K，SIDDIQUI J，et al. Circulating cytokine/inhibitor profiles reshape the understanding of the SIRS/CARS continuum in sepsis and predict mortality. J Immunol，2006，177（3）：1967-1974.

第十节 高血糖和低血糖

一、高血糖

【定义】

高血糖是指空腹血糖≥6.1mmol/L 或任意时点的血糖≥7.8mmol/L，常见于糖尿病和糖尿病前期患者。此外,内分泌系统疾病、胰腺疾病、应激、药物等因素也会引起血糖增高。危重神经疾病,尤其是重症脑血管疾病、重症颅脑损伤、重症颅内感染等,即使无糖尿病病史,也可导致应激性血糖增高。

高血糖危象包括糖尿病酮症酸中毒(diabetic ketoacidosis,DKA)和高血糖高渗性综合征(hyperglycemic hyperosmolar syndrome,HHS),是糖尿病重要的急性并发症,无论 1 型还是 2 型糖尿病均可发生。

【诊断要点】

1. 糖尿病和糖尿病前期患者引起高血糖

(1)空腹血糖受损:6.1mmol/L≤空腹血糖 <7.0mmol/L,糖负荷后 2 小时,血糖 <7.8mmol/L。

(2)糖耐量异常:空腹血糖 <7.0mmol/L,糖负荷后 2 小时,7.8mmol/L≤血糖 <11.1mmol/L。

(3)糖尿病:空腹血糖≥7.0mmol/L,糖负荷后 2 小时,血糖≥11.1mmol/L。

2. 应激性血糖增高

(1)存在重症疾病、创伤、大手术等应激因素。

(2)无糖尿病史的空腹 / 随机血糖升高。

(3)有糖尿病的血糖控制恶化。

3. 高血糖危象

(1)糖尿病酮症酸中毒

1)急性发病。

2)多饮、多食、消瘦,恶心、呕吐、弥漫性腹痛,脱水、虚弱无力、意识障碍等。

3)当血酮≥3mmol/L 或尿酮体阳性,血糖 >13.9mmol/L 或已知为糖尿病患者,血清 HCO_3^->18mmol/L 和 / 或动脉血 pH>7.3 时,为糖尿病酮症;而 HCO_3^-<18mmol/L 和 / 或动脉血 pH<7.3,为糖尿病酮症酸中毒。

4)糖尿病酮症酸中毒按酸中毒严重程度(血 pH、血 HCO_3^- 和血酮)和神经状态分为轻、中、重度。

(2)高血糖高渗性综合征

1)缓慢发病,历经数日至数周。

2)早期以烦渴、多饮、体重减轻为主要表现,随着高血糖程度的加重或持续时间的延长,可出现癫痫发作、局灶性神经缺损、意识障碍等神经系统症状,严重者甚至昏迷。

3)血糖≥33.3mmol/L;血浆胶体渗透压≥320mOsm/L;血清 HCO_3^-≥18mmol/L 或动脉血 pH≥7.30;尿糖呈强阳性,而血清酮体和尿酮体呈阴性或弱阳性;阴离子间隙 <12mmol/L。

【监测与治疗】

1. 糖尿病和糖尿病前期患者血糖管控目标(表 11-10-1)

表 11-10-1 糖尿病和糖尿病前期患者血糖管控目标

血糖控制	空腹 / 餐前血糖 /(mmol·L^{-1})	餐后 2h 血糖或不能进食时任意时间点血糖 /(mmol·L^{-1})	适应证
严格控制	4.4~6	6~8	病程较短且无并发症和严重伴发疾病的非老年(<65 岁)糖尿病患者
一般控制	6~8	8~10	心脑血管疾病高危人群

续表

血糖控制	空腹/餐前血糖/(mmol·L⁻¹)	餐后2h血糖或不能进食时任意时间点血糖/(mmol·L⁻¹)	适应证
宽松控制	8~10	8~12	糖尿病>15年、存在无感知性低血糖病史、有严重伴发病(肝肾功能不全)或全天血糖波动较大并反复出现低血糖症状、已患有心脑血管病、年龄≥80岁、预期寿命<5年、精神或智力障碍、独居

注:糖尿病患者应遵循糖尿病教育、饮食治疗、运动治疗、药物治疗及自我血糖监测五大基本治疗原则。

2. 应激性高血糖患者血糖管控目标　综合ICU和专科ICU(神经内科ICU、神经外科ICU)一致认同低血糖、严重高血糖和高血糖变异性的危害,血糖管控目标为7.8~10mmol/L。当血糖≥10mmol/L时,启动胰岛素降糖治疗(表11-10-2)。

表11-10-2　胰岛素降糖治疗

血糖值/(mmol·L⁻¹)	初始静脉推注负荷量/IU	初始持续静脉泵入剂量/(IU·h⁻¹)	
		无糖尿病史	有糖尿病史
10~13.3	0	1	2
13.4~16.7	0	2	4
16.8~20	3	3	6
>20	6	5	8

3. 高血糖危象

(1) 监测指标:血糖、尿素氮/肌酐、血清淀粉酶和脂肪酶、血清酮体、电解质(可计算阴离子间隙)、渗透压、尿常规、尿酮体、血气分析、血常规、心电图。若怀疑合并感染还应进行血、尿和咽部的细菌培养。

(2) 治疗原则:尽快补液以恢复血容量、纠正失水状态,降低血糖,纠正电解质及酸碱平衡失调,同时积极寻找和消除诱因,防治并发症。

(3) 治疗方法

1) 液体管控:对失水严重患者,首选等渗溶液,如0.9%氯化钠溶液,第1小时输注速度15~20ml/(kg·h)(成人第1小时的总量为1.0~1.5L)。随后补液速度取决于脱水程度、尿量多少和电解质情况。需要在第1个24小时内补足预先估计的液体丢失量。

对心肾功能不全患者,补液过程中除了监测血浆渗透压外,还需不断对心脏、肾脏、神经功能进行评估,谨防补液过多。

对糖尿病酮症酸中毒患者(血糖≤11.1mmol/L)和高血糖高渗性综合征患者(血糖≤16.7mmol/L),应予5%葡萄糖和胰岛素治疗,直至血酮、血糖纠正。

在补充液体过程中,常规监测血浆渗透压,可直接用仪器设备检测,也可用公式计算,即有效血浆渗透压 = [2×(Na⁺+K⁺)(mmol/L)+ 血糖(mmol/L)](公式中的"Na⁺"是测得的钠离子浓度,而不是纠正后的)。血浆渗透压下降的速度≤3mmol/(L·h)。常规有效血浆渗透压管控目标为285~295mmol/L。

2）血糖管控：糖尿病酮症酸中毒患者血糖管控目标为 8.3~11.1mmoL/L，高血糖高渗性综合征患者血糖管控目标为 13.9~16.7mmol/L。糖尿病酮症酸中毒患者血酮应保持 <0.3mmol/L。

对重症患者，胰岛素 0.1IU/kg 静脉推注，后续以 0.1IU/（kg·h）持续滴注。第 1 小时内血糖下降 <10% 时，给予胰岛素 0.14IU/kg 静脉滴注后，继续先前的速度滴注。

对糖尿病酮症酸中毒患者，当血酮降低速度 <0.5mmol/（L·h）时，需增加胰岛素剂量 1IU/h。

对糖尿病酮症酸中毒患者或高血糖高渗性综合征患者，血糖分别达到 11.1mmoL/L 和 16.7mmol/L 时，予胰岛素 0.02~0.05IU/（kg·h）静脉滴注，此时静脉补液中应加入葡萄糖。

对高血糖缓解且可进食的患者，改为皮下注射胰岛素。已确诊为糖尿病患者，胰岛素用量与高血糖高渗性综合征发生前相同；未确诊糖尿病患者，胰岛素用量为 0.5~0.8IU/（kg·d）。在降糖治疗期间，需密切监测血糖，警惕低血糖发生。

3）血钾管控：胰岛素缺乏时，血钾向细胞内转移减少，导致血钾升高。如果血钾低于正常，则提示严重缺钾，此时应在严密心电监护下积极补钾治疗，血钾管控目标为 3.5~4.5mmol/L。

补钾治疗应在足够的尿量（>40ml/h）前提下开始。大量补液和使用胰岛素过程中，警惕出现低血钾。

当血钾 >5.2mmol/L 时，暂不额外补钾，1 小时内复查血钾。

当血钾 4.0~5.2mmol/L 时，静脉补液增加氯化钾 0.8g/（L·h）。

当血钾 3.3~4.0mmol/L 时，静脉补液增加氯化钾 1.5g/（L·h）。

当血钾 <3.3mmol/L，优先补钾。

4）血钠管控：大多数患者为轻度低钠血症。血钠下降通常由高血糖造成高渗透压，细胞内水转移至细胞外稀释所致。若高血糖患者血钠浓度增加则提示严重水丢失。酮症酸中毒时，可能出现假性低钠血症。故计算血钠时，需采用纠正后的钠，计算公式为：$[Na^+]=$ 测得的 $[Na^+]$（mmol/L）$+1.6\times[$（血糖（mg/dl）-100）$/100]$。血钠管控目标为 135~145mmol/L。

如果纠正后的血钠浓度正常或升高，则最初以 250~500ml/h 的速度补充 0.45% 和 / 或 0.9% 氯化钠溶液；如果血钠浓度仍低于正常，输注 0.9% 氯化钠溶液。

5）酸碱平衡管控：对 pH<6.9 的患者，进行补碱治疗。补碱方法：碳酸氢钠 8.4g 和氯化钾 0.8g 配于 400ml 无菌用水（等渗等张液）中，以 200ml/h 速度静脉滴注至少 2 小时，目标为 pH>7.0。此后，每 2 小时测定 1 次静脉血 pH，直至维持 pH>7.0。如果需要，治疗每 2 小时重复一次。对 pH≥6.9 患者，不需要补碱治疗。阴离子间隙目标为 7~9mmol/L。

6）其他指标管控：对血浆磷酸盐浓度 <0.3mmol/L 患者，可补充磷酸盐。补充方法：磷酸钾 4.2~6.4g 加入输液中。

【预后评估】

糖尿病酮症酸中毒患者的病死率低于 1.0%，但老年和严重疾病患者可高达 5.0%。高血糖高渗性综合征患者的病死率为 10%~20%，其中 >75 岁患者病死率占 10%，>85 岁患者占 35%。

【诊治流程】

诊治流程见图 11-10-1。

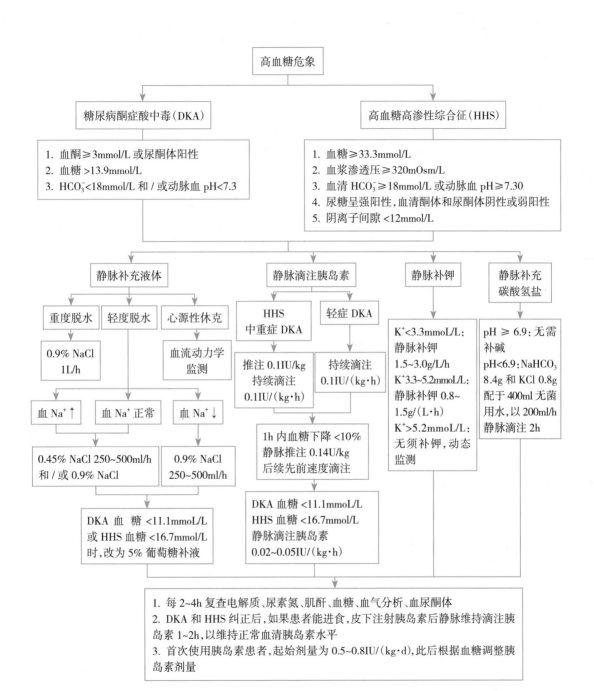

图 11-10-1　高血糖诊治流程

DKA. 糖尿病酮症酸中毒；HHS. 高血糖高渗性综合征。

二、低血糖

【定义】

低血糖是由多种原因引起的血糖浓度过低状态,血糖降低并出现相应症状和体征时,称低血糖症。非糖尿病低血糖标准是血糖 <2.8mmol/L,而糖尿病低血糖标准是血糖≤3.9mmol/L。根据发生时间不同,可分为空腹低血糖和餐后低血糖。空腹低血糖见于内源性胰岛素分泌过多、药源性、重大疾病、胰岛素拮抗激素缺乏、胰外肿瘤等;餐后低血糖见于糖类代谢酶的先天缺乏、特发性反应性低血糖、功能性低血糖等。

【诊断要点】

1. 低血糖表现　包括自主神经系统症状和神经低血糖症状(表 11-10-3)。自主神经系统症状的出现早于神经低血糖症状。持续性低血糖可导致昏迷和永久性神经损害,甚至死亡。

表 11-10-3　低血糖症状

表现	症状
自主神经系统症状	出汗、流涎、心悸、颤抖、紧张、焦虑、饥饿和软弱无力 面色苍白、四肢冰凉、心率加快和收缩压轻度升高
神经低血糖症状	注意力不集中,思维和言语迟钝 头晕、嗜睡、视物不清和步态不稳 幻觉、躁动、易怒、行为怪异 强直性痉挛和锥体束征阳性 昏迷和各种反射消失

2. 低血糖分级

(1) 根据低血糖临床表现分级

1) 轻度:出现自主神经症状,但可自行处理。

2) 中度:出现自主神经症状和神经性低血糖症状,但可自行处理。

3) 重度:血糖 <2.8mmol/L,出现意识障碍,需他人协助处理。

(2) 根据血糖水平分级

1) 低血糖警戒值:血糖≤3.9mmol/L,需要服用速效碳水化合物和调整降糖剂量。

2) 临床显著低血糖:血糖 <3.0mmol/L,提示严重的、有重要意义的低血糖。

3) 严重低血糖:没有特定血糖界限,伴有严重认知障碍,且需要其他措施帮助恢复低血糖。

3. 低血糖惠普尔三联症(Whipple trilogy)诊断标准

(1) 禁食或活动后诱发低血糖发作。

(2) 低血糖症状可于提供糖后迅速缓解。

(3) 发作时血糖 <2.8mmol/L(成人)。

4. 实验室检查　需行血糖测定、血浆胰岛素测定、胰岛素释放指数测定、血浆胰岛素原和 C 肽测定、48~72 小时饥饿试验和延长(5 小时)口服葡萄糖耐量试验。

5. 腹部影像学检查　以明确病因。

6. 选择性动脉钙刺激静脉采血检测　以明确胰岛素瘤术前定位。

【监测与治疗】

1. 低血糖病因和诱因治疗

(1) 对使用胰岛素或促胰岛素分泌剂患者,需从小剂量开始,逐渐增加剂量。

(2) 对未按时进食,或进食过少患者,需定时、定量进餐,如果进餐量减少则相应减少降糖药物剂量。

(3) 对运动量增加患者,需运动前增加额外的碳水化合物摄入。

(4) 对酒精摄入患者,避免酗酒和空腹饮酒(酒精可直接导致低血糖)。

(5) 对严重低血糖或反复发生低血糖患者,需调整糖尿病治疗方案和调整血糖管控目标。

(6) 对使用胰岛素时出现低血糖患者,需寻找原因并调整胰岛素治疗方案和药物用量。

(7) 对糖尿病患者,常规随身备用碳水化合物类食品,一旦发生低血糖,立即食用。

2. 低血糖监测指标

(1) 常规每 15 分钟监测血糖 1 次。自主神经症状和神经性低血糖症状恢复后,至少每 24~48 小时监测血糖一次,有条件时进行持续血糖监测。

(2) 糖化血红蛋白(glycosylated hemoglobin,HbA1c)管控目标为≤7%。但低血糖高危人群,以及预期寿命有限、≥65 岁、有严重合并症或并发症的人群,HbA1c 管控目标为 <8% 或更高。

3. 低血糖治疗方法

(1) 对意识清楚并可以安全进食的患者,口服 15~20g 速效碳水化合物(葡萄糖最佳)。

(2) 对意识障碍或不能安全进食者,可管饲注入葡萄糖液,或静脉注射 50% 葡萄糖溶液 20~40ml,或皮下或肌内注射胰高血糖素 0.5~1mg(或鼻内给药 3mg)。

(3) 对不同血糖水平患者,采取不同对策。

1) 血糖 >3.9mmol/L,但距下一次就餐时间 >1 小时,予含淀粉或蛋白质食物。

2) 血糖仍≤3.9mmol/L,口服 15~20g 葡萄糖或静脉注射 50% 葡萄糖溶液 20~40ml。

3) 血糖≤3.0mmol/L,静脉注射 50% 葡萄糖溶液 60ml。

4) 低血糖仍未纠正,静脉持续输注 5% 或 10% 葡萄糖溶液,或加用糖皮质激素(氢化可的松)。

(4) 对长效磺脲类药物,或中、长效胰岛素所致低血糖不易纠正,且持续时间较长患者,需长时间静脉滴注葡萄糖并监测血糖变化。

(5) 对反复发作的重度低血糖患者,需寻找原因,如胰岛素过度分泌导致血浆胰岛素和 C 肽水平升高,必要时可考虑胰腺或胰岛移植。

【预后评估】

大多数 1 型糖尿病患者难免发生低血糖,但严重低血糖事件的发生率仅为 1~1.7 次 /(患者·年)。2 型糖尿病患者低血糖发生率低于 1 型糖尿病患者,但病程后期的强化治疗可增加低血糖发生率。低血糖患者可死于心血管意外事件,如心肌梗死、心律不齐等,也可导致癫痫发作、长期昏迷和自主神经功能紊乱。

【诊治流程】

诊治流程见图 11-10-2。

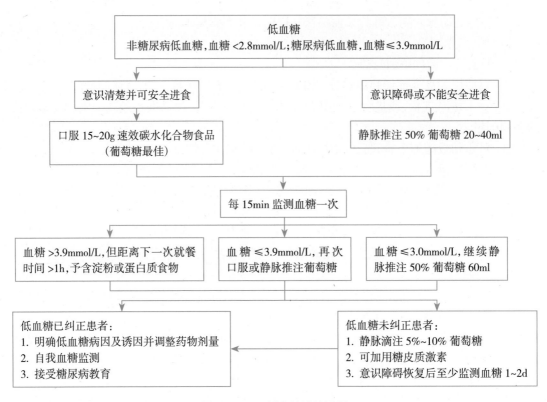

图 11-10-2 低血糖诊治流程

（肖　争）

推荐阅读文献

[1] DAUGIRDAS J T, KRONFOL N O, TZAMALOUKAS A H, et al. Hyperosmolar coma: cellular dehydration and the serum sodium concentration. Ann Intern Med, 1989, 110 (11): 855-857.

[2] KITABCHI A E, UMPIERREZ G E, MILES J M, et al. Hyperglycemic crises in adult patients with diabetes. Diabetes Care, 2009, 32 (7): 1335-1343.

[3] UMPIERREZ G, KORYTKOWSKI M. Diabetic emergencies-ketoacidosis, hyperglycaemic hyperosmolar state and hypoglycaemia. Nat Rev Endocrinol, 2016, 12 (4): 222-232.

第十一节　低蛋白血症

白蛋白是血浆中的重要蛋白组分，成人正常值为 40~55g/L，占血清总蛋白的 50%~60%，具有维持血液胶体渗透压、增加血容量、参与体内物质代谢和转运、调节凝血、抗氧化、清除自由基、维持酸碱平衡和营养神经等重要作用。

【定义】

低蛋白血症是指血清总蛋白或血清白蛋白的减少，当血清总蛋白低于 60g/L 或白蛋白低于 35g/L 时，称为低蛋白血症。根据血清白蛋白降低的程度，又可将低蛋白血症分为轻度（30~35g/L）、中度（25~30g/L）、重度（<25g/L）三个级别。

【诊断要点】

1. 低白蛋白血症病因　包括蛋白质摄入、吸收、合成、分解、丢失和分布异常(表 11-11-1)。

表 11-11-1　低白蛋白血症病因

分类	病因
蛋白质摄入不足或吸收障碍	各种原因导致的食欲不振或呕吐,如颅内压增高和消化道疾病
	各种原因导致的摄食困难,如神经性延髓麻痹和消化道疾病
	各种原因导致的吸收障碍,如胰腺、胆道和肠道疾病,胃肠吻合术后吸收不良综合征
蛋白质合成减少	各种原因导致的肝损害,使蛋白合成减少,包括血清蛋白合成减少
蛋白质分解增加	见于应激、发热、恶性肿瘤、甲状腺功能亢进等(蛋白质分解大于合成)
蛋白质异常转移	见于脓毒症和其他炎症性疾病(血管通透性增加、血清蛋白外渗)
蛋白质丢失过多	见于消化道丢失、肾脏丢失和其他途径丢失(大面积创伤渗液、慢性失血、反复腹腔穿刺放液和腹膜透析)
血中水分增加	见于水钠潴留、静脉补充过多晶体溶液

2. 低蛋白血症临床表现

(1) 疲乏、无力。

(2) 反应迟钝、记忆力衰退。

(3) 直立性低血压、心动过缓。

(4) 轻、中度贫血。

(5) 性功能减退、闭经和骨质疏松。

(6) 免疫力下降,感染风险增加。

(7) 负氮平衡状态,出现皮下脂肪减少、骨骼肌萎缩,甚至恶病质状态。

(8) 血浆渗透压下降,出现皮肤黏膜水肿,胸腔、腹腔、心包等浆膜腔积液。

(9) 多器官系统功能不全或衰竭,如脑水肿,甚至脑疝形成;肺水肿,甚至急性呼吸窘迫综合征(ARDS),尤其当伴随肺部炎症时,血管通透性增加,白蛋白外渗,低蛋白血症进一步加重。

3. 实验室检查

(1) 血清总蛋白、白蛋白、前白蛋白、转铁蛋白等低于正常范围。

(2) 神经影像学检查(超声、CT、MRI)显示各器官水肿和积液。

【监测与治疗】

1. 监测指标　常规监测呼吸、心率、动脉血压、血清蛋白和血浆渗透压。

2. 治疗方法

(1) 控制原发疾病,消除低蛋白血症危险因素。

(2) 营养支持:加强肠内营养或肠外营养输注,包括足够的能量和蛋白质。

(3) 血清白蛋白制剂:对血清白蛋白 15~20g/L(国际标准),或 <25g/L(中国标准)的急性危重症患者输注人血白蛋白。用药方法为:静脉滴注,在滴注开始的 15 分钟内注意速度缓慢,逐渐加速,最快速度不超过 2ml/min 为宜,开瓶 4 小时内输注完毕。输注人血白蛋白注意事项如下:

1）对静脉容量支持的患者,补充人血白蛋白不作为常规治疗方法。

2）对颅内压增高患者,仅适合伴随低蛋白血症时输注人血白蛋白,以提高胶体渗透压,改变组织液异常分布。

3）对心功能不全和老年患者,人血白蛋白的输注速度不宜过快（应 <2ml/min）,以免发生充血性心力衰竭。

【预后评估】

低蛋白血症伴随多器官系统功能不全 / 衰竭患者,病死率为 23%。低蛋白血症伴随脑水肿患者,因中枢性呼吸循环衰竭而病死率增加（62%）。

【诊治流程】

诊治流程见图 11-11-1。

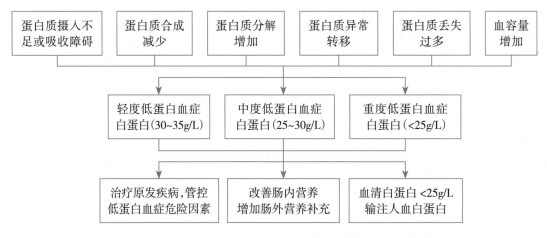

图 11-11-1　低蛋白血症诊治流程

（肖　争）

推荐阅读文献

［1］付雨鑫,丰宏林.人血白蛋白在缺血性脑卒中临床应用中的进展.中国老年学杂志,2017,37(22):5732-5735.

［2］BIELEWICZ J,KURZEPA J,CZEKAJSKA-CHEHAB E et al. Worse neurological state during acute ischemic stroke is associated with a decrease in serum albumin Levels. J Mol Neurosci,2016,58(4):493-496.

［3］BELAYEV L,LIU Y,ZHAO W et al. Human albumin therapy of acute ischemic stroke:marked neuroprotective efficacy at moderate doses and with a broad therapeutic window. Stroke,2001,32(2):553-560.

［4］HARRSION L E,BRENNAN M F,The role of total parenteral nutrition in the patient with cancer. Curr Probl Surg,1995,32(10):833-917.

第十二节　低钾血症和高钾血症

钾的主要生理作用是维持细胞的正常代谢与酸碱平衡,以及细胞膜的应激性和心肌正常功能。体内钾 98% 分布在细胞内,2% 在细胞外,血钾仅占 0.3%。正常血钾浓度为 3.5~5.5mmol/L。

危重神经疾病常常并发低钾血症或高钾血症,特别是神经功能障碍影响钾的摄入或丢失,渗透性利尿剂增加钾的排出,癫痫持续状态改变钾的细胞膜转运时更为显著。

一、低钾血症

【定义】

低钾血症(hypokalemia)是指血钾 <3.5mmol/L 的一种病理生理状态。临床上分为三种类型:①缺钾性低钾血症,即钾入量不足,表现为体内总钾量、细胞内钾和血钾均降低;②转移性低钾血症,即细胞外钾转移至细胞内,表现为体内总钾量正常,细胞内钾增多,血钾降低;③稀释性低钾血症,即细胞外液水潴留,表现为体内总钾量和细胞内钾正常,血钾相对降低。

【诊断要点】

1. 低血钾原因明确(表 11-12-1)

表 11-12-1　低钾血症常见病因

分类	病因
摄入减少	吞咽困难、少食、厌食、禁食、医源性补充不足
丢失增加	胃肠丢失:呕吐、腹泻、胃肠引流或造瘘 肾脏丢失:急性肾衰竭多尿期、肾小管性酸中毒、原发性或继发性醛固酮增多症 其他丢失:大面积烧伤、释放腹水、腹腔引流、腹膜透析、血液透析和大量出汗
转移增加	酸中毒恢复期血 pH 每升高 0.1,血钾下降 0.7mmol/L 大量葡萄糖液输注,尤其是同时予以胰岛素 周期性瘫痪 甲状腺功能亢进、大量输注库存血、低温治疗等
药物作用	袢利尿剂、噻嗪类利尿剂、渗透性利尿剂(甘露醇、高渗盐) 糖皮质激素 抗生素,如两性霉素 B

2. 低血钾临床表现

(1) 缺钾性低钾血症(表 11-12-2)

表 11-12-2　缺钾性低钾血症临床表现

器官系统损伤	临床表现
循环系统	轻症:心动过速、房性或室性期前收缩 重症:低钾性心肌病,表现为多源性期前收缩或室性心动过速、心室扑动、心室颤动、心搏骤停或休克而猝死
骨骼肌系统	轻症:疲乏无力、吞咽物力、肢体弛缓性瘫痪 重症:膈肌 / 呼吸肌麻痹,表现为呼吸困难甚至窒息
消化系统	轻症:恶心、呕吐、厌食、腹胀、便秘、肠蠕动减弱 重症:胃肠瘫痪,表现为麻痹性肠梗阻
中枢神经系统	轻症:萎靡不振、反应迟钝、定向力障碍 重症:意识障碍,表现为嗜睡或昏迷

续表

器官系统损伤	临床表现
泌尿系统	轻症:尿浓缩功能下降、口渴多饮、夜尿增多 重症:失钾性肾病,表现为蛋白尿和管型尿
酸碱平衡紊乱	代谢性碱中毒、细胞内酸中毒和反常性酸性尿

（2）转移性低钾血症:周期性瘫痪多在半夜或凌晨突发,主要表现为发作性弛缓性瘫痪或肢体软弱乏力,以双下肢为主,少数累及上肢,严重者累及颈肌和膈肌;1~2 小时达到高峰,持续数小时或数日。

（3）稀释性低钾血症:水过多或水中毒表现,如乏力、淡漠、头痛。

3. **血钾实验室检查** 血钾 <3.5mmol/L,提示钾已丢失总量的 10% 以上。

4. **心电图检查** 心电图显示 T 波宽而低,QT 间期延长,出现 U 波;重者 T 波倒置,ST 段下移,出现室性期前收缩、室性心动过速、心室颤动,甚至心脏停搏(图 11-12-1)。

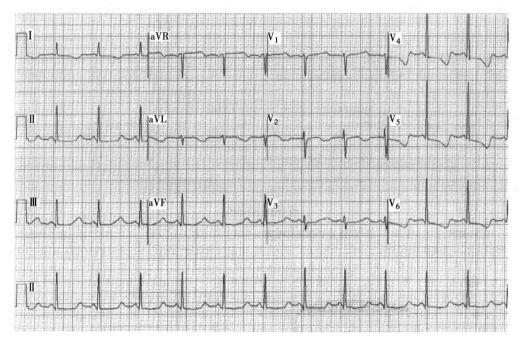

图 11-12-1　低钾血症心电图
T 波降低、平坦或倒置,U 波增高,T 波与 U 波融合。

【监测与治疗】

1. 常规监测呼吸、心率 / 心律、意识等生命体征,动态监测血钾、血气分析、心电图。血钾管控目标为 3.5~4.0mmol/L,心电图恢复正常。

2. 常规补充钾量,每日不超过 200mmol(15g 氯化钾)。

（1）轻度低钾血症(血钾 3.0~3.5mmol/L),补充钾 100mmol(8g 氯化钾)。

（2）中度低钾血症(血钾 2.5~3.0mmol/L),补充钾 300mmol(24g 氯化钾)。

（3）重度低钾血症(血钾 2.0~2.5mmol/L),补充钾 500mmol(40g 氯化钾)。

3. 补钾种类

（1）富钾饮食：肉类、青菜、水果、豆类等。

（2）药物补钾：氯化钾、枸橼酸钾、醋酸钾，适用于伴高氯血症患者（如肾小管性酸中毒）；谷氨酸钾，适用于肝衰竭伴低钾血症患者；L-门冬氨酸钾镁，有助于钾进入细胞内。

4. 补钾途径

（1）胃肠道口服 10% 氯化钾溶液，为了减少胃肠刺激，可稀释于温水或牛奶中，餐后服，或口服/管饲氯化钾控释片。

（2）外周浅静脉滴注低浓度钾，或深静脉泵注高浓度钾。

5. 补钾速度　20~40mmol/h，不超过 60mmol/h。

6. 补钾浓度　常规静脉滴注，以含钾 20~40mmol/L 或氯化钾 1.5~3.0g/L 为宜。若需要限制补液量，可静脉匀速泵注高浓度含钾液体。

7. 补钾注意事项

（1）见尿补钾，即尿量 >700ml/d 或 30ml/h 可安全补钾。

（2）加强心电和血钾监测，避免心脏停搏或血钾过高。

（3）细胞内外钾平衡需 15 小时或更久，停止静脉补钾 24 小时，即使血钾正常，也需口服补钾。

（4）难治性低钾血症需同时纠正碱中毒和低镁血症。

（5）补钾可能加重低钙血症，故需补充钙剂。

【预后评估】

神经重症并发低钾血症并不少见（44.1%~65.5%），并且是卒中病后 30 日死亡危险因素。

【诊治流程】

诊治流程见图 11-12-2。

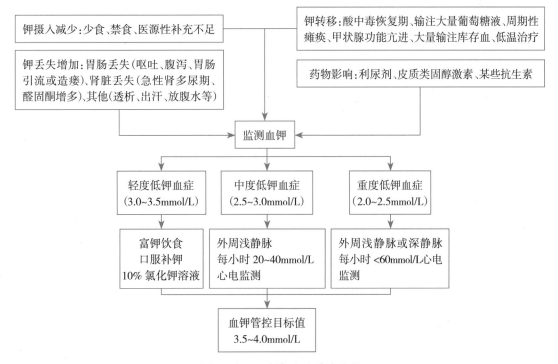

图 11-12-2　低钾血症诊治流程

二、高钾血症

【定义】

高钾血症(hyperkalemia)是指血钾浓度 >5.5mmol/L 的一种病理生理状态,此时体内钾总量可增多,可正常。临床上分为三种类型:①钾过多性高钾血症,即体内钾总量增多致血钾过高,主要见于肾排钾减少(尿量 >500ml/d,很少发生高钾血症);②钾转移性高钾血症,即细胞内钾释放或转移至细胞外,体内总钾量可增多,可正常,可减少;③钾浓缩性高钾血症,即重度失水,有效血容量减少,但体内总钾量正常。住院患者高钾血症发生率为1%~10%。

【诊断要点】

1. 高钾血症原因明确(表 11-12-3)。

表 11-12-3 高钾血症常见病因

分类	具体原因
钾过多性高钾血症	摄入钾过多:基于少尿,饮食钾过多,或服用含钾丰富的药物,或静脉补钾过多过快,或输入较大量库存血等 肾排钾减少:急慢性肾衰竭时肾小管排钾减少,或长期使用潴钾性利尿药、β受体阻滞剂和血管紧张素转换酶抑制剂等
钾转移性高钾血症	组织破坏:重度溶血性贫血、重症横纹肌溶解症、大面积烧伤或严重创伤、接受大剂量化疗、血液透析等 细胞膜转运功能障碍:代谢性酸中毒、严重失水或休克导致组织缺氧、剧烈运动、癫痫持续状态或破伤风抽搐等
钾浓缩性高钾血症	重度失水、失血、休克等导致有效循环血容量减少,血液浓缩,钾浓度相对升高

2. 临床表现

(1) 循环系统:因心肌收缩功能下降而心音低钝,甚至心脏停搏于舒张期;心率减慢、室性期前收缩、房室传导阻滞、心室颤动和心脏停搏。

(2) 神经系统:疲乏无力、动作迟钝、四肢弛缓性瘫痪、嗜睡等。

(3) 其他:血压早期升高,晚期降低;出现血管收缩等类贫血症,如皮肤苍白、湿冷、麻木、酸痛等。

3. 血钾实验室检查　血钾 >5.5mmol/L,轻度为 5.5~6.0mmol/L,中度为 6.1~7.0mmol/L,重度为 >7.0mmol/L。

4. 心电图检查　血钾 >6mmol/L 时,心电图 T 波基底窄而高尖;血钾 7~9mmol/L 时,心电图 PR 间期延长,P 波消失,QRS 波群变宽,R 波渐低,S 波渐深,ST 段与 T 波融合;血钾 >9~10mmol/L 时,心电图出现正弦波,QRS 波群延长,T 波高尖,进而心室颤动、心脏停搏(图 11-12-3)。

5. 血钾水平与体内总钾含量不一定呈平行关系。钾过多时,可因细胞外液水过多或碱中毒而血钾不高;反之,钾缺乏时,也可因血液浓缩或酸中毒而血钾增高。因此,确定高钾血症诊断后,还需寻找和确定导致高钾血症的原因。

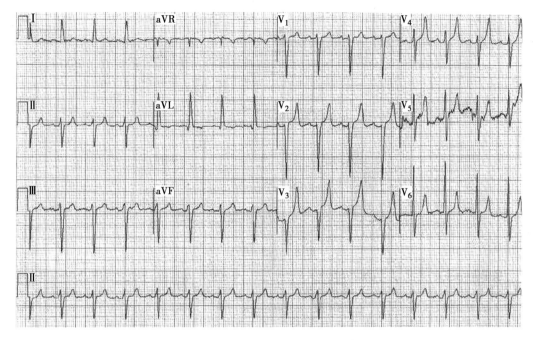

图 11-12-3　高钾血症心电图

V_2~V_6 导联 T 波高尖,P 波振幅降低、时限延长。V_1~V_3 导联 R 波减小至消失,V_1、V_2 导联呈 rS 型,V_3 导联呈 QS 型。

【监测与治疗】

1. 常规监测心率/心律、呼吸、血压、肌力、意识、皮肤改变,动态监测血钾和心电图。血钾管控目标为 4.0~4.5mmol/L,心电图恢复正常。

2. 减少钾来源　停止高钾饮食或含钾药物;供给高糖、高脂饮食或静脉营养,以确保足够能量,减少分解代谢释放钾;清除体内积血或坏死组织;避免应用库存血;控制感染,减少细胞分解。

3. 促进钾排出

(1) 经肾排钾:肾是排钾的主要器官,应用呋塞米、氢氯噻嗪等排钾性利尿剂,可促进钾的排除,但对肾衰竭患者效果不佳。

(2) 经肠排钾:在肠道经阳离子交换树脂与钾的交换,可清除体内钾。常选用的药物有:聚苯乙烯磺酸钠离子交换树脂(口服 10~20g,2~3 次/d,或 40g 加入 25% 山梨醇溶液 100~200ml 中,保留灌肠)。可单独联合 25% 山梨醇溶液口服,20ml,2~3 次/d。

(3) 透析疗法:适用于肾衰竭伴急重症高钾血症患者,以血液透析为最佳,也可腹膜透析。

4. 对抗钾心脏抑制作用

(1) 乳酸钠或碳酸氢钠液:通过造成药物性碱血症,促进钾进入细胞内;通过钠拮抗钾,解除心脏抑制作用;通过增加肾远端小管中钠含量和 Na^+-K^+ 交换,增加尿钾排出量;通过 Na^+ 增加血浆渗透压、扩容和稀释血钾作用;通过 Na^+ 的抗迷走神经作用,提高心率。用药方法:急危重症时,11.2% 乳酸钠溶液 60~100ml(或 4%~5% 碳酸氢钠溶液 100~200ml)静脉滴注,通常数分钟起效,但须防止诱发肺水肿。

（2）钙剂：通过对抗钾，减轻心肌毒性作用。用药方法：10% 葡萄糖酸钙溶液 10~20ml 加入等量 25% 葡萄糖溶液，缓慢静脉注射，通常数分钟起效，但需多次反复应用。也可选择 5% 氯化钙溶液 10ml 稀释后缓慢静脉推注，每分钟不超过 1ml。心力衰竭患者不宜同时使用洋地黄。

（3）高渗盐水：作用机制与乳酸钠相似。用药方法：3%~5% 氯化钠液 100~200ml 静脉滴注，其效果迅速，但也增加了循环血容量，须注意监护心肺功能。尿量正常患者，也可用等渗盐水。

（4）葡萄糖和胰岛素：通过血钾转移至细胞内降低血钾。用药方法：25%~50% 葡萄糖液，按 4g 葡萄糖对等 1 个单位普通胰岛素比例，持续静脉滴注。

（5）选择性 β_2 受体激动剂：通过促进钾转入细胞内而降低血钾。用药方法：吸入沙丁胺醇气雾剂（剂量是急性哮喘患者的 4~8 倍）。

【预后评估】

心力衰竭患者并发高钾血症时，死亡风险增加 3.39 倍。

【诊治流程】

诊治流程见图 11-12-4。

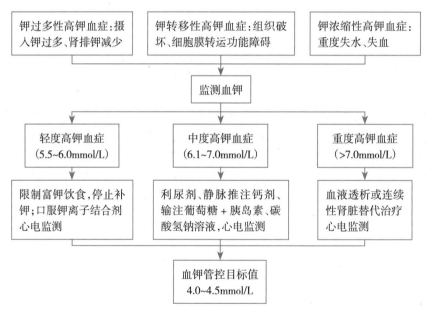

图 11-12-4　高钾血症诊治流程

（周赛君）

推荐阅读文献

［1］王荃. 儿童高钾及低钾血症发生机制及危重处置要点. 中国小儿急救医学，2016，23（10）：655-659.

［2］MARTI G，SCHWARZ C，LEICHTLE A B，et al. Etiology and symptoms of severe hypokalemia in emergency department patients. Emerg Med，2014，21（1）：46-51.

［3］PALAKA E，LEONARD S，BUCHANAN-HUGHES A，et al. Evidence in support of hyperkalaemia management strategies：a systematic literature review. Int J Clin Pract，2018，72（2）：21-24.

［4］PALMER B F，CLEGG D J. Diagnosis and treatment of hyperkalemia. Cleve Clin J Med，2017，84（12）：934-942.

［5］WEIR M R，ESPAILLAT R. Clinical perspectives on the rationale for potassium supplementation. Postgrad Med，2015，127（5）：539-548.

第十三节　低钠血症和高钠血症

钠是细胞外液的主要阳离子，通过主动转运从细胞内转运至细胞外。正常情况下，细胞内 Na^+ 浓度为10mmol/L，细胞外 Na^+ 浓度为145mmol/L。钠平衡取决于钠摄入量、钠排出量，以及神经内分泌调节，其中肾脏排出是决定性因素。

危重神经疾病常常并发低钠血症或高钠血症，特别是严重脑损伤导致神经内分泌功能异常，大剂量输注渗透性利尿剂时最为显著。

一、低钠血症

【定义】

低钠血症是指血钠 <135mmol/L，伴或不伴有细胞外液容量改变。根据细胞外液容量又可分为低容量性、等容量性和高容量性低钠血症。

【诊断要点】

1. 临床表现和实验室检查　临床表现缺乏特异性，但因低血钠严重程度不同而有不同（表 11-13-1）。

表 11-13-1　低钠血症临床表现

分级	血钠 /(mmol·L^{-1})	临床表现
轻度	130~135	乏力、淡漠、肌肉酸痛
中度	125~129	头痛、个性改变、恶心、呕吐
重度	<125	嗜睡、癫痫发作、昏迷

2. 低钠血症分类

（1）等容量性低钠血症（稀释性低钠血症）：特征为水过量，细胞外液容量扩张。

1）抗利尿激素（antidiuretic hormone，ADH）异常分泌：临床上称为 ADH 异常分泌综合征（syndrome of inappropriate antidiuretic hormone secretion，SIADH）。其发生机制包括：①下丘脑异常分泌 ADH，见于中枢神经系统疾病（脑外伤、脑血管意外、脑肿瘤等）和内分泌系统疾病（甲状腺功能紊乱、原发性慢性肾上腺皮质功能减退症）；②异位分泌 ADH，见于恶性肿瘤；③药物作用，见于三环类抗抑郁药、降糖药、吗啡等药物引起的 ADH 释放增多，或肾小管和集合管重吸收作用增强。由于 ADH 的过度释放，使渗透压等正常反馈调节机制减弱，肾脏重吸收水分作用增强，出现血容量正常或增多和稀释性低钠血症的特征性表现。

2）肾功能障碍：肾的排水能力下降。

3）精神性多饮：不断摄入低渗液体。

（2）低容量性低钠血症（短缺性低钠血症）：特征为钠丢失，细胞外液容量减少。

1) 肾丢失：如脑性耗盐综合征（CSWS），因下丘脑功能紊乱而使肾脏排钠过多，常见于严重中枢神经系统疾病，如蛛网膜下腔出血、出血性卒中、颅脑损伤/神经外科手术等。此外，长期使用利尿剂（如噻嗪类利尿剂）且低盐饮食，或盐皮质激素缺乏也易引起钠丢失过多，也可引起。

2) 肾外丢失：见于呕吐、腹泻（水和钠同时丢失）和摄入不足。

CSWS 与 SIADH 的发生机制不同，处理原则也不同，区别对待至关重要。CSWS 为尿钠排泄量和尿量明显增加，低钠血症同时伴有循环血容量减少，而 SIADH 则为血容量正常，甚至增高。

(3) 高容量性低钠血症：见于心力衰竭、肝硬化、急/慢性肾疾病引起的水钠潴留。

【监测与治疗】

1. 常规监测血钠和血容量相关指标，如心率、血压（体位性）、尿量、皮肤弹性或水肿等；血钠、尿钠、血浆渗透压和中心静脉压；有条件时，检测 ADH、脑钠肽（BNP）、肾素-血管紧张素-醛固酮；或进行补液试验：生理盐水 500ml，30 分钟内滴完，在 60 分钟、120 分钟时收集并测定尿量，>30ml/h 提示血容量不足。

2. 补钠治疗 对严重低钠血症患者，予以 3% 高渗盐水口服，或 1ml/(kg·h) 持续静脉滴注。血钠上升速度不超过 1mmol/(L·h)，第 1 个 24 小时不超过 12mmol/L，第 2 个 24 小时不超过 8mmol/L，以避免血钠纠正幅度过快或过大导致渗透性脑病。

渗透性脑病常以渗透性脱髓鞘综合征（osmotic demyelination syndrome，ODS）的形式出现，其发生机制为：低钠血症时，脑组织处于低渗状态，如果血钠纠正过快，则血浆渗透压迅速升高，使脑组织严重脱水和血脑屏障破坏，继而出现脱髓鞘改变。患者在原发病基础上，突然出现意识模糊、眼球水平凝视麻痹，以及震颤、吞咽困难、构音障碍、四肢弛缓性瘫痪等，呈完全或不完全闭锁综合征，严重者导致死亡。ODS 发生于快速补钠的 48~72 小时后。头部 MRI 可见脑桥基底部或基底节区对称分布的 T_1 低信号和 T_2 高信号病灶，无增强效应（图 11-13-1）。

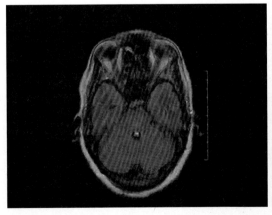
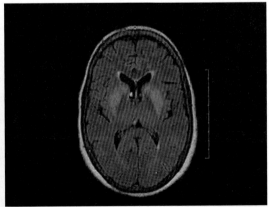

图 11-13-1 渗透性脑病

MRI 的 FLAIR 序列显示：基底节壳核、尾状核对称性高信号。

3. SIADH 与 CSWS 治疗 SIADH 的治疗原则是治疗低血钠的同时，限制水摄入，停用抗利尿激素受体拮抗剂及其相关药物。CSWS 的治疗原则是必须补充血容量,不限水分补充;轻症患者补充等渗盐水,为低血容量提供液体,并有助于恢复体内钠储存量;重症患者补充高渗盐水。

【预后评估】

急性中枢神经系统疾病患者的低钠血症发生率为 15%~20%,其中 SIADH 占 67.42%。CSWS 最常见于脑出血(89%),其次分别为硬膜外损伤、创伤性蛛网膜下腔出血、动脉瘤性蛛网膜下腔出血以及脑疝形成。卒中患者并发低钠血症可使病死率增加 7%~60%。

【诊治流程】

诊治流程见图 11-13-2。

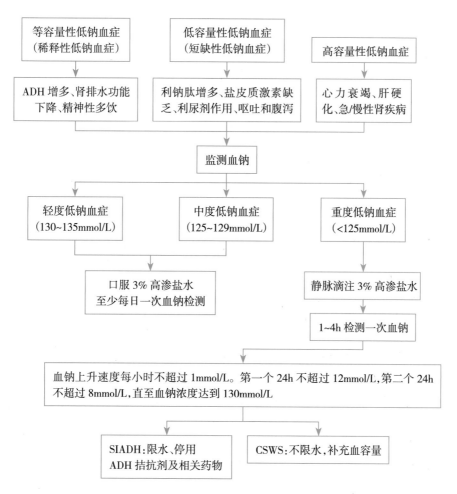

图 11-13-2 低钠血症诊治流程

SIADH. 抗利尿激素异常分泌综合征;ADH. 抗利尿激素;CSWS. 脑性耗盐综合征。

二、高钠血症

【定义】

高钠血症是指血钠 >145mmol/L,机体总钠量可增高、正常或减少,可分为低容量性高钠血症(高渗性脱水)和高容量性高钠血症。低容量性高钠血症既有失水又有失钠,失水多于失钠,表现为高渗性脱水;高容量性高钠血症,即钠潴留,表现为盐中毒。

【诊断要点】

1. 高钠血症原因及临床表现(表 11-13-2)

表 11-13-2 不同类型高钠血症原因和临床表现

分类	病因	临床表现
低容量性高钠血症	(1) 昏迷时补液不足、大汗、高热、癫痫发作、不自主运动 (2) 中枢性尿崩症(抗利尿激素分泌不足) (3) 长期大量渗透性利尿(甘露醇) (4) 尿浓缩功能障碍 (5) 气管切开、机械通气 (6) 腹泻、呕吐	(1) 轻症:口渴(细胞内失水)、尿量减少 (2) 重症:眼球凹陷、恶心、呕吐、体温升高、肌无力,甚至循环衰竭
高容量性高钠血症	(1) 右心衰竭、肾病综合征、肝硬化腹水、急慢性肾衰竭、库欣综合征、原发性醛固酮增过多症 (2) 药物因素影响,如利尿剂、抗利尿激素受体拮抗剂不当使用 (3) 医源性因素,如大量输注含钠液体	(1) 轻症:烦躁不安、意识模糊或嗜睡、无力、肌张力增高、腱反射亢进(脑细胞失水) (2) 重症:不可逆性神经功能损害

2. 实验室检查 轻度血钠增高:血钠 145~160mmol/L;中度血钠增高:血钠 161~170mmol/L;重度血钠增高:血钠 >170mmol/L。当血钠 >190mmol/L 时,可导致严重的神经功能损伤,甚至死亡。

【监测与治疗】

1. 常规监测 血钠、血渗透压、尿量、尿比重、尿渗透压。

2. 低容量性高钠血症 限制钠盐摄入,补液纠正容量缺失。

(1) 缺水量估算:按以下公式进行粗略计算。

男性:缺水量 = 0.6 × 体重(kg)× [1- 正常血钠浓度(mmol/L)/ 患者血钠浓度(mmol/L)]

女性:缺水量 = 0.5 × 体重(kg)× [1- 正常血钠浓度(mmol/L)/ 患者血钠浓度(mmol/L)]

(2) 液体选择:以低张液为主,首选等渗(5%)葡萄糖溶液,或用等渗(0.9%)盐水与等渗葡萄糖溶液按 1:3 或 1:1 的比例混合配方。若伴有高血糖,液体中的葡萄糖浓度以 2.5% 为宜。

(3) 补液途径:经口或静脉滴注,经口或管饲的优点是水分吸收快,安全性高。重度脱水或急需补液扩容,或者明显呕吐、肠梗阻、腹泻时,必须静脉补液。

(4) 补液速度:中度失水(失水量占体重的 5%,4 000~5 000ml)和重度失水(失水量占体重的 10%,8 000~10 000ml)时,在开始的 4~8 小时内补充所计算液体量的 1/2~1/3,剩余的液体在 24~48 小时补充。经血、尿相关指标,综合判断补液量是否充足。

3. 高容量性高钠血症 清除体内过多的钠。

(1) 利尿治疗:肾功能正常时,钠离子可以随尿液迅速排出。但利尿剂排水作用强于排钠,故需同时补充水分。

（2）透析治疗：肾功能不全患者可采用血液或腹膜透析，借助高渗葡萄糖透析液，校正高钠状态。但透析速度和血钠浓度应严格控制，以免血浆钠离子浓度降低过快导致或加重脑水肿。

4. 纠正高钠血症注意事项

（1）常规纠正血钠的速度以钠浓度下降速度为准，即每小时下降不应超过 0.5~1.0mmol/L，24 小时不超过 10~12mmol/L 为宜，以免血钠下降过快引起脑细胞渗透压不平衡所致的脑水肿。

（2）常规补充液体的同时，适当补钾，既可防止体液渗透压下降过快，又不会增加钠负荷。

（3）合并中枢性尿崩症时，可用醋酸去氨加压素（DDAVP），口服 100μg 开始；或垂体后叶素 3 个单位皮下注射，并根据尿量和血钠进行药量调整。

【预后评估】

急性脑血管病合并高钠血症的发生率 18%~30%，病死率约 78%，明显高于非高钠血症组，并且是影响预后的独立危险因素。

【诊治流程】

诊治流程见图 11-13-3。

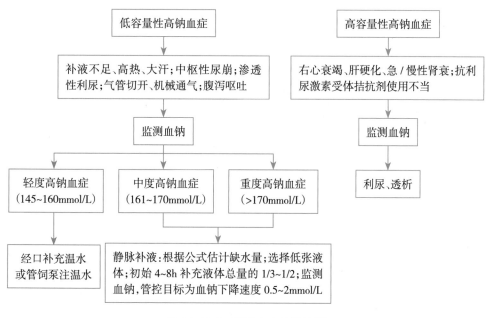

图 11-13-3 高钠血症诊治流程

（周赛君）

推荐阅读文献

［1］迟骋，朱继红．急性脑血管病患者发生高钠血症危险因素及预后．中国老年学杂志，2020，40（06）：1152-1155.

［2］王静静，张晓玲．中枢性低钠血症与神经重症关系的研究进展．中国预防医学杂志，2016（5）：378-381.

［3］LEONARD J，GARRETT R E，SALOTTOLO K，et al. Cerebral salt wasting after traumatic brain injury：a review of the literature. Scand J Trauma Resusc Emerg Med，2015，23：98.

第十四节 脓毒症和脓毒症休克

【定义】

脓毒症（sepsis）是宿主对感染反应失调而导致的危及生命的器官功能不全。脓毒症休克（septic shock）（又称"感染性休克"）是脓毒症伴发的循环和细胞/代谢功能障碍。

【诊断要点】

1. 脓毒症 基于感染或疑似感染，脓毒症相关性器官功能衰竭评价（sepsis-related organ failure assessment，SOFA）评分≥2分（表11-14-1）。

表 11-14-1 脓毒症相关性器官功能衰竭评价

器官系统	指标	评分/分				
		0	1	2	3	4
呼吸	PaO$_2$/FiO$_2$/mmHg	≥400	<400	<300	<200 机械通气	<100 机械通气
心血管	MAP/mmHg	≥70	<70			
	儿茶酚胺类药物[①]/ [μg·kg^{-1}·min^{-1}] 多巴胺、多巴酚丁胺、肾上腺素、去甲肾上腺素			多巴胺<5.0 或多巴酚丁胺任何剂量	多巴胺5.1~15.0 或肾上腺素≤0.1 或去甲肾上腺素>0.1	多巴胺>15.0 或肾上腺素>0.1 或去甲肾上腺素>0.1
凝血功能	血小板/L^{-1}	≥150×10^9	<150×10^9	<100×10^9	<50×10^9	<20×10^9
肝脏	胆红素/(μmol·L^{-1})	<20	20~32	33~101	102~204	>204
肾脏	肌酐/(μmol·L^{-1})	<110	110~170	171~299	300~440	>440
	尿量/(ml·d^{-1})	—	—	—	<500	<200
神经系统	GCS/分	15	13~14	10~12	6~9	<6

注：①儿茶酚胺类药物给药至少1小时。GCS.格拉斯哥昏迷评分；MAP.平均动脉压；PaO$_2$/FiO$_2$.氧合指数。

2. 脓毒症休克 经充分容量复苏，仍持续低血压并需血管活性药物维持平均动脉压（MAP）≥65mmHg（1mmHg=0.133kPa），血乳酸浓度<2mmol/L。

3. 实验室检查 血、脑脊液、痰、尿、伤口等分泌物标本送检（尽早完成）的微生物培养检查呈阳性结果，其中血培养至少2组（每组包括有氧菌和厌氧菌培养）阳性。

【监测与治疗】

1. 液体复苏治疗

（1）常规监测体温、心率、呼吸、动脉血氧饱和度、平均动脉压、动脉血乳酸、尿量和意识状态。

（2）常规3小时内输入晶体液（生理盐水或平衡盐溶液）至少30ml/kg。复苏目标为MAP≥65mmHg和动脉血乳酸<2mmol/L。达到复苏目标后，动态评估对液体复苏的反应。初始复苏完成后，可联合使用白蛋白，但禁用6%羟乙基淀粉。pH≥7.15时，不宜输注碳酸氢钠溶液。

2. 抗感染治疗

（1）常规监测病原微生物、降钙素原（procalcitonin，PCT）、药敏和药物不良反应。

（2）常规确定存在感染 1 小时内，给予经验性单独 / 联合抗微生物药物，并覆盖所有病原体（细菌、真菌、病毒）。

（3）获得病原学和药敏结果后，或临床症状改善后，降阶梯治疗。

（4）抗微生物药物的初始治疗剂量基于所选药物的药代药动学特点决定。

（5）用药疗程 7~10 日，但对感染症状改善缓慢、感染原难控、金黄色葡萄球菌菌血症、深部真菌感染、合并病毒感染，以及存在免疫功能缺陷的复杂感染者，疗程 >10 日，并结合血清 PCT 波动水平进行调整。PCT 维持目标为 <0.5μg/L。

（6）清除感染原，如切开引流脓肿灶、拔除血管内置管等。

（7）严重胰腺炎或烧伤等导致的非感染性炎症，不宜持续、全身、预防性给予抗微生物药物。

3. 升血压治疗

（1）常规监测有创动脉血压，持续评估休克状态。

（2）首选一线血管活性药物去甲肾上腺素 $[0.05~0.2μg/(kg·min)]$，也可联合血管加压素（最大剂量 0.03IU/min）或肾上腺素，以减少去甲肾上腺素剂量。对充分液体复苏治疗的脓毒症休克，或经血管活性药物治疗仍持续低灌注患者，可用多巴酚丁胺 $[2.5~10μg/(kg·min)]$，但需警惕心律失常。动脉血压维持目标为 MAP≥65mmHg。

4. 皮质类固醇治疗

（1）常规监测血糖、血常规、电解质、应激性溃疡伴消化道出血和精神行为异常。

（2）对充分液体复苏和血管活性药物治疗，血流动力学仍不稳定的脓毒症休克患者，可予氢化可的松（200mg，静脉滴注，1 次 /d）。

5. 机械通气治疗

（1）常规监测呼吸频率、呼吸机报警、心率 / 心律、动脉血气和意识状态。

（2）脓毒症诱发 ARDS 时，潮气量设定为 6ml/kg，平台压≤30cmH$_2$O。

（3）PaO$_2$/FiO$_2$≤200mmHg 时，PEEP 设定在较高水平（>12cmH$_2$O）；PaO$_2$/FiO$_2$<150mmHg 时，采用俯卧位通气。PaO$_2$/FiO$_2$ 维持目标为 >200mmHg。

（4）使用神经肌肉阻滞剂时，用药时间≤48 小时。

（5）低灌注获得纠正时，采用限制性液体治疗策略。

（6）无气道痉挛时，不予 β$_2$ 受体激动剂。

（7）躁动不安时，可予最小化持续或间断镇静，Richmond 躁动镇静量表（Richmond agitation-sedation scale，RASS）评分为 –2~+1 分（表 11-14-2）。

表 11-14-2 Richmond 躁动镇静量表评分

评分 / 分	状态	表现
+4	有攻击性	明显的暴力行为，对工作人员有威胁
+3	非常躁动	试着拔出呼吸管路，胃管或静脉管路
+2	躁动焦虑	身体频繁移动，无法配合呼吸机
+1	不安焦虑	焦虑紧张，但身体只有轻微移动
0	清醒平静	清醒自然状态

续表

评分/分	状态	表现
-1	昏昏欲睡	声音呼唤后,可维持清醒 >10s
-2	轻度镇静	声音呼唤后,可维持短暂清醒 <10s
-3	中度镇静	对声音有反应或睁眼,但无眼神交流
-4	重度镇静	对物理刺激有反应或睁眼
-5	昏迷	对声音和物理刺激均无反应

(8) 循环功能稳定时,抬高床头 30°~45°,以防出现吸入性肺炎和呼吸机相关性肺炎。

(9) 病情明显好转时,逐渐减低辅助通气参数设置,并使用自主呼吸试验辅助脱机。

6. 肾脏替代治疗

(1) 常规监测尿量、血流动力学参数、血尿素氮、血肌酐、肾小球滤过率、液体出入量、电解质和 pH。

(2) 对血流动力学不稳定的脓毒症合并肾损伤患者,给予连续性肾脏替代治疗(CRRT)。血肌酐维持 <220μmol/L。

(3) 对血流动力学稳定的肾损伤患者,选择间断性肾脏替代治疗(intermittent renal replacement treatment,IRRT)。

(4) 对肌酐升高或少尿而无其他透析指征患者,不宜行 CRRT 或 IRRT 治疗。

7. 血糖调控治疗

(1) 常规间断或持续监测血糖变化。

(2) 连续 2 次血糖测定 >10mmol/L 时,启动胰岛素治疗,并每 1~2 小时监测一次血糖,直至血糖变化和胰岛素用量稳定;血糖稳定后,持续泵注胰岛素,每 4 小时监测一次血糖;毛细血管血糖测定存在误差时,需动脉血糖复核。血糖维持目标为 7.8~10mmol/L,警惕低血糖发生。

8. 急性胃黏膜损伤伴胃肠道出血

(1) 常规监测呕血/便血量、红细胞、血红蛋白、血压、心率、尿量和意识状态。

(2) 对凝血障碍、肝脏疾病、机械通气 >48 小时和肾脏替代治疗患者,可预防性用药,如质子泵抑制剂或 H_2 受体拮抗剂(奥美拉唑,40mg,静脉滴注,1~2 次/d;西咪替丁,0.2g,静脉滴注,1~2 次/d)。一旦诊断确立,即刻予以相应处理。

9. 输血治疗

(1) 常规监测血红蛋白和血小板计数变化。

(2) 对血红蛋白 <70g/L,并排除心肌缺血、严重低氧血症和急性出血的脓毒症贫血患者,输注红细胞。血红蛋白维持目标为 >70g/L。

(3) 对血小板计数 <10×10^9/L 而无明显出血征象患者,或血小板计数 <20×10^9/L 且存在高出血风险的脓毒症患者,预防性输注血小板;对活动性出血,需手术,或者需行有创操作的脓毒症患者,治疗性输注血小板;血小板计数维持目标为 ≥50×10^9/L。

(4) 对凝血因子缺乏、活动性出血或需外科有创操作的脓毒症患者,输注新鲜冰冻血浆,以纠正凝血功能异常。

10. 营养支持

(1) 常规监测胃液残余量、呕吐、腹胀、腹泻、便秘、肠鸣音和胃肠道出血。常规急性肠胃损伤分级评估和代谢指标(前白蛋白、白蛋白、血红蛋白)评估。

(2) 对能够耐受肠内营养的脓毒症和脓毒症休克患者,尽早(<48 小时)启动肠内营养,初始予低能量补充[20~25kcal/(kg·d)],摄入能量为目标量的 70%,避免完全禁食或仅予葡萄糖注射液补充。

(3) 对肠内营养不耐受(腹胀、恶心、呕吐、腹泻)或高误吸风险(意识障碍、机械通气)患者,每 4 小时监测胃液残余量一次,一旦其 >250ml,加用胃动力药(甲氧氯普胺、多潘立酮、红霉素,但需警惕心律失常风险)。

(4) 对加用胃动力药后仍肠内营养不耐受患者,选用幽门后喂养或肠外营养补充。

【预后评估】

预后追踪的时间点为病后 3、6、12 个月,主要预后评估指标为病死率、认知评分;次要评估指标为并发症、ICU 停留时间和住院时间等。通过预后追踪可对脓毒症和脓毒症休克的监测与治疗效果进行评价。

目前,全球每年脓毒症患者数 >1 900 万,其中 600 万患者死亡,病死率超过 1/4。存活患者中,约 300 万人存在认知功能障碍。

【诊治流程】

诊治流程见图 11-14-1。

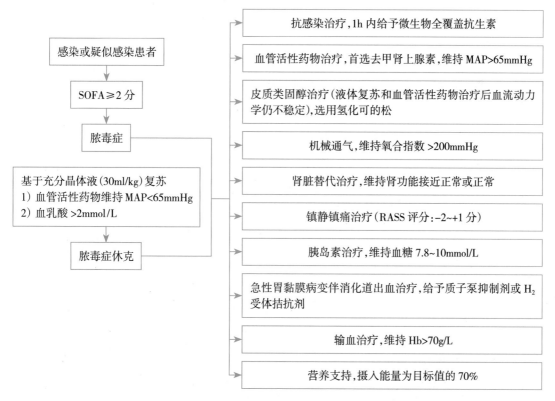

图 11-14-1 脓毒症和脓毒症休克诊治流程

SOFA. 序贯器官衰竭评估;RASS. Richmond 躁动镇静量表;Hb. 血红蛋白。

(田 飞)

推荐阅读文献

[1] FERRER R,MARTIN-LOECHES I,PHILLIPS G,et al. Empiric antibiotic treatment reduces mortality in severe sepsis and septic shock from the first hour:results from a guideline-based performance improvement program. Crit Care Med,2014,42(8):1749-55.

[2] LEVY M M,EVANS L E,RHODES A. The surviving sepsis campaign bundle:2018 update. Intensive Care Med,2018,44(6):925-928.

[3] SIMPSON N,LAMONTAGNE F,SHANKAR-HARI M. Septic shock resuscitation in the first hour. Curr Opin Crit Care,2017,23(6):561-566.

第十五节 弥散性血管内凝血

【定义】

弥散性血管内凝血(DIC)是多种疾病引起的一组临床综合征,发生机制为外源性或内源性(机体内)促凝物质激活了凝血系统,当其超过机体天然抗凝对抗能力时,小血管内广泛微血栓形成,凝血因子大量消耗,继而发生出血倾向和纤溶亢进,最终导致全身性出血和微循环衰竭。

危重神经疾病并发 DIC 的概率并不高,可由严重肺部感染和导管相关血流感染等并发症引起。

【诊断要点】

DIC 的诊断基于基础疾病、临床特征和实验室指标。中国弥散性血管内凝血诊断积分系统(Chinese DIC scoring system,CDSS)简便易行,可供参考(表 11-15-1)。

表 11-15-1 中国弥散性血管内凝血诊断积分系统

积分项	分数 / 分
存在导致 DIC 的原发疾病	2
临床表现	
不能用原发疾病解释的严重或多发出血倾向	1
不能用原发疾病解释的微循环障碍或休克	1
广泛性皮肤黏膜栓塞、灶性缺血性坏死、脱落和溃疡形成,不明原因的肺、肾、脑等脏器功能衰竭	1
实验室指标	
血小板计数	
非恶性血液病	
$\geqslant 100 \times 10^9/L$	0
$(80\sim<100) \times 10^9/L$	1
$<80 \times 10^9/L$	2
24h 内下降$\geqslant 50\%$	1
恶性血液病	
$<50 \times 10^9/L$	1
24h 内下降$\geqslant 50\%$	1

续表

积分项	分数 / 分
D- 二聚体	
<5mg/L	0
5~<9mg/L	2
≥9mg/L	3
PT 及 APTT 延长	
PT 延长 <3s 且 APTT 延长 <10s	0
PT 延长 ≥3s 且 APTT 延长 ≥10s	1
PT 延长 ≥6s	2
纤维蛋白原	
≥1.0g/L	0
<1.0g/L	1

注:非恶性血液病,每日计分1次,≥7分可诊断为DIC;恶性血液病,临床表现第一项不参与评分,每日计分1次,≥6分时可诊断为DIC。PT.凝血酶原时间;APTT.活化部分凝血活酶时间;DIC.弥散性血管内凝血。

【监测与治疗】

DIC 的治疗原则是序贯性、及时性、个体化和动态性,主要包括:①祛除产生 DIC 的基础疾病和诱因;②阻断血管内凝血过程;③恢复正常血小板和血浆凝血因子水平;④抗纤溶治疗;⑤溶栓治疗;⑥对症和支持治疗。上述治疗原则按顺序逐项实施,即前一项治疗疗效不满意时,进行下一项。

1. 原发疾病治疗 控制感染和纠正休克、酸中毒、缺氧等促发诱因,是终止 DIC 病理过程的重要措施,也是治疗 DIC 的关键。

2. 抗凝治疗

(1) 适应证与禁忌证

1) 适应证:①DIC 早期(高凝期);②血小板及凝血因子呈进行性下降,微血栓栓塞表现(如器官衰竭)明显患者;③消耗性低凝期,病因短期内不能去除,抗凝与凝血因子补充同时进行。

2) 禁忌证:①有手术或组织创面未经良好止血;②近期大出血或出血性卒中;③蛇毒所致 DIC;④严重肝病,有多种凝血因子缺乏及明显纤溶亢进的晚期 DIC。

(2) 治疗方法

1) 普通肝素:急性 DIC 时,静脉滴注 10 000~30 000IU/d,一般 12 500IU/d 左右,每 6 小时用量不超过 5 000IU。其治疗目标为 APTT 延长,达到正常值的 1.5~2.0 倍时为合适剂量。根据病情可连续使用 3~5 日。

2) 低分子量肝素:皮下注射 3 000~5 000IU/d,一般连续 3~5 日。与普通肝素相比,低分子量肝素具有以下优势:①抗凝作用可预测、不需要严密监测;②半衰期较长,每日仅需给药 1~2 次;③少见肝素诱导的血小板减少性紫癜。

3. 替代治疗

(1) 适应证:以出血为主要表现,有明显的血小板或凝血因子减少;已进行病因及抗凝治疗,但 DIC 未能得到良好控制。

(2) 治疗方法

1) 新鲜冰冻血浆:每次 10~15ml/kg,治疗目标为 PT 或 APTT 延长 <1.5 倍,或纤维蛋白原 >1.5g/L。

2) 血小板悬液:对血小板计数 $<20 \times 10^9/L$,或存在活动性出血且血小板计数 $<50 \times 10^9/L$ 的 DIC 患者,需紧急输入血小板悬液。血小板输注要求足量,首次用量至少 4IU 以上。24 小时用量 >10IU。血小板有效作用时间约 48 小时。对活动性出血,治疗目标为血小板计数达到 $50 \times 10^9/L$。

3) 纤维蛋白原:适用于急性 DIC 且低纤维蛋白原血症明显,或出血极为严重的患者。首次静脉滴注 2.0~4.0g,以后根据血浆纤维蛋白原含量进行补充,治疗目标为纤维蛋白原至少 1.0~1.5g/L。

4) 其他凝血因子制剂:偶尔在严重肝病合并 DIC 时,考虑应用 F Ⅷ和凝血酶原复合物。

4. 抗纤溶治疗　通常不予抗纤溶制剂输入,除非有明确的纤溶亢进并存在明显的出血倾向。

5. 其他治疗　糖皮质激素在以下情况使用:基础疾病需糖皮质激素治疗;感染、中毒休克、DIC 经抗感染有效;并发肾上腺皮质功能减退。

【预后评估】

DIC 是导致脏器衰竭和高病死率的独立危险因素。脓毒症并发 DIC 患者的病死率,是不合并 DIC 患者的 2 倍。DIC 预后取决于原发疾病严重程度,而原发疾病又因 DIC 而加重,二者互为因果,因此只有原发病和 DIC 的治疗均获益时,才能预后良好。

【诊治流程】

诊治流程见图 11-15-1。

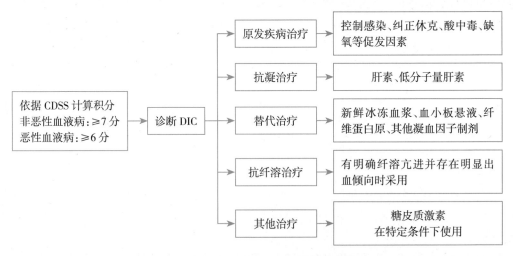

图 11-15-1　弥散性血管内凝血诊治流程

CDSS. 中国弥散性血管内凝血诊断积分系统。

(邓文静)

推荐阅读文献

[1] GANDO S, LEVI M, TOH C H. Disseminated intravascular coagulation. Nat Rev Dis Primers, 2016, 2: 16037.

[2] IBA T, LEVY J H, WARKENTIN T E, et al. Diagnosis and management of sepsis-induced coagulopathy and disseminated intravascular coagulation. J Thromb Haemost, 2019, 17 (11): 1989-1994.

[3] IBA T, LEVY J H, YAMAKAWA K, et al. Proposal of a two-step process for the diagnosis of sepsis-induced disseminated intravascular coagulation. J Thromb Haemost, 2019, 17 (8): 1265-1268.

第十六节　医院获得性肺炎

【定义】

医院获得性肺炎 (hospital-acquired pneumonia, HAP) 是指患者入院时不存在肺炎, 也不处于感染潜伏期, 而于入院 48 小时后发生的肺炎, 其中包括在医院内获得感染而于出院后 48 小时内发生的肺炎, 分为早发型 HAP (住院 ≤4 日) 和晚发型 HAP (住院 ≥5 日)。

呼吸机相关性肺炎 (ventilator-associated pneumonia, VAP) 是常见的 HAP, 通常在建立人工气道 (气管插管或气管切开) 48~72 小时后发生, 其中包括拔除人工气道或停止机械通气后 48 小时内发生的肺炎, 分为早发型 VAP (气管插管 ≤4 日) 和晚发型 VAP (气管插管 ≥5 日)。

HAP 和 VAP 是危重神经疾病常见的并发症, 对其进行合理诊治已经成为神经重症监护病房重要工作之一。

【诊断要点】

1. 临床诊断

(1) 新近出现咳嗽、咳痰, 或原有呼吸道疾病症状加重并有脓痰, 伴或不伴胸痛。

(2) 发热 (体温 >38℃)。

(3) 血白细胞增高 ($>10 \times 10^9$/L) 或减少 ($<4 \times 10^9$/L), 伴或不伴细胞核左移。

(4) 胸部 X 线检查显示新出现或进展性的肺部片状、斑片状浸润性阴影或间质性改变, 伴或不伴胸腔积液 (图 11-16-1)。

上述第 4 项加上 1~3 项中任意 1 项, 并除外肺部肿瘤、肺间质性疾病、肺水肿、肺不张、肺栓塞、肺嗜酸性粒细胞浸润症、肺血管炎等其他疾病后, 便可诊断为肺炎。

肺炎发生符合 HAP 和 VAP 条件时, 可得出相应诊断。

2. 病原学诊断

(1) 病原学标本采集时间: 在抗菌药物应用前采集病原学标本, 因为采集下呼吸道标本前 72 小时内 (特别是 24 小时内) 开始使用或更改抗菌药物, 可能

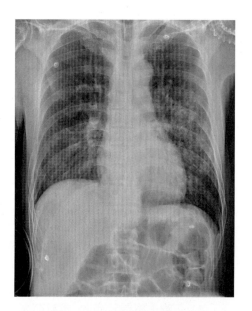

图 11-16-1　医院获得性肺炎

胸部 X 线显示: 左肺新出现斑片状浸润性阴影, 右下肺肺纹理较前增粗, 但肋膈角清晰。

导致定量培养假阴性结果。已经应用抗菌药物时,可根据抗菌药物血液谷浓度采集病原学标本。

(2) 病原学标本采集方法:需采集下呼吸道分泌物进行定量或半定量培养,如气管内吸痰、支气管肺泡灌洗、保护性毛刷等。

(3) 病原学诊断标准:气管内吸痰的诊断阈值为 10^5cfu/ml,支气管肺泡灌洗的诊断阈值为 10^4cfu/ml 或 10^5cfu/ml,保护性毛刷的诊断阈值是 10^3cfu/ml。

3. 重症肺炎诊断

(1) 主要标准

1) 需要有创机械通气。

2) 脓毒症休克需要输注血管活性药物。

(2) 次要标准

1) 呼吸频率≥30 次 /min。

2) 氧合指数≤250mmHg。

3) 多肺叶浸润。

4) 意识障碍或定向障碍。

5) 氮质血症(BUN≥7mmol/L)。

6) 白细胞减少,<4.0 × 10^9/L。

7) 血小板减少,<10.0 × 10^9/L。

8) 低体温(体温 <36℃)。

9) 低血压,需要强力液体复苏。

符合 1 项主要标准或至少 3 项次要标准可诊断为重症肺炎。

【监测与治疗】

1. 常规监测指标

(1) 体温、心率、血压、呼吸频率和肺部体征。

(2) 血常规、生化、血气分析、C 反应蛋白、降钙素原等实验室检查。

(3) 痰涂片 / 培养、血培养。

(4) 胸部 X 线片或胸部 CT 等影像学检查。

2. 常规重症肺炎患者进入 ICU 或神经 ICU 监护治疗

3. 经验性抗菌药治疗　一旦怀疑 HAP 或 VAP,应尽早开始抗菌药治疗。经验性抗菌药选择主要根据患者 HAP 类型(早发型或晚发型)、多重耐药菌危险因素、所在区域病原体监测结果和患者自身状况(合并疾病、并发症、过敏史等)综合决定(表 11-16-1)。重症肺炎需尽早足量予以广谱强力抗菌药。为了减少药物不良反应和耐药风险,以及艰难梭菌感染,尽早予以降阶梯治疗。

4. 目标性抗菌药治疗　根据病原学和药物敏感试验结果,选择敏感、针对性强的抗菌药。

5. 抗菌药治疗疗程　通常治疗疗程为 7~10 日,严重感染需要更长时间,体温正常 48~72 小时和肺炎症状好转时,可考虑停用抗菌药。抗菌药治疗 48~72 小时后,应对病情进行评估,若体温下降、症状改善,白细胞、C 反应蛋白、PCT 出现降低趋势,提示抗菌药有效,此后可根据细菌培养和药敏结果进行目标治疗;若症状无改善,除了查找以下原因外,还需合理调整抗菌药。

(1) 药物未覆盖致病菌,或耐药。

(2) 特殊病原体感染,如结核分枝杆菌、真菌、病毒等。

(3) 出现感染性并发症(如脓胸、肺脓肿、菌血症)或免疫功能抑制。

（4）存在非感染性疾病（如风湿免疫性疾病）或其他部位感染。

（5）药物热。

6. 神经疾病与抗菌药选择　部分抗菌药物具有神经毒性作用，尤其是大剂量使用时，如头孢菌素类、大环内酯类、喹诺酮类可引发精神障碍；头孢菌素类和氨基糖苷类可引发急性脑病；头孢菌素类、碳青霉烯类、喹诺酮类、大环内酯类、单酰胺菌素类可引发癫痫发作；氨基糖苷类、四环素类、多黏菌素类可加重肌无力。因此，神经疾病患者的抗菌药选择，需要考虑药物神经毒性不良反应。

表 11-16-1　经验性抗菌药物选择

分类	抗生素选择	联合用药
无多重耐药菌危险因素	哌拉西林钠他唑巴坦 4.5g，静脉注射，1 次 /6h 或头孢吡肟 2g，静脉注射，1 次 /8h 或左氧氟沙星 750mg，静脉注射，1 次 /d	无须联合用药
无革兰氏阴性耐药菌危险因素，但有 MRSA 危险因素	哌拉西林钠他唑巴坦 4.5g，静脉注射，1 次 /6h 或头孢吡肟 2g，静脉注射，1 次 /8h 或头孢他啶 2g，静脉注射，1 次 /8h 或左氧氟沙星 750mg，静脉注射，1 次 /d 或环丙沙星 400mg，静脉注射，1 次 /8h 或氨曲南 2g，静脉注射，1 次 /8h	联合万古霉素 20~35mg/kg，后续 15~20mg/kg，静脉注射，分别：1 次 /8h，1 次 /12h 或利奈唑胺 600mg，静脉注射，1 次 /12h
有革兰氏阴性耐药菌危险因素，但无 MRSA 危险因素	哌拉西林钠他唑巴坦 4.5g，静脉注射，1 次 /6h 或头孢吡肟 2g，静脉注射，1 次 /8h 或头孢他啶 2g，静脉注射，1 次 /8h 或亚胺培南 500mg，静脉注射，1 次 /6h 或美罗培南 1g，静脉注射，1 次 /8h 或氨曲南 2g，静脉注射，1 次 /8h	联合 阿米卡星 15~20mg/kg，静脉注射，1 次 /d 或庆大霉素 5~7mg/kg，静脉注射，1 次 /d 或妥布霉素 5~7mg/kg，静脉注射，1 次 /d 或左氧氟沙星 750mg，静脉注射，1 次 /d 或环丙沙星 400mg，静脉注射，1 次 /8h 或氨曲南 2g，静脉注射，1 次 /8h
有革兰氏阴性耐药菌危险因素，且有 MRSA 危险因素	哌拉西林钠他唑巴坦 4.5g，静脉注射，1 次 /6h 或头孢吡肟 2g，静脉注射，1 次 /8h 或头孢他啶 2g，静脉注射，1 次 /8h 或亚胺培南 500mg，静脉注射，1 次 /6h 或美罗培南 1g，静脉注射，1 次 /8h 或氨曲南 2g，静脉注射，1 次 /8h	联合 阿米卡星 15~20mg/kg，静脉注射，1 次 /d 或庆大霉素 5~7mg/kg，静脉注射，1 次 /d 或妥布霉素 5~7mg/kg，静脉注射，1 次 /d 或左氧氟沙星 750mg，静脉注射，1 次 /d 或环丙沙星 400mg，静脉注射，1 次 /8h 或氨曲南 2g，静脉注射，1 次 /8h 联合 万古霉素 20~35mg/kg，后续 15~20mg/kg，静脉注射，分别：1 次 /8h，1 次 /12h 或利奈唑胺 600mg，静脉注射，1 次 /12h

注：肾功能不全患者酌情调整用药剂量。MRSA. 耐甲氧西林金黄色葡萄球菌。

【预后评估】

HAP 的病死率为 19%，VAP 的病死率为 29%。与病死率增加相关的危险因素包括：疾病严重程度（如伴随休克、昏迷、呼吸衰竭）、菌血症、严重基础疾病、多重耐药菌感染、严重肺部影像学改变、抗生素治疗延迟。APACHE Ⅱ是 VAP 患者病死率的最佳预测系统。

【诊治流程】

诊治流程见图 11-16-2。

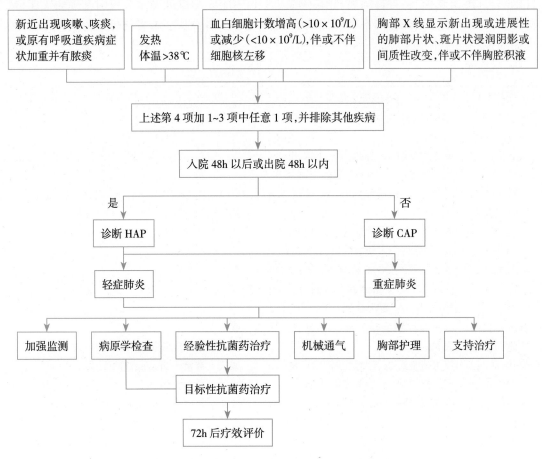

图 11-16-2　医院获得性肺炎诊治流程

HAP. 医院获得性肺炎；CAP. 呼吸机相关性肺炎。

（范琳琳）

推荐阅读文献

［1］KOLLEF M H，SHORR A，TABAK Y P，et al. Epidemiology and outcomes of health-care-associated pneumonia：results from a large US database of culture-positive pneumonia. Chest，2005，128（6）：3854-3862.

［2］GOFF D A，FILE T M Jr. The evolving role of antimicrobial stewardship in management of multidrug resistant infections. Infect Dis Clin North Am，2016，30（2）：539-551.

［3］LEONE M，BECHIS C，BAUMSTARCK K，et al. De-escalation versus continuation of empirical antimicrobial treatment in severe sepsis：a multicenter non-blinded randomized noninferiority trial. Intensive Care Med，2014，40（10）：1399-1408.

［4］PUGH R，GRANT C，COOKE RP，et al. Short-course versus prolonged-course antibiotic therapy for hospital-acquired pneumonia in critically ill adults. Cochrane Database Syst Rev，2015（8）：CD007577.

第十七节 深静脉血栓形成

【定义】

深静脉血栓形成（DVT）是血液在深静脉内不正常凝结引起的静脉回流障碍疾病，多发生于下肢。DVT 的血栓脱落，可引起肺栓塞（pulmonary embolism），两者称为静脉血栓栓塞症（venous thromboembolism，VTE），是同种疾病在不同阶段的表现形式。急性卒中后 DVT 的发生率为 2%~20%，其中出血性卒中发生 DVT 的风险是缺血性卒中的 4 倍，发生时间的峰值在卒中后 2~7 日。

【诊断要点】

1. 发病形式 DVT 分为急性期（发病 14 日内）、亚急性期（发病 15~30 日）和慢性期（发病 >30 日）。DVT 早期包括急性期和亚急性期。

2. 临床表现

（1）轻度下肢 DVT：患肢疼痛、肿胀，活动后加重，抬高患肢后减轻，以及静脉血栓部位压痛等。

（2）中度下肢 DVT：患肢疼痛显著、肿胀明显、皮肤苍白，在股三角区、腘窝和小腿后方有压痛，伴随体温升高和心率加快。

（3）重度下肢 DVT：患肢剧痛、软组织张力极度增高、皮肤青紫、皮温降低伴水疱，甚至静脉性坏疽，伴随体温升高和休克。

（4）血栓后综合征（post thrombotic syndrome，PTS）：为慢性下肢 DVT，表现为下肢疼痛、肿胀，皮肤色素沉着、湿疹和静脉曲张，甚至出现足靴区的脂性硬皮病和溃疡。

（5）部分患者并无症状，极易漏诊。

3. 辅助检查

（1）血浆 D- 二聚体测定：D- 二聚体是纤维蛋白复合物溶解时产生的降解产物，是反映凝血激活及继发性纤溶的特异性分子标志物，用酶联免疫吸附测定法（ELISA）检测，灵敏度高达 >99%，急性 DVT 患者的 D- 二聚体 >500μg/L 具有重要参考价值。但 D- 二聚体的特异度差，仅用于急性 VTE 的筛查、特殊情况下的 DVT 诊断、疗效评估和 VTE 复发危险程度评估。

（2）彩色多普勒超声检查（color Doppler ultrasonography）：临床应用广泛，是 DVT 诊断的首选方法，适用于 DVT 的筛查和监测。对股腘静脉血栓诊断的准确率 >90%。如连续 2 次以上检查均为阴性，临床可能性评估为低度（表 11-17-1）；如果评估结果为中、高度，则须行血管造影等影像学检查（图 11-17-1）。

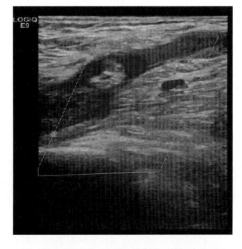

图 11-17-1 下肢深静脉血栓形成

彩色多普勒超声检查显示：股隐静脉交界处血栓，管腔局部扩张，管腔内可见填塞血栓，无血流。

（3）螺旋 CT 静脉成像：主要用于下肢主干静脉或下腔静脉血栓形成的诊断，联合 CVT 及 CT 肺动脉造影检查，可增加 VTE 的确诊率（图 11-17-2）。

（4）MRI 静脉成像：可准确显示髂、股、腘静脉血栓，但对小腿静脉血栓成像不满意。

（5）静脉造影：可明确血栓形成部位、范围、时间，以及侧支循环的建立（图 11-17-3）。

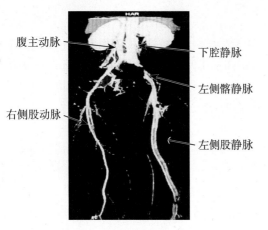

图 11-17-2 下肢深静脉血栓形成

下肢静脉 CT 静脉成像：左侧下肢深静脉未显影，右侧髂静脉局部狭窄。

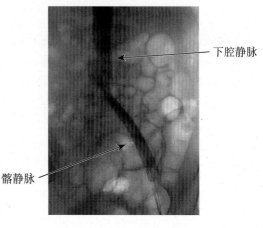

图 11-17-3 下肢血管造影（左侧股总静脉）

髂静脉远端未显影，近端显影并流入下腔静脉。

4. 临床可能性评估 根据 DVT 临床特征评分（Wells 评分）（表 11-17-1），可将其可能性分为：低度 ≤0 分；中度 1~2 分；高度 ≥3 分。若双侧下肢均有症状，以症状严重一侧为准。

表 11-17-1 Wells 评分（预测下肢深静脉血栓形成的临床模型）

序号	病史和临床表现	评分 / 分
1	肿瘤	1
2	瘫痪或近期下肢石膏固定	1
3	近期卧床 >3 日或近 12 周内大手术	1
4	沿深静脉走行的局部压痛	1
5	全下肢水肿	1
6	与健侧相比，小腿肿胀周径长 >3cm	1
7	既往有下肢深静脉血栓形成史	1
8	凹陷性水肿（症状侧下肢）	1
9	有浅静脉的侧支循环（非静脉曲张）	1
10	类似或与下肢深静脉血栓形成相近的诊断	−2

5. 诊断步骤

（1）对于 DVT 病因明显，症状体征典型的患者，首选彩色多普勒超声检查。

（2）对 DVT 病因不明确，症状体征不典型，Wells 评分为低度可能性患者，首选 D- 二聚体检测；如果检查结果阴性，排除 DVT；如果检查结果阳性，进一步彩色多普勒超声检查。

（3）无论临床表现典型与否，均需实验室检查和影像学检查。

【监测与治疗】

1. 监测指标

（1）常规监测双下肢的皮温、颜色和周径。

（2）常规监测凝血功能，尤其是 D- 二聚体。

（3）常规监测血氧饱和度和氧分压，警惕急性肺栓塞。

2. 治疗方法　　深静脉血栓形成的自然病程较长，下肢 DVT 在急性期的威胁在于肢体静脉回流受阻性损伤，甚至肢体坏死和肺栓塞；后期则存在 PTS 高发生率和血栓形成复发。因此尽早恢复阻塞段静脉血流，保护深静脉瓣膜功能，预防 PTE 和降低 PTS 成为治疗的重点。

（1）抗凝治疗：是 DVT 的基本治疗，其可抑制血栓蔓延、促进血栓自溶和管腔再通。但是单纯的抗凝治疗不能有效消除血栓和降低 PTS 发生率。

1）传统抗凝药物：适用于早期 DVT 患者。

普通肝素：剂量个体差异较大，起始剂量为 80~100IU/kg 静脉注射，后续 10~20IU/（kg·h）静脉泵入，每 4~6 小时可根据 APTT 调整剂量，使其延长至正常对照值的 1.5~2.5 倍。用药过程中，第 3~10 日监测血小板计数，警惕血小板减少。

低分子量肝素：每次 100IU/kg，每 12 小时一次，皮下注射。

维生素 K 拮抗剂（华法林）：是长期抗凝的主要口服药物。但治疗剂量范围很窄，个体差异较大，易受多种食物和药物影响，因此需要常规监测 INR。治疗初始常联合低分子量肝素，通常 2.5~6.0mg/d，2~3 日后测定 INR；当 INR 稳定在 2~3，并持续 24 小时后停用低分子量肝素。对长期口服华法林患者须动态监测 INR。

2）新型抗凝药物：可用于早期 DVT 患者。

直接凝血酶抑制剂：阿加曲班分子量小，能进入血栓内部，对血栓的凝血酶抑制作用强于肝素。主要适用于 DTV 急性期，特别是血小板减少症和血小板减少高风险患者。用药方法：10mg，静脉滴注，2 次 /d。

Ⅹa 因子抑制剂：利伐沙班可用于 DVT 的预防和治疗。用药方法：前 3 周每次 15mg，2次 /d；维持剂量为 20mg，1 次 /d。

（2）溶栓治疗：尿激酶直接作用于内源性纤维蛋白溶解系统，可催化裂解纤溶酶原成纤溶酶，后者不仅能降解纤维蛋白凝块，亦能降解血循环中的纤维蛋白原、凝血因子Ⅴ和凝血因子Ⅷ，从而发挥溶栓作用。

1）尿激酶适应证：①急性近端（髂、股、腘静脉）DVT；②全身状态好；③预期生命 >1 年；④低出血风险患者。

2）尿激酶禁忌证：①溶栓药物过敏；②近期（2~4 周）有活动性出血，包括严重颅内、胃肠、泌尿道出血；③近期接受过大手术、活检、心肺复苏、不能实施穿刺部位压迫；④近期严重外伤；⑤难以控制的高血压（>160/110mmHg）；⑥严重肝肾功能不全；⑦细菌性心内膜炎；⑧出血性或缺血性卒中病史者；⑨动脉瘤、主动脉夹层、动静脉畸形；⑩年龄 >75 岁或妊娠患者。

3）用药方法：首剂 4 000IU/kg，静脉滴注 30 分钟；后续 600 000~120 000 0IU/d，维持 72~96 小时，必要时可延长至 5~7 日。溶栓方法为导管接触性溶栓（catheter directed thrombolysis，CDT）和系统溶栓。CDT 为首选溶栓方法，其可显著提高血栓溶解率、治疗时间短、并发症发生率低。CDT 入路包括顺行入路和逆行入路，需结合患者条件、血栓部位和操作者经验选择，通常顺行入路为首选。

4）溶栓治疗过程中常规监测血小板计数、皮肤黏膜出血、D- 二聚体变化，以及溶栓疗效和相关并发症。

（3）降纤治疗：巴曲酶是单一组分降纤制剂，通过降低血中纤维蛋白原水平抑制血栓的形成。用药方法：首次剂量 10BU，维持量通常为 5BU，隔日一次；药物需用 >100ml 生理盐水稀释，静脉滴注 >1 小时。在使用降纤药物过程中，需常规监测皮肤黏膜出血和纤维蛋白原水平。

（4）手术治疗

1）取栓术：可迅速解除静脉梗阻。常用静脉取血栓导管（Fogarty 导管）经股静脉取出髂静脉血栓，用挤压驱栓或顺行取栓清除股腘静脉血栓。

2）机械血栓清除术：经皮机械性血栓清除术（percutaneous mechanical thrombectomy，PMT）采用旋转涡轮或流体动力的原理打碎或抽吸血栓，从而达到迅速清除血栓，或减少血栓负荷，解除静脉阻塞的作用。

3）球囊扩张和支架植入术：合并髂静脉狭窄或闭塞时，首选 CDT 或切开取栓后；但在造影发现髂静脉狭窄 >50% 时，首选球囊扩张和支架植入术，必要时采用外科手术解除髂静脉阻塞。

4）下腔静脉滤器放置术：适用于以下患者。①髂静脉、股静脉、下腔静脉内有漂浮血栓的患者；②急性 DVT，拟行 CDT、PMT、手术取栓的患者；③具有急性 DVT、PE 高危因素的腹部、盆腔或下肢手术的患者。对单纯抗凝治疗的 DVT 患者，不常规予下腔静脉滤器放置术。

5）术后处理：血栓清除后，患肢可使用间歇加压充气治疗，以预防血栓复发。

6）后续抗凝治疗：至少持续 3 月，并根据 DVT 风险评估和出血风险评估，或 D- 二聚体检查结果，决定是否延长抗凝时间。

【预后评估】

严重 DVT 可显著影响患者生活质量，甚至导致死亡。DVT 一旦引发 PE，则病死率增加。

【诊治流程】

诊治流程见图 11-17-4。

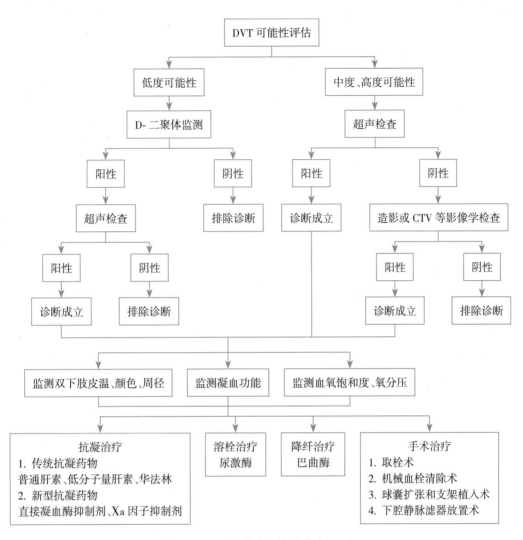

图 11-17-4　深静脉血栓形成诊断流程

DVT. 深静脉血栓形成；CTV. CT 静脉造影。

（马联胜）

推荐阅读文献

［1］DAVENPORT R J, DENNIS M S, WELLWOOD I, et al. Complications after acute stroke. Stroke, 1996, 27 (3): 415-420.

［2］GREGORY P C, KUHLEMEIER K V. Prevalence of venous thromboembolism in acute hemorrhagic and thromboembolic stroke. Am J Phys Med Rehabil, 2003, 82 (5): 364-369.

［3］KAMRAN S I, DOWNEY D, RUFF R L. Pneumatic sequential compression reduces the risk of deep vein thrombosis in stroke patients. Neurology, 1998, 50 (6): 1683-1688.

［4］KELLY J,RUDD A,LEWIS R,et al. Venous thromboembolism after acute stroke. Stroke,2001,32(1):262-267.

［5］KELLY J,RUDD A,LEWIS R R,et al. Venous thromboembolism after acute ischemic stroke:a prospective study using magnetic resonance direct thrombus imaging. Stroke,2004,35(10):2320-2325.

［6］VIITANEN M,WINBLAD B,ASPLUND K. Autopsy-verified causes of death after stroke. Acta Med Scand,1987,222(5):401-408.

第二篇

神经重症专业技能

第十二章

重症基本技能

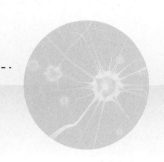

第一节 人工气道建立

【概述】

建立人工气道重要措施之一是气管内插管,其已成为急性呼吸衰竭、氧合或通气不足,以及意识障碍的急救手段,也是高级生命支持的重要组成部分。直接喉镜下的气管插管术是神经重症医师的基本技能,本节将予以重点介绍。

【适应证】

1. 气道维持或保护能力明显下降,如意识障碍和 / 或吞咽障碍。

2. 呼吸形式严重异常,如呼吸频率 >35~40 次 /min 或 <6~8 次 /min、节律异常、自主呼吸微弱或消失。

3. 血气分析提示严重通气和氧合障碍,$PaO_2<50mmHg$,尤其是充分氧疗后仍 <50mmHg。

4. $PaCO_2$ 进行性升高,伴随 pH 下降。

【禁忌证】

无绝对禁忌证,严重的气道梗阻、喉部水肿或痉挛可能造成操作失败。

【操作规范】

1. 插管前准备

(1) 简易呼吸器、面罩。

(2) 口咽通气道、牙垫、固定带。

(3) 气管插管、导丝、喉镜。

(4) 麻醉剂、肌肉松弛剂。

(5) 吸痰管、负压吸引装置、5ml 注射器。

(6) 听诊器、心电监护。

2. 导管选择 女性通常选择 7.0~8.0 导管,男性通常选择 7.5~8.5 导管。

3. 操作步骤

（1）患者仰卧位，清除口、鼻、咽腔内分泌物。

（2）取下义齿，检查有无牙齿松动。

（3）仰额抬颏法，将右手轻推前额，以寰枕关节为转折点，使头部尽量后仰。口、咽、喉在同一直线上。

（4）面罩和简易呼吸器正压通气给氧，维持血氧饱和度 >95%。插管时暂停通气，必要时可予镇静剂或肌肉松弛剂。

（5）选择合适的气管导管，用注射器注气检查气囊是否漏气，将导丝放入导管内并塑形。

（6）准备形状、大小适当的喉镜镜片，检查光源后关闭备用。

（7）打开喉镜，右手拇、示指分开口唇和上下齿；左手持喉镜，自右侧口角进入口腔；镜片侧翼将舌体左推，喉镜片移至正中位，向前推进并上提喉镜，暴露咽腔；依次看到舌根部、悬雍垂、咽后壁、会厌，右手自左上向右下轻压喉结部位，暴露声门。

（8）喉镜前端轻轻滑入会厌根部并向上挑起，暴露声门。

（9）右手呈"执笔状"握气管导管自右侧插入口腔，将导管前端对准声门送入气管内，由助手协助拔除导丝，继续将导管向前送入一定深度（导管前端距门齿距离：男性患者通常为22~24cm，女性患者通常为20~22cm）。注意不可送入过深，以免进入单侧主支气管造成单肺通气。

（10）放入牙垫，退出喉镜。

（11）用 5ml 注射器将气囊充气，简易呼吸器连接气管导管，由助手协助球囊通气。听诊双肺呼吸音，确定气管导管位置是否在气管内，并确认有无单肺通气。

（12）固定导管及牙垫，气囊测压。

【注意事项】

1. **确认气管导管位置**　气管插管后立即确认气管导管在气管内的位置，排除气管导管误入食管。直视下应看到气管导管通过声带、通气时导管壁有雾气、通气时胸壁上抬、双肺野听诊有呼吸音、上腹部听诊无呼吸音等为支持气管导管位置正确的依据。此外，确认的方法还有呼气末二氧化碳分压监测以及超声检查结果等。

2. **排除主支气管插管**　排除主支气管内插管的方法包括：双肺呼吸音明显不对称，胸部 X 线片检查显示气管插管进入一侧主支气管，以及气管插管过深等。

【并发症处理】

1. **误吸**　气管插管前，留置胃管患者应抽空胃内容物，以免误吸。其他患者须注意清理口腔内容物，加强气道吸引。气管插管后，需加强肺部护理与监测。一旦出现低氧血症、肺不张、肺炎，需尽早予以相应干预。

2. **创伤**　气管插管操作应规范，尽可能避免牙齿、口唇、咽喉、气管、声带损伤，以及鼻出血等。若发生创伤，需暂采取无创机械通气方式，并请专科医师会诊处理。

3. **呼吸循环功能障碍**　气管插管操作过程中，需加强生命体征监测。一旦出现心率异常或心律失常、低血压、高血压、低氧血症等，即刻给予对症处理。

4. **喉或支气管痉挛**　避免反复插管，减少对喉或气道刺激，必要时静脉或雾化给予糖皮质激素。

5. **导管误入食管**　发现气管插管导管误入食管后，重新气管内插管。

6. 单肺通气　导管过深,可引起单肺通气。此时需调整气管插管深度,并拍摄胸部 X 线片确认导管位置。

(范琳琳)

第二节　机械通气治疗

【概述】

呼吸衰竭是常见的急危重症。神经疾病患者常因呼吸泵功能障碍或气道保护能力下降,而发生呼吸泵衰竭或肺衰竭,两者既可单独出现,也可同时存在,危及患者生命安全。机械通气是纠正呼吸衰竭的有效手段,是高级生命支持的重要组成部分,通常以有创机械通气或无创机械通气技术实现。正确使用机械通气是神经重症医师的必备技能。

一、有创机械通气

【适应证】

1. 呼吸形式或呼吸肌力量严重异常　呼吸频率 >35~40 次 /min 或 <6~8 次 /min、节律异常、自主呼吸微弱或消失。

2. 严重氧合障碍　$PaO_2<50mmHg$,尤其是充分氧疗后仍 <50mmHg。

3. 严重通气障碍　$PaCO_2$ 进行性升高,伴 pH 下降。

【禁忌证】

机械通气无绝对禁忌证,但在某些情况下,机械通气可能加重病情。

1. 张力性气胸　机械通气应在胸腔闭式引流后进行,同时需适当降低气道峰压和 PEEP 值,并积极促进气胸的愈合。但对于张力性气胸合并严重低氧血症的患者,可能随时出现呼吸、心搏骤停,此时可在机械通气改善氧合的同时放置胸腔闭式引流。

2. 肺大疱　机械通气为正压通气,可能诱发肺大疱破裂导致气胸。伴有呼吸衰竭的患者需适当降低气道压,避免应用 PEEP;严密监测肺部体征,若发生气胸,及时放置胸腔闭式引流。

3. 肺出血或严重误吸　机械通气前应尽量清理出血或误吸物。

【操作规范】

1. 基本通气模式(表 12-2-1)

表 12-2-1　基本通气模式适应证及参数选择项目

通气模式	适应证	参数选择项目
辅助 / 控制通气(A/C)	适用于各种原因引起的呼吸衰竭;尤其是严重呼吸肌疲劳、呼吸完全停止或极其微弱、呼吸频率过快患者;也常用于呼吸力学监测时	频率;潮气量、吸气流速、吸气波形;压力支持、吸气时间;触发灵敏度;吸氧浓度;呼气末正压通气(PEEP)
同步间歇指令通气(SIMV)	适用于各种原因引起的呼吸衰竭。尤其是有自主呼吸但通气不足的患者。也常用于脱机前过渡	频率;潮气量、吸气流速、吸气波形;压力支持、吸气时间;触发灵敏度;吸氧浓度;呼气末正压通气(PEEP)
压力支持通气(PSV)	适用于有一定呼吸能力的呼吸衰竭患者。常用于脱机前过渡或人机对抗时	压力支持;呼气触发灵敏度;触发灵敏度;吸氧浓度;呼气末正压通气(PEEP)

2. 参数设置

(1) 频率：目标 12~16 次 /min，最低目标 <35 次 /min。

(2) 潮气量：6~8ml/kg（理想体重）。

(3) 吸气流速：40~60L/min。

(4) 吸呼比：(1∶1.5)~(1∶3)。

(5) 吸气时间：0.8~1.2 秒。

(6) 压力支持：根据实际潮气量决定，通常为 7~16cmH_2O，目标潮气量为 6~8ml/kg（理想体重）。

(7) 触发灵敏度：分为压力触发和流量触发两类。压力触发灵敏度通常设置为 –0.5~–2.0cmH_2O，流量触发灵敏度通常设置为 1~3L/min。

(8) 吸氧浓度：通常设置范围 21%~60%，以达到目标氧合的适宜吸氧浓度为佳。

(9) PEEP：根据氧合情况选择适宜的 PEEP 值，通常 0~6cmH_2O，严重氧合障碍患者可适当增加 PEEP 值。

3. 报警处理流程（图 12-2-1）

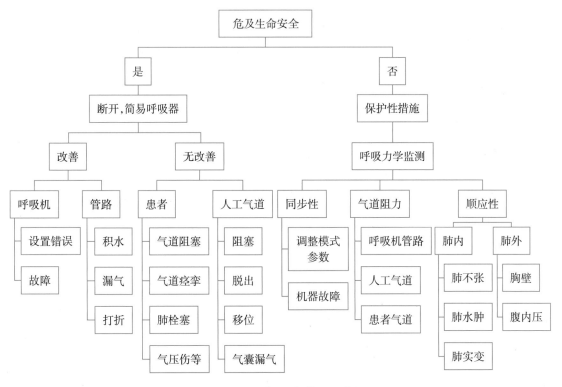

图 12-2-1　呼吸机报警处理流程

【注意事项】

1. 氧合状况改善与否　经机械通气治疗后，患者脉搏血氧饱和度应≥93%，PaO_2 目标范围在 70~140mmHg。

2. 通气状况改善与否　经机械通气治疗后，患者 $PaCO_2$ 应维持在正常范围（35~45mmHg），无呼吸性酸中毒或碱中毒。

【并发症处理】

1. 呼吸机相关性肺炎　机械通气需要建立呼吸机相关性肺炎风险意识。一方面需要纠正影响撤机的因素,从而缩短机械通气时间;另一方面需要采取预防性措施,如床头抬高30°、加强口腔护理、加强痰液引流等;由此减少呼吸机相关性肺炎的发生。若发生呼吸机相关性肺炎,通常先予经验性抗生素治疗,后续目标性抗生素治疗。

2. 机械通气相关肺损伤　呼吸机参数的设置需适宜,如气道峰压和平台压应<30~35mmHg。一旦出现气压伤,如气胸、血气胸、纵隔气肿、皮下气肿等,需请胸科医师会诊,必要时给予胸腔闭式引流。

3. 循环血容量不足　正压通气可能导致血压下降,甚至休克。因此需注意补足循环血容量,并适当降低压力支持和PEEP。

4. 颅内压增高　PEEP可影响颅内压,对颅内压已明显升高的患者,需予颅内压监测,并寻找减轻脑损伤与肺损伤的平衡点。

二、无创机械通气

【适应证】

1. 神经肌肉疾病(如重症肌无力)或神经变性疾病(如肌萎缩侧索硬化)导致的高碳酸血症。

2. 梗阻型睡眠呼吸暂停失代偿期。

3. COPD急性发作,以及常规内科治疗和氧疗后无缓解的呼吸性酸中毒。

4. 心源性肺水肿合并低氧血症。

5. 氧疗效果不佳的重症肺炎。

6. 轻中度ARDS。

7. 有创机械通气的撤机过渡。

【禁忌证】

1. 绝对禁忌证

(1) 面部创伤、烧伤。

(2) 上呼吸道梗阻。

(3) 呕吐。

(4) 未经引流的气胸。

2. 相对禁忌证

(1) 近期面部、上呼吸道或上消化道手术。

(2) 气道保护功能损害。

(3) 气道分泌物过多。

(4) 威胁生命的低氧血症。

(5) 循环衰竭。

(6) 意识障碍。

(7) 肠梗阻。

【操作规范】

1. 选择合适的连接装置　目前主要有面罩、鼻罩、鼻通道和接口器4种连接装置,最常用的是面罩和鼻罩,对急性呼吸衰竭患者,面罩效果更佳。

2. 连接无创呼吸机管路。

3. 选取通气模式。通常选择辅助/控制通气模式。

4. 设置初始参数(表 12-2-2)。

表 12-2-2　无创机械通气初始参数设置

参数	数值	参数	数值
吸气压力 /cmH$_2$O	10~15	后备通气频率 /(次·min^{-1})	12~16
呼气压力 /cmH$_2$O	4~5	后备通气吸呼比	1:3
触发灵敏度	最灵敏		

5. 连接氧气,氧流量 5L/min。

6. 妥善固定面罩并连接呼吸机,开始通气。

7. 患者适应 5 分钟后调节参数,根据通气目标逐步增加吸气压力和调节氧流量。

8. 评估患者对治疗的反应,包括舒适程度、意识状态、呼吸运动、人机协调、呼吸频率、心率、脉搏血氧饱和度和血气分析结果,并及时调整参数。

9. 无创机械通气治疗无效或恶化时,及时过渡到有创机械通气。

【注意事项】

同有创机械通气。

【并发症处理】

1. 漏气、面罩相关不适、局部皮肤损伤　选择合适的连接装置和型号,调整松紧度适宜。

2. 气流或气压相关黏膜充血或干燥、疼痛、胃胀气等　合理设置通气模式和参数,加强气道湿化和气道护理。

3. 吸入性肺炎　对于严重意识障碍和吞咽障碍患者,谨慎应用无创机械通气;设置合理的通气参数,减少胃肠胀气和食管反流,由此降低误吸发生率。

4. 低血压　合理设置压力支持,避免压力过大导致的低血压。加强循环系统稳定,补充足够血容量,必要时予以血管活性药物升高血压。

5. 气压伤　以预防为主,如控制气道峰压和平台压 <30~35mmHg。若发生气压伤,请胸科医师会诊,必要时给予胸腔闭式引流。

6. 治疗失败　若无创机械通气治疗失败,如临床征象和化验指标无改善或进行性恶化,则需尽早有创机械通气治疗。

(范琳琳)

第三节　纤维支气管镜治疗

【概述】

纤维支气管镜(以下简称"纤支镜")是一种经口或经鼻置入患者下呼吸道,用于肺叶、段及亚段支气管病变观察、活检采样、细菌学和细胞学检查,配合电视系统可进行摄影、示教和动态记录的医疗器械。纤支镜检查是呼吸系统疾病临床诊断与治疗的重要手段。对神经危重症患者而言,在气道清理和标本采集方面具有更重要意义。

【适应证】

1. 不明原因的局限性哮鸣音,纤支镜有助于查明气道阻塞原因、部位及性质。

2. 胸部 X 线片和 / 或 CT 检查提示肺不张、肺结节或块影、阻塞性肺炎、炎症不吸收、肺部弥漫性病变、肺门和 / 或纵隔淋巴结肿大、气管支气管狭窄以及原因未明的胸腔积液等。

3. 肺或支气管感染性疾病的病因学诊断,如通过气管吸引、保护性标本刷或支气管肺泡灌洗(bronchoalveolar lavage,BAL)获取标本进行培养等。

4. 机械通气时的气道管理。

5. 疑有气管、支气管瘘的确诊。

【禁忌证】

1. 活动性大咯血。若必须要行纤支镜检查时,应在建立人工气道后进行,以降低窒息发生的风险。

2. 严重高血压及心律失常。

3. 新近发生心肌梗死或有不稳定型心绞痛发作史。

4. 严重心、肺功能障碍。

5. 不能纠正的出血倾向,如凝血功能严重障碍、尿毒症及严重的肺动脉高压等。

6. 严重上腔静脉阻塞综合征,因为纤支镜检查易导致喉头水肿和严重出血。

7. 疑有主动脉瘤。

8. 多发性肺大疱。

9. 全身情况极度衰竭。

10. 麻醉药过敏,不能用其他药物所代替。

【操作规范】

1. 纤支镜操作

(1)术前准备

1)术前检查:①根据病史评估血压和心肺功能。拍摄胸部 X 线片,必要时拍胸部 CT 以确定病变部位。②高血压或有心律失常病史者行心电图检查。③进行肝功能、乙型肝炎表面抗原、核心抗原的检查。

2)患者准备:纤支镜检查前 4 小时开始禁食,检查前 2 小时开始禁饮水。如有义齿应先摘除。建立静脉通道以备静脉用药。

3)器械准备:严格按规范行纤支镜检查前消毒。检查纤支镜弯曲调节钮是否灵活、管道是否通畅、负压吸引装置是否可正常运转、冷光源亮度是否合适、显示器画面是否清晰等。

4)签署知情同意书。

(2)术中操作

1)术中监测:全程进行心电、血氧、血压监测。通过鼻、口或人工气道给予吸氧,维持血氧饱和度 >90%。减少术中操作和术后恢复期严重心律失常。

2)操作步骤

第一步:检查前 30 分钟注射地西泮 10mg、阿托品 0.5mg,以发挥镇静、减少呼吸道分泌物、防止迷走反射作用。行鼻部麻醉时,2% 利多卡因凝胶的效果优于利多卡因喷雾。行咽喉部麻醉时,采用2%~4%利多卡因雾化吸入。经鼻插入内镜检查时,先用含有局部麻醉药和麻黄素的棉签插至后鼻孔,发挥麻醉和收缩鼻腔、鼻道作用,以便顺利进镜。

第二步:患者仰卧位,肩部略垫高,头正位略向后仰,术者位于患者头端。如病情需要,亦可选择坐位,头略向后仰,术者位于患者对面。

第三步:将纤支镜、吸引器、显像系统连接好,开启显像系统及冷光源,调节光源强度,并用屈光调节环调整视野清晰度。

第四步:插入纤支镜,有3种途径选择,即经鼻、经口和经气管插管。术者左手握纤支镜的操纵部,用右手将镜前端送入鼻腔,此时边插入镜体边调节角度调节钮,使镜端沿咽后壁进入喉部。窥见会厌与声门后,观察声带活动情况,在充分气管麻醉后,通过声门将纤支镜送入气管。在缓慢送镜时注意观察气管黏膜及软骨环的情况,直至隆突,观察隆突是否有锐利、增宽和活动情况。确认双侧主支气管管口,一般先检查健侧后检查患侧,病灶不明确时先右侧后左侧,自上而下依次检查各叶、段支气管,注意黏膜外观、通畅情况、有无狭窄及堵塞、有无肿物及分泌物等。健侧支气管检查完毕后将镜退回到气管分叉(隆突)处,再依次检查患侧各支。如发现病变,则根据情况决定做刷检或钳检。在纤支镜检查时,应始终保持视野位于支气管管腔中央,避免碰撞管壁,以免刺激管壁引起支气管痉挛,或造成黏膜损伤(图12-3-1)。

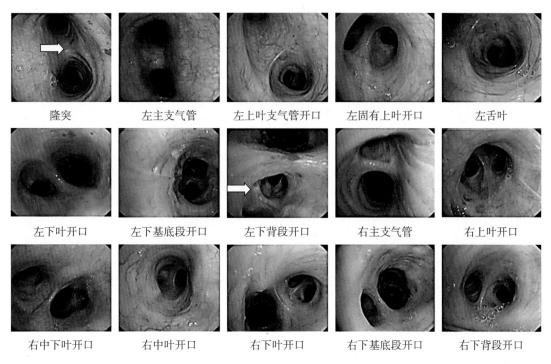

隆突	左主支气管	左上叶支气管开口	左固有上叶开口	左舌叶
左下叶开口	左下基底段开口	左下背段开口	右主支气管	右上叶开口
右中下叶开口	右中叶开口	右下叶开口	右下基底段开口	右下背段开口

图12-3-1　纤维支气管镜检查:镜下所见气道结构

第五步:检查完毕退出纤支镜。退镜同时吸引气道内及咽喉部分泌物。

第六步:在看清病变部位、范围及形态特征后,可根据需要进行刷检、冲洗、灌洗等检查,并将取出标本立即送检。

如有大出血,局部滴注肾上腺素或凝血酶等药物止血,止血后方可取镜。大咯血是非常危急的情况,抢救重在清除呼吸道内的血液和血凝块,确保呼吸道通畅。

(3) 术后处理

1) 部分患者,特别是肺功能损害和使用镇静剂患者,在纤支镜检查后,需要持续吸氧一段时间。

2) 一般 2 小时后才可进食、饮水,以免因咽喉麻醉而导致误吸。鼻饲患者则不受影响。

3) 部分患者在纤支镜检查后,肺巨噬细胞释放的某些炎性介质可致患者出现一过性发热,通常不需要特别处理,但需与术后感染鉴别。

2. 气道清理操作

(1) 清理部位选择 根据影像学表现及肺部查体结果确定病变部位,在相应支气管肺段进行气道痰液清理和肺泡灌洗。

(2) 肺泡灌洗操作步骤

1) 在灌洗的肺段经活检孔通过一细硅胶管,注入 2% 利多卡因 1~2ml,做灌洗肺段局部麻醉。

2) 将纤支镜顶端紧密楔入支气管段或亚段开口处,再经活检孔通过硅胶管快速注入 37℃灭菌生理盐水。每次 25~50ml,总量 100~250ml,一般不超过 300ml。

3) 立即用 50~100mmHg 负压吸引回收灌洗液,回收率为 40%~60%。

3. 标本采集操作 纤支镜检查可直接从肺部感染病灶获取支气管分泌物,其含有高浓度感染病原菌,但不能完全避免咽喉部正常菌群污染,因此仅适用于不能咳出或诱导出足够痰液的患者。纤支镜检查可作为获取标本进行分枝杆菌培养的一种方法。常用的标本采集方法:支气管肺泡灌洗、纤支镜吸引、防污染样本毛刷(PSB)。

【注意事项】

1. 痰液标本合格(白细胞 >25/ 低倍视野,上皮细胞 <10/ 低倍视野)。

2. 痰培养结果明确

(1) 定性培养:生长的病原菌数量达到以下情况时,判断为有临床意义。①在平板第 2 区划线仍大量生长,或培养物生长量超过 1/4 平板;②培养少量生长且革兰氏染色涂片可见此形态细菌与炎性细胞相关联的病原菌;③在平板划线第 1 区生长且纯度超过 90%,同时革兰氏染色的涂片可见此形态细菌与炎性细胞相关联的病原菌。

(2) 定量培养:有临床意义的菌落数量,应达到药敏试验要求。①内镜下取痰:菌落数 $\geq 10^5$cfu/ml;②肺泡灌洗液 BAL:菌落数 $\geq 10^4$cfu/ml;③保护毛刷:菌落数 $\geq 10^3$cfu/ml;④取最高稀释度平板,分别对不同菌落形态的细菌计数,乘上稀释倍数即为菌落数。假丝酵母菌可以同细菌,其他真菌因培养方法不同,无法计数。

3. 操作人员缺乏严格的无菌操作意识或上气道分泌物过多时,可影响痰液标本取材的合格性。

4. 颅内高压或血压波动时,可能难以耐受操作的完整实施。

5. 咳嗽反射差、痰液较多时,可能需要反复多次纤支镜检查和治疗。

【并发症处理】

虽然纤支镜检查被认为是一种安全的检查方法,但随着检查范围不断扩大,其并发症风险亦在增高,发生率约为 0.3%,严重并发症发生率约为 0.1%,病死率约为 0.01%。常见的并发症及其防治措施如下:

1. 麻醉药物过敏　丁卡因过敏机会相对较多。喷药前应注意询问患者过敏史或先喷少许药液,观察有无过敏反应。麻醉时禁止超过常规用量。一旦出现过敏反应,立即救治。

2. 喉、气管、支气管痉挛　大多数发生在纤支镜前端通过声门时。预防措施除了做好局部表面麻醉外,还需做好环甲膜穿刺麻醉准备,操作时应轻巧熟练,以减少刺激。

3. 出血　纤支镜检查后可能偶有短暂鼻衄、痰中带血或咯血,一般不需特殊处理。但当出现致命性大咯血时,应立即将纤支镜拔出,令患者取侧卧位,并采取止血措施,必要时行气管插管吸引术。

4. 发热　少数情况下,由于消毒不严格,术后出现发热。此时应行血常规检查,必要时行胸部 X 线片检查。一旦发生肺部浸润或肺炎,可适当口服或静脉滴注抗生素。

5. 低氧血症　纤支镜检查时,平均 PaO_2 降低 15~20mmHg(2~2.66kPa)。原有肺功能不全患者可出现发绀,因此必须严格掌握适应证。PaO_2 低于 70mmHg(8.33kPa)时谨慎采用,术中给予吸氧治疗。

6. 心搏、呼吸骤停　纤支镜检查过程中可出现意识丧失、心脏停搏。其原因可能为:患者原有心脏病、情绪不稳定、麻醉不充分和操作手法不当。特别是纤支镜通过隆突时,易出现心室颤动。据上海地区调查,纤支镜检查死亡发生率为 0.7/10 000。因此,术前需要详细问病史并行心电图检查,术中予以心功能监测,遇有意外发生立即实施心肺复苏,避免致死性结果。

(王胜男)

第四节　血管导管置入

一、中心静脉导管置入

【概述】

中心静脉导管置入是建立血管通路的技术。通过中心静脉导管可实施中心静脉压监测,抢救药物泵入和血液净化治疗。中心静脉导管分为单腔、双腔和三腔导管,其中双腔导管最为常用。导管置入的部位可在颈内静脉、股静脉或锁骨下静脉。与传统解剖定位置管比较,超声引导下的中心静脉导管置入实现了"可视化"操作,成功率高、痛苦少、并发症风险低。

【适应证】

1. 监测中心静脉压(central venous pressure,CVP)。

2. 快速补液、输血、输注血管活性药物。

3. 输入可导致周围静脉硬化的药物(化疗药物)。

4. 插入肺动脉导管。

5. 实施心导管检查、安装心脏起搏器等。

6. 实施血液透析、滤过或血浆置换。

7. 实施胃肠外营养。

8. 外周静脉穿刺困难。

【禁忌证】

1. 无绝对禁忌证。

2. 相对禁忌证

(1) 广泛腔静脉系统血栓形成。

(2) 穿刺部位感染。

(3) 凝血功能障碍,尤其是锁骨下静脉穿刺存在压迫止血困难风险。

【操作规范】

1. 术前准备

(1) 置管前明确适应证,检查出凝血功能,适当镇静镇痛(清醒患者)。根据患者具体条件选择体位和穿刺部位。根据穿刺目的选择超声探头,通常 7.5MHz 线阵探头可满足绝大多数患者穿刺要求。

(2) 准备穿刺器具,包括消毒物品、深静脉穿刺手术包、穿刺针、引导丝、扩张管、深静脉导管(单腔、双腔或三腔)、缝合针线、肝素生理盐水(肝素 6 250IU 加入生理盐水 100ml 中)、局部麻醉药品(1% 利多卡因或 1% 普鲁卡因)、无菌套和无菌超声耦合剂。

2. 颈内静脉穿刺置管操作步骤

(1) 患者去枕仰卧位,头低 15°~30°,转向对侧,以保持静脉充盈和减少空气栓塞风险。

(2) 颈部皮肤消毒,穿无菌手术衣,戴无菌手套,铺无菌单(显露胸骨上切迹、锁骨、胸锁乳突肌侧缘和下颌骨下缘)。检查导管完好性,用肝素生理盐水冲洗各腔,检查通透性并封闭。

(3) 确定穿刺点:选择中间路径或后侧路径(根据穿刺点与胸锁乳突肌的关系)。中间路径定位于胸锁乳突肌胸骨头、锁骨头和锁骨形成的三角顶点。距锁骨上 3~4 横指以上定位环状软骨水平。后侧路径定位于胸锁乳突肌锁骨头后缘、锁骨上 5cm,或颈外浅静脉与胸锁乳突肌交点的上方。

(4) 局部浸润麻醉皮肤及深部组织。用麻醉针试穿刺,确定穿刺方向及深度。

(5) 左手轻轻扪及颈动脉。中间路径穿刺时,针尖指向胸锁关节下后方,针体与胸锁乳突肌锁骨头内侧缘平行,针轴与额平面成 45°~60°角。如能摸清颈动脉搏动,则按颈动脉平行方向穿刺。后侧路径穿刺时,针尖对准胸骨上切迹,紧贴胸锁乳突肌腹面,针轴与矢状面及水平面成 45°角,深度不超过 5~7cm。穿刺针进入皮肤后保持负压,直至回抽出静脉血。

(6) 从穿刺针注射器尾部导丝口插入导丝,拔除穿刺针。用扩皮器扩张皮肤和皮下组织。

(7) 沿导丝插入导管(通常成人置管深度 12~14cm,左侧置管较右侧深约 2cm),拔除导丝,用肝素生理盐水注射器与导管各腔末端连接并进行回抽。抽出回血后,向导管内注入 2~3ml 肝素生理盐水,拧上肝素帽。缝合固定导管,并用无菌敷料覆盖。

(8) 拍摄胸部 X 线片,以明确导管位置及有无扭曲,并排除气胸、血胸等并发症。导管尖端正确位置应处于上腔静脉与右心房交界处。

(9) 超声引导下颈内静脉穿刺置管添加步骤

1) 选择好静脉和常规消毒铺巾后,将探头放入无菌套,用无菌超声耦合剂实现探头、保护套和皮肤表面之间的声学耦合。若无耦合剂,也可用无菌生理盐水代替。

2) 在穿刺过程中,持探头的手需要调节图像,使血管清晰显示;持穿刺针的手调节针尖,使之与血管共面,并显示针尖压迫血管前壁造成的切迹。

3) 根据超声探头与血管之间的空间位置关系,定义为横向或纵向血管成像,即短轴法和长轴法;根据穿刺过程中是否实时使用超声观察,分为静态评估与动态引导两种方式。

短轴法(平面外技术):采用超声探头的平面垂直于颈内静脉管腔的横断面,显示颈内静脉的横截面。超声探头随着穿刺针的穿刺过程不断改变其位置和方向,进行实时监测。

长轴法(平面内技术):使纵向血管成像的探头平面垂直于颈内静脉走行。显示颈内静脉的纵切面后,超声探头位置固定在穿刺针上方,实时监测整个穿刺过程。如果显示血管走行较长,则在穿刺时将针迹控制在影像平面内,以清晰看到针刺入血管。

静态评估与动态引导:在穿刺之前用超声定位血管,分辨目标血管周围的组织结构,了解目标血管有无明显解剖位置变异、静脉血栓形成等。定位后,不用超声实时引导穿刺,而是在穿刺过程中用超声引导进针和置入导丝,穿刺针迹在超声图像上显示直至刺入目标血管。或在探头上配备穿刺针架以辅助穿刺,并通过测量穿刺深度增加穿刺成功率。超声引导下颈内静脉穿刺置管可显著提高一次性穿刺成功率、减少操作时间和穿刺次数,同时节约了医疗花费。

3. 锁骨下静脉穿刺置管操作步骤

(1) 患者去枕仰卧位,肩后垫高,最好头低 15°~30°,以保持静脉充盈并降低空气栓塞风险。

(2) 锁骨中下部皮肤消毒。穿无菌手术衣,戴无菌手套,铺无菌单。检查导管完好性,用肝素生理盐水冲洗各腔,检查通透性并封闭。

(3) 确定穿刺点,选择锁骨上路径和锁骨下路径。通常采用锁骨下路径。锁骨下路径穿刺点定位于锁骨中、内 1/3 交界处下方 1cm。

(4) 局部浸润麻醉皮肤及深部组织。可用麻醉针试穿刺,确定穿刺方向及深度。

(5) 右手持针,左手示指放在胸骨上凹处定向,穿刺针进入皮肤后保持负压,针尖指向内侧稍上方,确定穿刺针触及锁骨骨膜后,保持穿刺针紧贴锁骨,对准胸骨柄上切迹进针,直至回抽出静脉血,通常进针深度 3~5cm。

(6) 后续步骤同"颈内静脉穿刺置管操作步骤(6)~(9)"。

4. 股静脉穿刺置管操作步骤

(1) 患者下肢轻度外展,膝盖稍弯曲。

(2) 腹股沟韧带上、下部皮肤消毒。穿无菌手术衣,戴无菌手套,铺无菌单。检查导管完好性,注入肝素生理盐水检查各腔通透性并封闭。

(3) 确定穿刺点。穿刺点定位于腹股沟韧带中点下方 1~2cm,股动脉搏动的内侧 0.5~1cm。

(4) 局部浸润麻醉皮肤及深部组织。可用麻醉针试穿刺,确定穿刺方向及深度。

(5) 穿刺针体与皮肤成 30°~45°角,针尖斜面向上,穿刺方向与股动脉平行,进入皮肤后穿刺针保持负压,直至回抽出静脉血。

(6) 后续步骤同"颈内静脉穿刺置管操作步骤(6)~(7)、(9)"。

【注意事项】

1. 准确定位,严格掌握穿刺方向及深度,提高穿刺成功率,减轻组织损伤。

2. 操作时动作缓慢轻柔,切忌粗暴。麻醉针探查到血管后再用穿刺针穿刺,避免用粗针反复穿刺。一次穿刺未成功,需再次穿刺时,穿刺针应退至皮下或完全退出,用肝素盐水冲洗后再次穿刺,避免重复在一处穿刺或稍退针改变方向穿刺,易导致组织损伤及出血。

3. 通过回血的颜色和压力来判断动、静脉。静脉血往往不动或持续缓慢地向后推动,血液呈暗红色。动脉血呈鲜红色，可见动脉搏动。严重缺氧、休克、静脉压力增高、三尖瓣关闭不全的患者，常难以判断，此时可连接输液装置和压力传感器，根据监护仪上的压力波形来判断。如误穿动脉，立即拔出穿刺针，局部压迫止血 5~10 分钟，必要时血管外科缝合止血。

4. 插入导丝时动作轻柔，注意固定导丝末端，避免导丝打折或导丝全部进入血管内。导丝的弯曲方向应与导管走行一致，避免导管异位。

5. 操作过程中防止空气进入导管及血管，避免发生气体栓塞。

【并发症处理】

1. 感染　穿刺过程严格无菌操作，如有发热、寒战，应留取血培养，确诊导管相关血流感染者应拔除导管，应用抗菌药物治疗。

2. 心律失常　通常为导丝插入过深或导管过长所致，多为一过性窦性心动过速或室上性心动过速，存在严重心脏疾病的患者，有时可引起致命的室性心律失常。因此，对于有严重心脏疾病的患者，应在心电监护下进行颈内静脉或锁骨下静脉穿刺置管。

3. 出血/血肿形成　局部压迫止血，持续增大的血肿请血管外科切开减压并缝合止血。

4. 气胸/血胸或乳糜胸（颈内或锁骨下静脉穿刺）　穿刺时尽量避免刺破胸膜及损伤胸导管，一旦出现该并发症，应立即拔出导管，对严重病例应行胸腔引流。

5. 胸腔积液　严重者可行胸腔引流。

6. 心脏压塞　主要与解剖变异、导管质地硬、不光滑有关，避免扩皮器插入过深，一旦出现，立即请心脏外科会诊。

7. 动脉/神经/胸导管/淋巴管损伤　如误穿动脉，立即拔出穿刺针，按压 10 分钟。应避免神经、胸导管的损伤。

8. 气体栓塞　很少见，但为致命性并发症，在穿刺过程中应避免中心静脉导管与外界相通。如发生气体栓塞，立即采取头低位，经皮行右心房或右心室穿刺抽气，给予呼吸循环支持及高浓度吸氧。

9. 血栓形成/栓塞或血管狭窄　如发生血栓形成和栓塞，应请血管外科协助诊治，拔除中心静脉导管。锁骨下静脉狭窄属于远期并发症，发生率高，发生动静脉内瘘者可将内瘘结扎或在狭窄的静脉处应用球囊扩张或植入支架治疗。

10. 血管或心脏穿孔　请血管外科或心脏外科协助处理。

11. 导丝断裂或导丝进入血管内　多由操作不当所致，可请介入科或血管外科会诊协助解决。

二、动脉导管置入

【概述】

动脉导管置入是建立动脉血管通路的技术。通过动脉导管可实施动脉内血压监测、血流动力学监测、动脉采血、动脉造影及血管内介入治疗。动脉内血压监测是血压监测的"金标准"，在正确放置并校准的情况下，动脉导管-传感器-监护仪系统测定的血压数值可准确地反映实际血压。

【适应证】

1. 各类危重症、手术（复杂手术、大出血手术、体外循环心内直视术）。

2. 治疗性低温、手术(控制性降压)。

3. 严重低血压、休克、手术(需频繁测量血压)。

4. 需频繁采动脉血样(血气分析)。

5. 需持续应用血管活性药物。

6. 呼吸心跳复苏后。

【禁忌证】

1. 局部感染。

2. 凝血功能障碍。

3. 动脉近端梗阻。

4. Allen 试验阳性。

5. 雷诺现象。

【操作规范】

首选桡动脉、足背动脉、股动脉,其次选用尺动脉、肱动脉。由于桡动脉表浅,侧支循环丰富,故为首选。股动脉较粗大,成功率高,但进针点必须在腹股沟韧带以下,否则可能误伤髂动脉,引起腹膜后血肿。足背动脉是胫前动脉的延续,表浅且易触及,成功率较高。肱动脉导管置入可能引起血栓形成,产生明显的前臂和手部的缺血性损害,因此不常规选用。

1. 桡动脉穿刺导管置入术操作流程

(1) 改良 Allen 试验

1) 手部不温暖时,浸泡入温水中,使动脉搏动更易触及。

2) 手部反复放松、握拳动作数次,将手举过头部或伸向前。然后紧紧握拳。昏迷或麻醉时,被动握拳。

3) 阻断桡动脉和尺动脉,手放低并松开。

4) 解除尺动脉压迫,观察手部颜色恢复情况。若 7 秒内恢复,提示尺动脉通畅,掌浅弓完好;若颜色恢复时间延迟至 8~15 秒,提示尺动脉充盈延迟;若手部颜色变白时间 >15 秒,提示尺动脉弓循环不良。颜色恢复时间 >7 秒,为 Allen 试验阳性,不宜选桡动脉穿刺。

(2) 穿刺前准备 20G(小儿 22G、24G)留置针、肝素(2.5~5U/ml)冲洗液、测压装置(三通开关、压力换能器)、监测仪、无菌手套和敷料等。

(3) 患者平卧位,上肢外展,手掌朝上,腕部背曲抬高 30°~45°。在桡骨茎突内侧触及桡动脉搏动最明显处,其远端约 0.5cm 处为穿刺点。

(4) 穿刺方法分为直接穿刺法、穿透法。

1) 直接穿刺法:摸准动脉部位和走向,选好进针点。在局部麻醉下(或诱导后)用 20G 留置针行动脉穿刺。针尖指向与血流方向相反,针体与皮肤夹角因胖瘦不同而异,通常 15°~30°,对准动脉缓慢进针。发现针芯回血时,再向前推进 1~2mm,固定针芯,向前推送外套管,后撤出针芯。此时套管尾部动脉血喷出,提示穿刺成功。

2) 穿透法:进针点、进针方向和角度同上。有回血时再向前推进 0.5cm 左右,后撤针芯,将套管缓慢后退。出现动脉血喷出时停止退针,并立即将套管向前推进。推进无阻力并有动脉血喷出,提示穿刺成功。

(5) 穿刺前需将监测装置以无菌方法连接、充满液体并排气。穿刺成功后将测压管与套管针连接。

2. 股动脉穿刺导管置入术操作流程

（1）穿刺前准备同桡动脉穿刺导管置入术，根据需要准备动脉导管。

（2）患者仰卧位，下肢伸直稍外展，穿刺点位于腹股沟韧带中点下方 1~2cm 的动脉搏动处。

（3）穿刺方法采用直接穿刺法。在穿刺点触及股动脉搏动，用左手示指、中指放在动脉搏动上，右手持针，与皮肤成 45° 角进针，其余同桡动脉穿刺置管术。

【注意事项】

以下情况可能影响穿刺成功率：

1. 体位摆放不当（血管解剖关系变化）。

2. 穿刺部位和路径选择不当。

3. 血管位置变异、血管内血栓形成、静脉塌陷等。

4. 小儿、肥胖、水肿、低血压、脱水等（解剖标志难以确定）。

5. 探头分辨率不高。

6. 大剂量血管收缩药物导致血管痉挛。

【并发症处理】

动脉导管置入的主要并发症是由血栓或栓塞引起的缺血、坏死，其他并发症还有出血、感染、血管迷走神经性昏厥、动脉瘤和动静脉瘘等。

1. 动脉血栓或栓塞　　Allen 试验阳性者避免桡动脉穿刺置管。其他预防措施包括减轻动脉损伤、排尽空气、发现血块需抽出、末梢循环不良需更换穿刺部位、持续冲洗装置等。一旦发现血栓形成和远端肢体缺血，立即拔除测压导管，必要时手术探查取出血块，以挽救肢体。

2. 出血和血肿　　动脉导管与测压管连接松脱可导致快速失血。穿刺部位出血需采取局部压迫止血。如果出血严重，请血管外科医师或血管介入科医师处理。

3. 感染　　严格无菌操作。动脉导管留置 <7 日。如果发现感染征象及时拔除导管。

4. 血管迷走神经反应　　动脉穿刺时可发生低血压或心动过缓，阿托品能迅速使其逆转。

5. 动脉瘤和动静脉瘘　　局部加压包扎或超声引导下压迫封闭瘤颈部及瘘口。如果严重需外科手术治疗。

（曹　杰）

第五节　血流动力学监测

【概述】

脉搏指示连续心排血量（pulse indicator continuous cardiac output，PiCCO）是常用的血流动力学监测技术，是肺热稀释技术与动脉脉搏轮廓分析技术的结合。采用成熟的热稀释法测量单次心排血量，并通过分析动脉压力波型曲线下面积与心排血量的相关性，获取个体化每搏量（stroke volume，SV）、连续心排血量（continuous cardiac output，CCO）和每搏量变异（stroke volume variety，SVV），以达到多数据联合监测血流动力学变化的目的。此外，PiCCO 还可同时监测心率,动脉收缩压、舒张压和平均压。分析热稀释曲线的平均通过时间(mean transit time,MTT)和下降时间(down slope time,DST)用于计算血管内和血管外液体容积。PiCCO 可监测胸腔内血容量(intrathoracic blood volume,ITBV)、血管外肺水含量(extravascular lung water,EVLW)和 SVV 等容量指标,由此监测机体容量状态,指导临床容量管理。ITBV、SVV、EVLW 等指标可更准确地反映心脏前负荷和肺水肿程度。

【适应证】

1. 任何原因所致的血流动力学不稳定患者;或可能引起血流动力学不稳定的危险因素。

2. 任何原因所致的血管外肺水增加患者,如急性呼吸窘迫综合征、心力衰竭、水中毒、严重感染、重症胰腺炎、严重烧伤,以及大手术围手术期等;或可能引起血管外肺水增加的危险因素。

3. 肺动脉漂浮导管禁忌患者,如完全左束支传导阻滞、心脏附壁血栓、严重心律失常等。

【禁忌证】

PiCCO 血流动力学监测无绝对禁忌证,但以下情况须谨慎:

1. 合并疾病,如严重气胸、心肺压缩性疾病、肺栓塞、胸内巨大占位性病变、严重心律不齐、严重出血性疾病、主动脉瘤、大动脉炎、动脉狭窄和肢体动脉栓塞史。

2. 特殊治疗,如体外循环期间、主动脉内球囊反搏治疗,肺叶切除、心内分流。

3. 特殊用药,如正在使用溶栓剂或抗凝药物,肝素过敏。

4. 穿刺局部疑有感染或已有感染。

5. 体温或血压短时间变化过大。

【操作规范】

1. PiCCO 动脉导管有 5F、4F 和 3F 共 3 种型号可供选择。置入动脉有股动脉、桡动脉或腋动脉 3 条动脉可供选择。改良 Seldinger 法或超声引导下穿刺法置入上腔静脉导管时,选用颈内静脉或锁骨下静脉导管。改良 Seldinger 法置入 PiCCO 动脉导管时,首选股动脉。动脉导管留置一般不超过 10 日,压力传感器套装通常 3~5 日更换一次。

2. 连接地线和电源线,打开机器电源开关,输入患者信息。

3. 温度探头与中心静脉导管连接。

4. 准备压力传感器套装,并将其与 PiCCO 机器连接(图 12-5-1)。连接动脉测压管路。换能器压力“调零”,并将换能器参考点置于腋中线第 4 肋间心房水平,每 6~8 小时“调零”一次。观察压力波形调整仪器。

5. 准备注射溶液(0~8℃冰生理盐水)测定心排血量。为了校正脉搏轮廓心排血量,需要完成 3 次温度稀释心排血量测定。自中心静脉导管快速、均匀注射溶液,以 5 秒为佳。通过热稀释法测量心排血量,建议测量 3 次,取平均值。

6. 切换到脉搏轮廓测量法的显示页。每次动脉压修正后,均须通过热稀释测量法对脉搏指示分析法进行重新校正。

7. 监测 PiCCO 参数(表 12-5-1)。

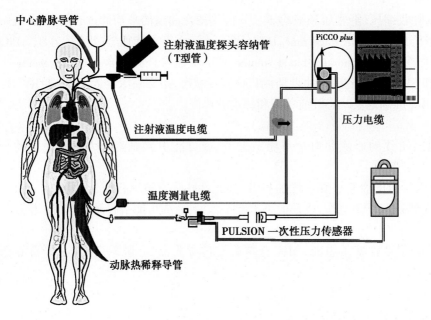

图 12-5-1　PiCCO 导管与仪器连接示意图

表 12-5-1　PiCCO 参数及正常范围

参数	正常范围
热稀释测量参数	
心脏指数（cardiac index，CI）/ $[L \cdot (min \cdot m^2)^{-1}]$	3.5~5.0
胸腔内血容积指数（intrathoracic blood volume index，ITBVI）/ $[ml \cdot (m^2)^{-1}]$	850~1 000
全心舒张末期容积指数（global end-diastolic volume index，GEDVI）/ $[ml \cdot (m^2)^{-1}]$	680~800
全心射血分数（global ejection fraction，GEF）/%	25~35
肺血管通透性指数（pulmonary vascular permeability index，PVPI）	1.0~3.0
血管外肺水指数（extravascular lung water index，EVLWI）/$(ml \cdot kg^{-1})$	3.0~7.0
脉搏轮廓参数	
脉搏指示心脏指数（pulse indicator continuous cardiac index，PCCI）/ $[L \cdot (min \cdot m^2)^{-1}]$	3.5~5.0
心率（heart rate，HR）/$(次 \cdot min^{-1})$	60~90
每搏量指数（stroke volume index，SVI）/ $[ml \cdot (m^2)^{-1}]$	40~60
每搏量变异率（SVV）/%	≤10
脉压变异率（pulse pressure variety，PPV）/%	≤10
动脉收缩压（systolic arterial pressure，APsys）/mmHg	90~130
动脉舒张压（diastolic arterial pressure，APdia）/mmHg	60~90
平均动脉压（MAP）/mmHg	70~90
最大压力增加速度（maximum pressure deviation，dPmax）/$(mmHg \cdot s^{-1})$	1 200~2 000
全身血管阻力指数（systemic vascular resistance index，SVRI）/ $[(dyn \cdot s) \cdot (cm^5 \cdot m^2)^{-1}]$	1 200~2 000

【结果分析】

1. 全心舒张末期容积（GEDV）是直接反映心脏前负荷容积指标。

2. ITBV 是更敏感的反映心脏前负荷指标,优于 CVP 和肺动脉楔压(PCWP),ITBV 由 GEDV 和肺血容积(PBV)组成。

3. SVV 和 PPV 是机械通气患者容量反应性预测指标。

4. EVLW 是床旁定量监测肺功能和肺通透性损伤的唯一指标。可为肺血管通透性增加导致的肺水肿提供通气模式选择。EVLW 增加而 PVPI 正常时,提示静水压型肺水肿;EVLW 和 PVPI 均增加时,提示通透性肺水肿。

5. 最大压力增加速度(dPmax)可以反映左心室收缩力。当收缩力降低时,可予正性肌力药物提高心肌收缩力,但不宜进行容量治疗。

【注意事项】

1. 动脉压力监测管路中的气泡可能影响脉搏轮廓心排血量。

2. 指示剂注入量不当(量小或温度太高)或 3 次注入速度不均时,可能影响温度稀释和容量计算。指示剂注射导管置于中心静脉,或置于腔静脉、右心房时,才可获取正确容量测定。从外周静脉注入指示剂,可能容量测定不准确。

3. 严重心律不齐、血流动力学不稳定、主动脉瓣关闭不全时,可使脉搏波形分析错误,影响连续心排血量准确性。

4. 主动脉瘤患者选择股动脉通路时,可出现 ITBV 和 GEDV 估算过高;张力性气胸、肺叶被大量气体压缩、肺血管床明显减少时,可影响 ITBV 和 EVLW 测定。

5. 体温变化过快(过高热或复温)时,可影响血温基线。

6. 保持脉搏轮廓分析准确,需根据病情决定温度稀释法校正心排血量的间隔时间。休克患者复苏期,需每小时测定一次,病情稳定后每 4~6 小时测定一次。使用血管收缩药物可使外周血管阻力(SVR)增加 >20%,需重新进行温度稀释法校正。

【并发症处理】

同中心静脉导管置入和动脉导管置入。

(曹 杰)

第六节 连续性肾脏替代治疗

【概述】

连续性肾脏替代治疗(CRRT)是指体外血液净化治疗技术,是连续、缓慢清除水分和溶质方式的总称。通常 CRRT 技术每日持续治疗 24 小时,但临床上常根据患者病情和治疗时间做适当调整。CRRT 已经不仅局限在肾功能的替代,而更广泛地用于危重疾病的急救。

【适应证】

1. 肾脏疾病

(1) 急性肾损伤(AKI)伴血流动力学不稳定和需要持续清除过多水或毒性物质,例如 AKI 合并严重电解质紊乱、酸碱代谢失衡、心力衰竭、急性呼吸窘迫综合征、肺水肿、脑水肿、外科术后和严重感染等。

(2) 慢性肾衰竭合并急性肺水肿、尿毒症脑病、心力衰竭、血流动力学不稳定等。

2. 其他疾病 多器官功能障碍综合征(MODS)、脓毒症休克、急性呼吸窘迫综合征、急性重症胰腺炎、挤压综合征、严重液体潴留、电解质和酸碱代谢紊乱、乳酸酸中毒、慢性心力衰竭、肝性脑病、药物或毒物中毒和心肺体外循环手术等。

【禁忌证】

CRRT 无绝对禁忌证，但存在以下情况时应慎用：

1. 无法建立合适的血管通路。

2. 严重凝血功能障碍。

3. 严重活动性出血，特别是颅内出血。

【操作规范】

1. 治疗时机选择

（1）急性单纯性肾损伤患者血肌酐 >354μmol/L，或尿量 <0.3ml/（kg·h），并持续 24 小时以上；或无尿 12 小时；或重症 AKI 患者血肌酐增至基线水平 2~3 倍，或尿量 <0.5ml/（kg·h），且达 12 小时，即可行 CRRT。

（2）MODS、脓毒症、急性呼吸窘迫综合征、急性重症胰腺炎等危重患者应及早开始 CRRT。严重并发症，如容量过多、急性心功能不全、电解质紊乱、代谢性酸中毒等，经药物治疗不能有效控制，立即开始 CRRT。

2. 治疗模式选择

（1）缓慢连续性超滤（slow continuous ultrafiltration，SCUF）。

（2）连续性静 - 静脉血液滤过（continuous veno-venous hemofiltration，CVVH）。

（3）连续性静 - 静脉血液透析滤过（continuous veno-venous hemodiafiltration，CVVHDF）。

（4）连续性静 - 静脉血液透析（continuous veno-venous hemodialysis，CVVHD）。

（5）连续性高通量透析（continuous high flux dialysis，CHFD）。

（6）连续性高容量血液滤过（high volume hemofiltration，HVHF）。

（7）连续性血浆滤过吸附（continuous plasma filtration adsorption，CPFA）。

临床上需根据病情严重程度和不同病因采取相应 CRRT 模式（表 12-6-1）。SCUF 和 CVVH 用于清除过多液体，CVVHD 用于清除大量小分子溶质，CHFD 用于急性肾功能衰竭伴高分解代谢，CVVHDF 用于炎症介质清除（脓毒症），CPFA 用于去除内毒素及炎症介质。

表 12-6-1　连续性肾脏替代治疗常用模式参数比较

项目	SCUF	CVVH	CVVHD	CVVHDF
血流量 /（ml·min^{-1}）	50~100	50~200	50~200	50~200
透析液流量 /（ml·min^{-1}）	—	—	10~20	10~20
清除率 /（L·24h^{-1}）		12~36	14~36	20~40
超滤率 /（ml·min^{-1}）	2~5	8~25	2~4	8~12
中分子清除力	(+)	(+++)	(−)	(+++)
血滤器 / 透析器	高通量	高通量	低通量	高通量
置换液	无	需要	无	需要
溶质转运方式	无	对流	弥散	对流 + 弥散
有效性	清除液体	清除大分子物质	清除小分子物质	清除中小分子物质

注：SCUF. 缓慢连续性超滤；CVVH. 连续性静 - 静脉血液滤过；CVVHD. 连续性静 - 静脉血液透析；CVVHDF. 连续性静 - 静脉血液透析滤过。

3. **透析剂量选择** 推荐采用体重标化的超滤率作为剂量单位[ml/(kg·h)]。CVVH后置换模式超滤率至少达到 35~45ml/(kg·h)才能获得理想疗效,尤其是脓毒症、MODS 等以清除炎症介质为主时,更加提倡高剂量。

4. **血管通路选择** CRRT 血管通路选择依次为:右侧颈内静脉、股静脉、左侧颈内静脉。因为易发生血管狭窄,改善全球肾脏病预后组织(Kidney Disease:Improving Global Outcomes, KDIGO)推出的指南不建议 AKI 3 期患者选择锁骨下静脉。置管时应严格无菌操作。提倡在超声引导下置管,以提高成功率和安全性。

5. **抗凝方案选择**

(1)普通肝素:采用滤器前注入首剂量 15~20mg,追加剂量 5~10mg/h。治疗结束前 30~60 分钟停止追加。抗凝药物的剂量依据患者凝血状态个体化调整。治疗时间越长,追加剂量越应逐渐减少。

(2)低分子量肝素:首剂量 60~80IU/kg,治疗前 20~30 分钟滤器前注入;追加剂量 30~40IU/kg,每 4~6 小时滤器前注入一次。治疗时间越长,追加剂量越应逐渐减少。有条件时监测血浆抗凝血因子 Xa 活性,并根据检测结果调整剂量。

(3)4% 枸橼酸钠:局部抗凝,滤器前持续注入 180ml/h,滤器后游离钙离子浓度控制在 0.25~0.35mmol/L;静脉端给予 0.056mmol/L 的氯化钙生理盐水(10% 氯化钙 80ml 加入 1 000ml 生理盐水中)40ml/h,控制患者体内游离钙离子浓度在 1.0~1.35mmol/L;直至血液净化治疗结束。也可采用枸橼酸置换液。应用局部枸橼酸抗凝时,需要考虑患者实际血流量、并根据游离钙离子检测结果调整枸橼酸钠(或枸橼酸置换液)和氯化钙生理盐水输入速度。

(4)阿加曲班:滤器前 1~2μg/(kg·min),也可首剂量 250μg/kg;根据患者凝血状态和血浆活化部分凝血活酶时间调整剂量。

(5)无抗凝药物治疗前给予 4mg/dl 的肝素生理盐水预冲;保留灌注 20 分钟后,再给予生理盐水 500ml 冲洗;血液净化治疗过程中,每 30~60 分钟,给予 100~200ml 生理盐水冲洗管路和滤器。

6. **血滤器或血透器选择** 根据治疗方式选择血滤器或血透器。通常采用高生物相容性透析器或滤器。

7. **置换液选择**

(1)电解质接近人体细胞外液成分,可根据需要调节钠、钾和碱基浓度(表 12-6-2)。碱基常用碳酸氢盐或乳酸盐,但 MODS 及脓毒症伴乳酸酸中毒和肝功能障碍患者不宜用乳酸盐。枸橼酸抗凝时,可配制低钠、无钙、无碱基置换液。

表 12-6-2　碳酸氢盐置换液成分及浓度　　　　　　　　单位:mmol/L

溶质	浓度范围	溶质	浓度范围
钠离子	135~145	钙离子	1.25~1.75
钾离子	0~4	镁离子	0.25~0.75(可加 $MgSO_4$)
氯离子	85~120	糖	5.5~11.1(100~200mg/dl)
碳酸氢盐	30~40		

（2）糖浓度通常100~200mg/dl。无糖置换液可引起低血糖反应，高糖溶液可能引起高血糖症，不建议使用。

（3）温度较低环境时补充大量未经加温的置换液可导致不良反应，因此需予保暖和置换液/透析液加温。

（4）必须选用无菌置换液。高通量透析可能存在反向滤过，因此需用无菌透析液。

（5）置换液有成品和自配两种，为了节约人力、成本，并减少污染，推荐选择成品置换液。

8. 前稀释与后稀释选择　置换液既可以从血滤器前的动脉管路输入（前稀释），也可从血滤器后的静脉管路输入（后稀释）。后稀释可节省置换液用量、清除效率高，但容易凝血；因此，超滤速度不能超过血流速度的30%。前稀释具有肝素用量小、不易凝血、滤器使用时间长等优点，但进入血滤器的血液已被置换液稀释，故清除效率降低；更适用于高凝状态或血细胞比容>35%的患者。

9. 操作流程　以CVVHDF为例。

（1）治疗前准备

1）准备置换液、生理盐水、肝素溶液、注射器、消毒液、无菌纱布及棉签等物品。

2）操作者按规范要求着装，然后洗手、戴帽子、口罩、手套。

3）检查并连接电源，打开机器电源开关。

4）根据机器显示屏提示步骤，逐步安装CRRT血滤器及管路，放置换液袋，连接置换液、生理盐水预冲液、肝素溶液抗凝、倒空废液袋，打开各管路夹。

5）进行管路预冲及机器自检。如未通过自检，通知技术人员对CRRT仪器进行检修。

6）CRRT仪器自检通过后，如果显示器显示正常，关闭动脉夹和静脉夹；如果显示器显示异常，及时处理。

（2）治疗开始

1）设置血流量、置换液流速、透析液流速、超滤液流速和肝素输注速度等参数。血流量设置100ml/min以下为宜。

2）打开患者留置导管封帽，用消毒液消毒导管口，抽出导管内封管溶液并注入生理盐水冲洗管内血液，确认导管通畅后从静脉端给予负荷剂量肝素。

3）将管路动脉端与导管动脉端连接，打开管路动脉夹及静脉夹，按治疗键，CRRT机开始运转。放出适量管路预冲液后停止血泵，关闭管路静脉夹，将管路静脉端与导管静脉端连接后，打开管路静脉夹，开启血泵继续治疗。如不需要放出管路预冲液，则在连接管路与导管时，将动脉端及静脉端连接，打开夹闭夹即可。止血钳固定好管路，治疗巾遮盖留置导管连接处。

4）逐步调整血流量等参数至目标治疗量，查看机器各监测系统处于监测状态。

（3）治疗中

1）检查管路是否紧密、牢固连接，松开管路上的夹闭夹，回路各开口开/关到位。

2）准确执行医嘱，核对患者治疗参数设定是否正确。

3）专人床旁监护，观察心电监护结果和管路凝血情况。每小时记录一次治疗参数及治疗量，核实是否与医嘱一致。

4）根据机器提示，及时补充肝素溶液、倒空废液袋、更换管路及透析器。

5）报警时迅速根据机器提示操作，解除报警。如报警无法解除且血泵停止运转，则立即停止治疗,手动回血,并紧急请维修人员到场处理。

(4) 治疗结束

1) 准备生理盐水、消毒液、无菌纱布、棉签等物品。

2) 按结束治疗键,停血泵,关闭管路及留置导管动脉夹,分离管路动脉端与留置导管动脉端,将管路动脉端与生理盐水连接,将血流速减至 100ml/min 以下,开启血泵回血。

3) 回血完毕停止血泵,关闭管路及留置导管静脉夹,分离管路静脉端与留置导管静脉端。

4) 消毒留置导管管口,生理盐水冲洗留置导管管腔,根据管腔容量封管包扎固定。

5) 根据机器提示步骤,卸下透析器、管路及液体袋。关闭电源,擦拭机器。

【注意事项】

1. 病情危重时,可能伴有凝血功能障碍;躁动时,可能造成管路弯曲、移位;血泵频繁停转时,可能出现凝血、停机。

2. 血流量过慢,可能导致血液滞留;血流量过快,容易产生漩涡;两者均会增加管路中凝血风险。

3. 静脉壶有防止空气进入体内的作用,但也是 CRRT 凝血的高发部位。当血液在此停滞、湍流,形成“气 - 血”接触面时,凝血风险增加。升高静脉壶液面,可使血液输入端的管口埋入血液液面以下,从而避免血液输入静脉壶时形成的“气 - 血”接触面。但埋入过深,静脉壶上端的血液将处于相对静止状态,会增加上端血液凝集风险;若埋入深度不够,血液在流出输入端管路时,形成湍流,又会增加局部凝血风险。

4. 当肝素生理盐水对 CRRT 体外循环装置(包括管路和滤器)预冲不充分时,滤器膜未充分湿化,血液与膜接触的有效面积减少,肝素涂层未完全形成,可导致滤器凝血风险增加。

【并发症处理】

CRRT 治疗对象多为危重症患者,并发症发生率较高。

1. CRRT 常见的并发症包括低血压、低钾血症、高钾血症、低钙血症、酸碱失衡、感染等。因此,需要重点监测相关指标变化,并及时予以处理。

2. 长时间 CRRT 治疗的患者,肝素等抗凝药物用量较大,故易出血;反之,当血流量较低、血细胞比容较高、抗凝药物剂量不足时,又易凝血。因此,需要密切监测出凝血指标,并及时调整治疗方案。

3. 长时间 CRRT 治疗的患者维生素、微量元素和氨基酸丢失较多,因此,需要及时予以补充。

4. CRRT 时可能出现机械因素相关并发症,如导管扭转后阻塞血流、导管破裂引起管路故障等。因此,需以预防为主,预冲管路时需仔细检查,纠正管路不合理布局;治疗期间避免患者体位频繁变动,需予以适度镇静。

(张　艳)

第十三章

神经重症技能

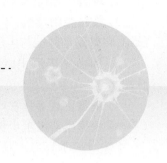

第一节 危重症评估

因原发疾病、合并症和并发症均有可能促使神经重症患者病情恶化,导致病死率和神经功能不良预后率增加,故神经重症患者需要脑损伤评估、系统评估和预后评估。此外,经干预或治疗后,也需要进行疗效评估和出入重症监护病房评估。本节简要阐述常用的评估方法与技能。

一、重症系统评估

重症患者的系统评估方法很多,但最常用的仍是急性生理学和慢性健康状况评价Ⅱ (acute physiology and chronic health evaluation Ⅱ, APACHE Ⅱ)。APACHE Ⅱ是Knaus等(1985年)对APACHE评分的改良,包括3个部分:急性生理学评分(acute physiology score, APS)、慢性健康状况评分(chronic physiology score, CPS)和患者年龄评分,总分0~71分。与APACHE、APACHE Ⅲ、APACHE Ⅳ相比,APACHE Ⅱ更简繁适当和方便实用,被广泛应用。

【适应证】

年龄>16岁需要接受出入重症监护病房风险评估、疾病严重程度评估、治疗效果评估和预后评估的患者。

【禁忌证】

轻症患者或极其危重患者无须使用评估系统。

【评估规范】

1. 急性生理学评分12项,每项分值为0~4分;年龄评分分值为0~6分;慢性健康状况评分分值为0、2、5分。

2. 采集患者进入重症监护病房后24小时内的最差值。

3. APACHE Ⅱ的总得分为"A总分+B总分+C总分+D总分",详见表13-1-1。

表 13-1-1　急性生理学和慢性健康状况评价Ⅱ（APACHE Ⅱ）

参数	标准	评分/分
A:年龄	≤44 岁,0 分;45~54 岁,2 分;55~64 岁,3 分;65~74 岁,5 分;≥75 岁,6 分	
B:严重器官系统功能不全或免疫损害	非手术或择期手术后:2 分 不能手术或急诊手术后:5 分 无上述情况:0 分	

C:GCS	项目	6分	5分	4分	3分	2分	1分	(1、2、3 项目分值相加)
	1. 睁眼反应			自发睁眼	遵嘱睁眼	疼痛睁眼	无睁眼	
	2. 语言反应		正常交谈	言语错乱	说出单字	只能发音	无发音	
	3. 肢体运动	遵嘱动作	疼痛定位	疼痛躲避	疼痛屈曲	疼痛伸直	无反应	

D:生理指标	项目	+4分	+3分	+2分	+1分	0分	-1分	-2分	-3分	-4分
	直肠温度 /℃	≥41	39~40.9		38.5~38.9	36~38.4	34~35.9	32~33.9	30~31.9	≤29.9
	平均血压 /mmHg	≥160	130~159	110~129		70~109		50~69		≤49
	心率 /(次·min⁻¹)	≥180	140~179	110~139		70~109		55~69	40~54	≤39
	呼吸频率 /(次·min⁻¹)	≥50	35~49		25~34	12~24	10~11	6~9		≤5
	PaO_2/mmHg ($FiO_2<0.5$)					>70	61~70		55~60	<55
	$P_{A-a}O_2$/mmHg ($FiO_2≥0.5$)	≥500	350~499	200~349		<200				
	动脉血 pH	≥7.7	7.6~7.69		7.5~7.59	7.33~7.49		7.25~7.32	7.15~7.24	<7.15
	静脉血 HCO_3^-/(mmol·L⁻¹)（无动脉血气时）	≥52	41~51.9		32~40.9	22~31.9		18~21.9	15~17.9	<15
	Na^+/(mmol·L⁻¹)	≥180	160~179	155~159	150~154	130~149		120~129	111~119	≤110
	K^+/(mmol·L⁻¹)	≥7	6~6.9		5.5~5.9	3.5~5.4	3~3.4	2.5~2.9		<2.5
	SCr/(mg·dl⁻¹)	≥3.5	2~3.4	1.5~1.9		0.6~1.4		<0.6		
	HT/%	≥60		50~59.9	46~46.9	30~45.9		20~29.9		<20
	WBC/×10⁹/L	≥40		20~39.9	15~19.9	3~14.9		1~2.9		<1
	评分									

注:1.APACHE Ⅱ评分解读:①B 项中"不能手术"指患者病情危重而不能接受手术治疗。②严重器官功能不全包括心功能Ⅳ级、慢性缺氧、阻塞性或限制性通气障碍、运动耐力差、慢性透析、肝硬化、门静脉高压、上消化道出血、肝性脑病和肝功能衰竭。③免疫损害包括接受放疗、化疗、长期或大量激素治疗,以及患有白血病、淋巴瘤和艾滋病等。④呼吸频率须记录患者自主呼吸频率。⑤急性肾衰竭的血肌酐分值须乘 2。⑥血肌酐单位是 μmol/L 时,与 mg/dl 的对应关系为:

单位	数值				
mg/dl	3.5	2.0~3.4	1.5~1.9	0.6~1.4	0.6
μmol/L	305	172~304	128~171	53~127	53

2. GCS. 格拉斯哥昏迷评分;PaO_2. 动脉血氧分压;FiO_2. 吸入气氧浓度;$P_{A-a}O_2$. 肺泡-动脉血氧分压差;WBC. 白细胞计数;HT. 血细胞比容。

【结果分析】

APACHE Ⅱ 评分越高,提示患者病情越重,预后越差,病死率越高(表 13-1-2)。

表 13-1-2 APACHE Ⅱ评分与病死率的关系

APACHE Ⅱ评分 / 分	病死率 /%	
	非手术患者	手术后患者
0~4	4	1
5~9	6	3
10~14	12	6
15~19	22	11
20~24	40	29
25~29	51	37
30~34	71	71
≥35	82	87

【影响因素】

1. 参数缺失越多,评估准确性越差。

2. 参数获取时间不同,评估意义有所不同,通常在入神经 ICU 24 小时内评估。

3. 参数 B 和 C 项,可能受临床医师经验的影响。

二、神经重症评估

(一) 格拉斯哥昏迷评分

【概述】

格拉斯哥昏迷评分(GCS)最早用于颅脑损伤后意识障碍的评估,后续延伸至各种脑损伤后意识障碍评估。

【适应证】

适合年龄 >3 岁的脑损伤后意识障碍患者。

【禁忌证】

意识清醒、特殊意识障碍患者无须 GCS。

【评分规范】

1. GCS 包含睁眼反应、语言反应和肢体运动三个评估项目,评分范围为 3~15 分(表 13-1-3)。

2. 如果患者有气管插管,GCS 语言反应评分应记录为 V1t,V1 表示语言(verbal,V)1 分,t 表示管路(tube)。

3. 如果患者因颜面部严重肿胀而无法检查睁闭眼和眼球运动,GCS 的睁眼反应项目应记录为 E1c,E1 表示眼(eye,E)1 分,c 表示闭合(closed,c)。

4. 如果患者左右侧运动存在差异,GCS 应记录高分侧。

表 13-1-3 格拉斯哥昏迷评分（GCS）

项目	评分
睁眼反应（eye,E）	4 分:自发睁眼
	3 分:遵嘱睁眼
	2 分:疼痛睁眼
	1 分:无睁眼
语言反应（verbal,V）	5 分:正常交谈
	4 分:言语错乱
	3 分:说出单字
	2 分:只能发音
	1 分:无发音
肢体运动（movement,M）	6 分:遵嘱动作
	5 分:疼痛定位
	4 分:疼痛躲避
	3 分:疼痛屈曲
	2 分:疼痛伸直
	1 分:无反应
c 分:肿胀睁不开眼	
t 分:气管插管或切开	

【结果分析】

患者昏迷程度以 E+V+M 总分计算，分值越低，意识障碍程度越重。

【影响因素】

1. 评分的准确性可能受医师临床经验的影响。

2. 评分结果可能受镇静镇痛剂影响。

3. 气管插管会影响语言项评分。

4. 颜面部严重肿胀或损伤会影响睁眼项评分。

5. 肢体外伤会影响运动评分。

（二）全面无反应性评分

【概述】

2005 年,梅奥医学中心的 Wijdicks 教授提出全面无反应性评分（FOUR）,以弥补气管插管患者 GCS 的缺陷。

【适应证】

适合所有气管插管或非气管插管伴意识障碍的患者。

【禁忌证】

同 GCS。

【评分规范】

FOUR 包含有 4 个评分项目:睁眼反应、运动反应、脑干反射和呼吸,每一项分值 0~4 分,共计 16 分(表 13-1-4)。

【结果分析】

FOUR 分值越低,提示预后越差。

表 13-1-4　全面无反应性评分(FOUR)

项目	评分标准	评分 / 分
睁眼反应	4 分:眼球追踪 / 遵嘱眨眼	
	3 分:睁眼,无眼球追踪	
	2 分:大声刺激睁眼	
	1 分:疼痛刺激睁眼	
	0 分:疼痛刺激无睁眼	
运动反应	4 分:遵嘱竖拇指 / 握拳	
	3 分:疼痛定位	
	2 分:疼痛肢体屈曲	
	1 分:疼痛肢体过伸	
	0 分:无运动反应	
脑干反射	4 分:瞳孔和角膜反射均存在	
	3 分:一侧瞳孔散大固定	
	2 分:瞳孔或角膜反射消失	
	1 分:瞳孔和角膜反射均消失	
	0 分:瞳孔、角膜和咳嗽反射均消失	
呼吸	4 分:无插管,规则呼吸	
	3 分:无插管,潮式呼吸	
	2 分:无插管,不规则呼吸	
	1 分:呼吸机通气,自主呼吸频率大于呼吸机设定频率	
	0 分:呼吸机通气,呼吸频率等于呼吸机设定频率	
总分		

【影响因素】

同 GCS。

(三) 美国国立卫生研究院卒中评分

【概述】

美国国立卫生研究院卒中评分(NIHSS)是最常用的评价急性卒中患者神经功能损伤严重程度的量表。

【适应证】

更适合大脑半球出血性或缺血性卒中患者。

【禁忌证】

幕下出血性或缺血性卒中,以及右侧大脑半球(非优势半球)卒中患者可能会出现偏差。

【评分规范】

1. NIHSS 包含 11 个项目,每一项的分值范围是 0~4 分,总分 0~42 分(表 13-1-5)。分值越高,提示神经功能损伤越重。

2. 检查者不能帮助受试者完成指令性任务。

表 13-1-5　美国国立卫生研究院卒中评分(NIHSS)

评分项目	评分内容	评分标准	评分 / 分
1A	意识水平	0 分:清醒;1 分:朦胧;2 分:模糊;3 分:昏迷	
1B	对答(2 个问题)	0 分:均回答正确;1 分:仅 1 个回答正确;2 分:2 个均回答错误	
1C	执行命令	0 分:均执行正确;1 分:仅 1 个执行正确;2 分:2 个均执行错误	
2	凝视	0 分:水平眼动正常;1 分:部分注视麻痹;2 分:完全注视麻痹	
3	视野	0 分:视野无缺损;1 分:部分偏盲;2 分:完全偏盲;3 分:双侧偏盲	
4	面肌运动	0 分:正常;1 分:轻度面肌无力;2 分:偏侧面肌无力;3 分:偏侧面瘫	
5	运动功能(上肢)	0 分:抬起后不坠落;1 分:10 秒内坠落;2 分:试图抵抗重力;3 分:不能抵抗重力;4 分:无自主运动	左侧 右侧
6	运动功能(下肢)	0 分:抬起后不坠落;1 分:5 秒内坠落;2 分:试图抵抗重力;3 分:不能抵抗重力;4 分:无自主运动	左侧 右侧
7	肢体共济失调	0 分:无共济失调;1 分:单侧肢体共济失调;2 分:双侧肢体共济失调	
8	感觉功能	0 分:无感觉障碍;1 分:轻度感觉障碍;2 分:严重感觉障碍	
9	言语功能	0 分:言语功能正常;1 分:轻度失语;2 分:严重失语;3 分:缄默或全面失语	
10	构音	0 分:正常;1 分:轻度构音障碍;2 分:严重构音障碍	
11	忽略	0 分:无忽略;1 分:轻度忽略;2 分:重度忽略(2 个感觉域)	
		总分	

【结果分析】

1. NIHSS 每增加 1 分,预示良好预后的可能性降低 17%,NIHSS<6 分预示神经功能预后良好(表 13-1-6)。

2. NIHSS>16 分,预示大脑半球大面积梗死,且预后不良,需要偏侧颅骨切除术。

表 13-1-6 NIHSS 与疾病严重程度

评分 / 分	卒中严重程度	评分 / 分	卒中严重程度
0	没有卒中症状	16~20	重度卒中
1~4	轻度卒中	21~42	严重卒中
5~15	中度卒中		

【影响因素】

1. 评分结果可能受临床医师主观性影响。

2. 评分结果可能受镇静镇痛剂和麻醉剂影响。

三、预后与结局评估

【概述】

重症患者的预后与结局评估不可缺乏。目前最为常用的评估方法是格拉斯哥预后评分（GOS）和改良 Rankin 评分（mRS）。

1. GOS 最常用于重症脑损伤患者,特别是颅脑损伤患者。评估结果包括 5 个级别:轻度残疾（5 级）、中度残疾（4 级）、重度残疾（3 级）、植物状态（2 级）和死亡（1 级）,级别越低预后越差。

2. mRS 最常用于卒中患者。评估结果包括 7 个级别:完全正常（0 分）、生活基本自理（1 分）、轻度残疾（2 分）、中度残疾（3 分）、重度残疾（4 分）、植物状态（5 分）和死亡（6 分）,级别越高预后越差。

【适应证】

神经重症患者尤其是脑损伤患者出院时、出院 3 个月、出院 1 年等时间点的预后随访。

【禁忌证】

无禁忌证。

【评分规范】

评分具有一定的主观性,因此医师或护士需要规范化培训（表 13-1-7、表 13-1-8）。

【结果分析】

GOS 从 1~5 共有 5 个等级,评分分数越低,预后越差。mRS 从 0~6 共有 7 个等级,评分分数越低,预后越好。

【影响结果因素】

评分具有一定的主观性,因此需要至少 2 人分别评分。

表 13-1-7 格拉斯哥预后评分（GOS）

评分 / 分	预后
5	恢复良好,正常生活,尽管有轻度缺陷
4	轻度残疾,但可独立生活,能在保护下工作
3	重度残疾,清醒,日常生活需要他人照顾
2	植物状态
1	死亡

表 13-1-8　改良 Rankin 评分（mRS）

评分 / 分	预后
6	死亡
5	重度残疾,卧床,二便失禁,日常生活完全依赖他人
4	中重度残疾,不能独立行走,日常生活需别人帮助
3	中度残疾,需部分帮助,但能独立行走
2	轻度残疾,不能完成病前所有活动,但不需帮助能照料自己的日常生活
1	尽管有症状,但无明显功能障碍,能完成所有日常工作和生活
0	完全无症状

（田　飞）

第二节　脑损伤评估

一、脑电图

【概述】

脑电图（EEG）可直接、敏感地反映神经元细胞功能状态,即便在科学技术快速发展的今天,对于脑功能异常变化的判断与评估仍然具有不可替代的作用。自 20 世纪 50 年代,EEG 技术在不断地发展与优化,尤其床旁数字化视频脑电技术和量化脑电分析技术的开发,使神经 ICU 床旁实时、动态、持续、可视的 EEG 监测成为可能,具有良好时间分辨率（millisecond, ms）和空间分辨率（millimeter,mm）的脑电监测比临床观察更加灵敏、特异,痫性与非痫性发作的鉴别更加容易,非惊厥性痫性发作的识别更加确切,脑损伤严重程度的判断更加精准,为医疗决策和治疗方案提供了可靠的依据。

【适应证】

并不是所有神经 ICU 重症患者均需要 EEG 监测,合理选择监测对象成为首要任务。目前,可以推荐的床旁 EEG 监测项目包括:

1. 惊厥性癫痫持续状态（convulsive status epilepticus,CSE）　SE 经抗癫痫药物治疗后 60 分钟仍处于昏迷状态,或昏迷原因不明,需要用 EEG 监测发现非惊厥性癫痫（nonconvulsive seizures,NCS）或非惊厥性癫痫持续状态（nonconvulsive status epilepticus, NCSE）,并预测癫痫复发。此外,难治性 SE 需要用 EEG 监测指导麻醉药物剂量调整。EEG 监测持续的时间至少 24 小时。

2. 卒中、颅脑损伤和心肺复苏后昏迷　需要用 EEG 评估脑损伤严重程度并预测预后,评估时机为病后 1~7 日,监测持续时间为 0.5~2 日。

3. 蛛网膜下腔出血　需要用 EEG 预测临床前血管痉挛和延迟性脑缺血,预测时机为病后 3 日,监测持续的时间至少 7 日。

4. 脑死亡　需要用 EEG 对脑死亡进行确认,确认时机为临床符合脑死亡标准后,监测持续的时间至少 30 分钟。

【禁忌证】

没有绝对禁忌证。颅脑损伤或颅脑术后头皮破裂、手术切口未愈时,电极安放需避开或减少电极数量。

【操作规范】

1. 操作前准备

(1) 签署知情同意书。

(2) 评估药物对 EEG 的影响,包括麻醉镇静药物、抗癫痫药物、抗精神病药物等,必要时检测相关血药浓度。

(3) 清洗头皮,必要时剪短头发。

(4) 检查头皮是否存在破损或感染,安放电极时需避开。

(5) 准备 EEG 检测相关物品,包括酒精、磨砂膏、导电膏、棉签、纱布,针极电极安放前需安尔碘消毒皮肤。

(6) 选择电极:盘状电极或针极电极。

2. 参数设定　头皮电极间电阻达到最小($100\Omega<$ 电阻 $<5k\Omega$)。双侧电极阻抗基本匹配。时间常数通常为 0.3s。高频滤波为 30~75Hz,低频滤波为 0.3~0.5Hz。灵敏度为 $7\mu V/mm$ 或 $10\mu V/mm$,脑死亡判定时 $2\mu V/mm$。陷波为 50Hz。

3. 操作要求

(1) 环境要求:使用独立电源,必要时加用稳压器,或暂停其他可能干扰 EEG 记录的医疗仪器设备。

(2) 安放电极:常规 EEG 监测采用国际 10-20 系统安装 16 导联盘状电极,脑死亡评估至少安装 8 个记录导联,即额极 Fp_1、Fp_2,中央 C_3、C_4,枕 O_1、O_2,中颞 T_3、T_4;参考电极位于双侧耳垂或双侧乳突;接地电极位于额极中点 F_{Pz};公共参考电极位于中央中线点 C_z;心脏电极分别位于胸骨右缘第 4 肋间和左侧肋弓下缘。部分患者因有创颅内压监测、部分颅骨缺损、颅骨钻孔引流而影响电极安放时,应在保证左、右双侧对称的基础上适当减少电极。对长程(数日)EEG 监测患者,24~48 小时后暂停(12~24 小时)EEG 监测;如果不能暂停 EEG 监测,可微调电极位置,以免安放电极部位头皮破溃或感染。

(3) 操作步骤:准备 EEG 仪器,接好电源,开机输入受检者信息(姓名、年龄、住院号)并进入记录状态。安放盘状电极部位前,酒精棉球头皮脱脂、磨砂膏去除角质,导电膏降低电阻。针状电极插入前,先用安尔碘消毒头皮。采用单极和双极两种导联方式描记(同时描记心电图);描记过程中任何来自外界、仪器和受检者的干扰均应实时标记;无明显干扰的脑电描记至少 30 分钟,并完整保存。昏迷患者应观察 EEG 反应性,即给予强烈躯体痛觉刺激、视觉刺激和听觉刺激,观察 EEG 波幅和频率变化。

(4) 监测时间:短程监测 0.5~2 小时,常用于脑功能评估;长程监测至少 24~48 小时,常用于 CSE 或 NCSE 诊治。

【结果分析】

1. 模式分析　EEG 模式是对脑电节律、位相、波幅等特点的描述和归类。重症脑损伤 EEG 模式如下:

(1) α 优势模式:α 波(8~13Hz)占所有波形成分的 70% 以上,以颞顶枕部最为明显,调幅基本良好。虽然 α 优势模式的 α 波成分有所减少,但仍占优势(图 13-2-1),提示脑损伤范

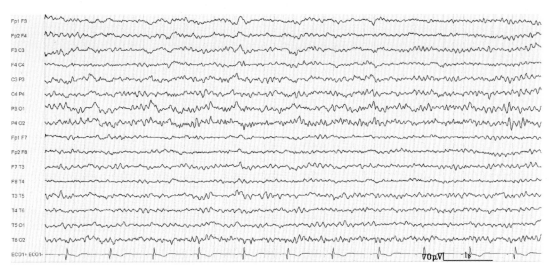

图 13-2-1　α 优势模式

围较小,程度较轻,皮质与皮质下结构基本完整,属于预后良好 EEG 模式。

(2) 慢波增多模式:θ 波(频率 4~7Hz)和 δ 波(频率 0.5~3Hz)为慢波。当 EEG 的慢波成分超过 50% 时,称为慢波增多模式(图 13-2-2)。慢波增多提示脑损伤严重,但仍有可逆性,需要动态观察,属于预后不确定 EEG 模式。

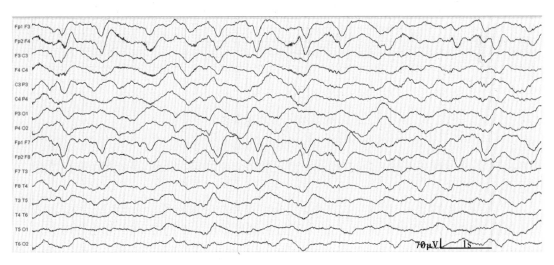

图 13-2-2　慢波增多模式

(3) 区域性无 δ 波减弱(regional attenuation without Delta,RAWOD)模式:类似慢波增多模式,但不同的是缺血区域所有波形弱化、抑制,特别是缺乏 δ 波,因此又被称为特殊慢波增多模式(图 13-2-3),是大脑半球大面积梗死的特殊 EEG 模式。RAWOD 模式意味脑血流量严重不足,标志脑损伤严重,属于恶性 EEG 模式。

(4) α 昏迷模式:虽然 α 节律为主,但与 α 优势模式不同,其 α 节律频率更慢(8~9Hz),波幅和指数增高,调幅不良(图 13-2-4)。当丘脑背侧核和板内核受损,或高位脑干网状结构

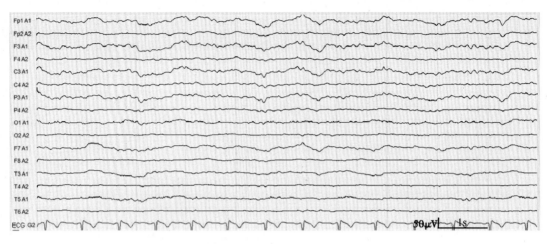

图 13-2-3 RAWOD 模式

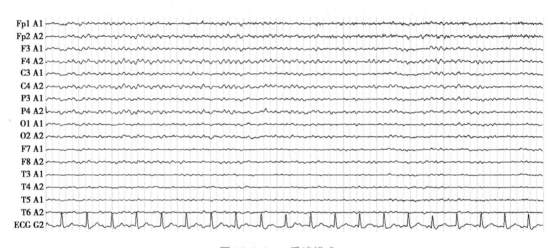

图 13-2-4 α 昏迷模式

抑制,或低位脑干网状结构兴奋时,出现 α 昏迷模式。由此提示丘脑、高位脑干损伤严重,属于恶性 EEG 模式。

(5) 癫痫样活动模式:分为广泛性癫痫样活动和局灶性癫痫样活动(图 13-2-5)。大脑神经元过度放电使神经细胞受损,如未能及早控制,则导致永久性损伤,属于恶性 EEG 模式。

(6) 周期性癫痫样放电(periodic epileptiform discharges,PEDs)模式:≤3 个相位(穿过基线 <2 次)或持续 ≤0.5 秒(无论相位多少)波形相对一致的棘波、尖波、棘慢或尖慢复合波,近乎规则时间间隔地反复出现(图 13-2-6)。广泛 PEDs(generalized PEDs,GPEDs)或单侧 PEDs(lateralized PDEs,LPEDs)出现,属于恶性 EEG 模式。

(7) 暴发抑制(burst suppression,BS)模式:波形暴发与低波幅电活动交替反复出现(图 13-2-7)。高波幅 δ 波或更快的波形暴定义为:波形持续时间 >0.5 秒,且至少 4 个相位(至少穿过基线 ≥3 次),分癫痫样暴发和非癫痫样暴发。低波幅电活动定义为:近乎平坦的波幅(<10μV)。提示大脑半球受损广泛,仅有少量细胞放电,属于恶性 EEG 模式。大剂量麻醉镇静药物输注后,也可出现短暂的暴发抑制模式。

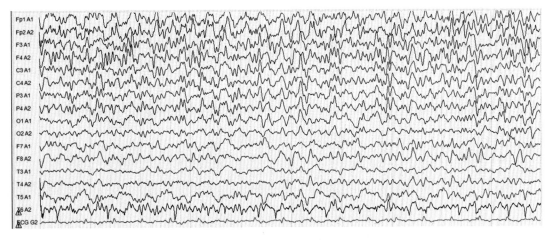

图 13-2-5 癫痫样活动模式

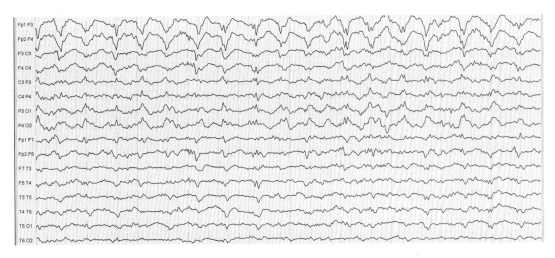

图 13-2-6 周期性痫样放电（PEDs）模式

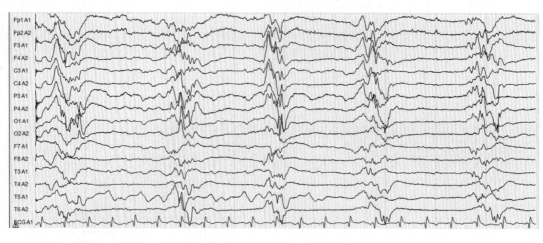

图 13-2-7　暴发抑制模式

（8）全面抑制模式：脑电全面抑制，波幅 <10μV 或 <20μV（图 13-2-8）。此时，大脑皮质细胞生物电活动极微弱，属于恶性 EEG 模式。

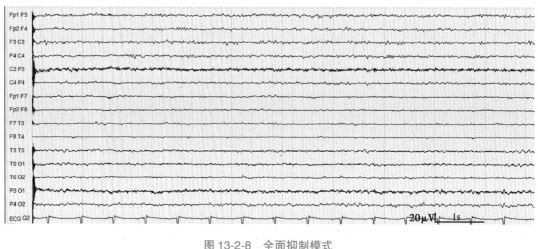

图 13-2-8　全面抑制模式

（9）电静息模式：脑电全面抑制，波幅 <2μV（图 13-2-9），即大脑皮层细胞生物电活动停止，是脑死亡 EEG 模式。

以上 EEG 模式，除了 α 优势模式和慢波增多模式外，均提示脑损伤严重，预后不良。

2. **分级分析**　EEG 模式分析属于定性分析，在此基础上将 EEG 模式所反映的脑损伤严重程度进行由轻到重的排序，便可建立脑损伤分级标准，即半定量分析。国际上较为常用的 EEG 分级标准是 1988 年 Synek 分级标准（表 13-2-1）和 1997 年 Young 分级标准（表 13-2-2），这两个标准多用于心肺复苏后昏迷评估和颅脑损伤后昏迷评估。首都医科大学宣武医院宿英英等提出改良 Young 分级标准，用于大面积脑梗死后昏迷评估（表 13-2-3）。三种分级标准均为级别越高，脑损伤越重，预后越差。

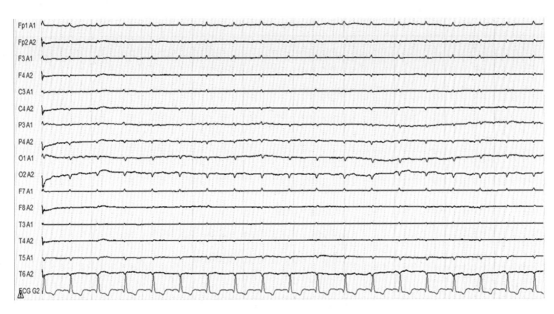

图 13-2-9 电静息模式

表 13-2-1 Synek 分级标准(1988 年)

级别	描述
I 级	规律 α 活动伴少量 θ 波,有反应性
II 级	优势 θ 活动
A	有反应性
B	无反应性
III 级	优势 δ 波或纺锤波
A	优势 δ 活动,波幅高、有节律、有反应性
B	纺锤波昏迷
C	优势 δ 活动,波幅低、弥漫、不规则、无反应性
D	优势 δ 活动,波幅中等、没有反应性
IV 级	暴发抑制、α 昏迷、θ 昏迷、低电压 δ 波
A	暴发抑制,有或无癫痫样活动(阵发性或普遍性多棘波或尖波)
B	α 昏迷
C	θ 昏迷
D	低电压 δ 波($<20\mu V$)
V 级	等电位($<2\mu V$)

表 13-2-2　Young 分级标准(1997 年)

级别	描述
Ⅰ级	δ 波 /θ 波 >50%(非 θ 昏迷)
A	有反应性
B	无反应性
Ⅱ级	三相波昏迷
Ⅲ级	暴发抑制
A	有癫痫样活动
B	无癫痫样活动
Ⅳ级	α 昏迷 /θ 昏迷 / 纺锤波昏迷(无反应性)
Ⅴ级	癫痫样活动(非暴发抑制模式)
A	广泛性
B	局灶性或多发性
Ⅵ级	全面抑制
A	<20μV,>10μV
B	≤10μV

表 13-2-3　改良 Young 分级标准(2013 年)

级别	描述
Ⅰ级	α 优势(有反应性)
Ⅱ级	慢波增多(有反应性)
Ⅲ级	α 优势(无反应性)
Ⅳ级	慢波增多(无反应性)
Ⅴ级	RAWOD 模式
Ⅵ级	暴发 - 抑制(有或者无癫痫样活动)
Ⅶ级	α 昏迷 /θ 昏迷
Ⅷ级	癫痫样活动(非暴发 - 抑制模式)
Ⅸ级	全面抑制

注:RAWOD. 区域性无 δ 波减弱。

在各分级分析中,EEG 反应性检查尤为重要,即给予疼痛、声音、光源等外界刺激后,如果 EEG 频率、波幅出现改变,则为 EEG 有反应性;反之,则为无反应性(图 13-2-10)。EEG 反应性有赖于皮质 - 丘脑环路和丘脑 - 脑干环路结构完整,一旦 EEG 反应性消失,预示脑损伤广泛,环路破坏,预后不良。因此,即便模式相同,也可因反应性不同而预后相差甚远。

3. 定量分析　随着生物电分析技术的发展,EEG 逐渐实现量化,其中包括双频指数、脑对称指数、绝对功率值、相对功率值(相对 α 波功率、相对 δ 波功率等)、相对功率比(包括 δ 与 α 功率比、θ 与 β 功率比、δ+θ 与 α+β 功率比等)和复杂度(熵指数、李氏指数等)等。定

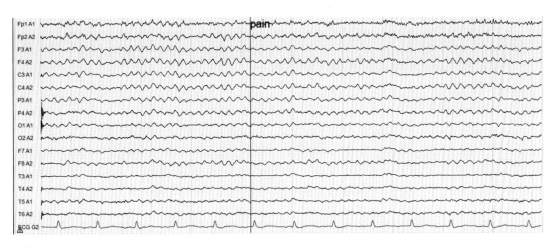

图 13-2-10 脑电图反应性

量分析使大量采集的 EEG 信息判读更加直观、简单、准确。

【注意事项】

EEG 是非常微弱的生物电,需要经过数百万倍的生物电放大,才能在头皮上有所记录。因此,微小的干扰都会影响 EEG 判读结果。床旁 EEG 描记和最终 EEG 判读均需排除多种干扰因素,如药物干扰因素、生理学干扰因素、病理生理学干扰因素、仪器设备(气垫床、排痰仪、呼吸机、监护仪等)干扰因素、电极干扰因素、环境和电磁干扰因素等(表 13-2-4)。

表 13-2-4 EEG 影响因素

分类	影响因素
药物	麻醉药物、镇静药物、抗癫痫药物、抗精神病药物等
低温	核心温度 <34℃
低血压	平均动脉压低于 50mmHg
严重代谢或内分泌功能障碍	肝性脑病、肾性脑病、低血糖或高血糖性脑病等
描记伪差	生理学伪差(心电、肌电、眼动、瞬目、呼吸和出汗等)、仪器设备和电极伪差、环境和电磁伪差(如 50Hz 交流电干扰、静电干扰等)等

二、诱发电位

【概述】

诱发电位(evoked potential,EP)包括体感诱发电位(somatosensory evoked potential,SEP)、脑干听觉诱发电位(brainstem auditory evoked potential,BAEP)、视觉诱发电位(visual evoked potential,VEP)和事件相关电位(event related potential,ERP)等。短潜伏期体感诱发电位(short latency SEP,SLSEP)和 BAEP 不易受麻醉药物、镇静药物和意识状态影响,且各成分的神经发生源相对明确,因此更广泛地用于神经危重症患者床旁监测与评估。

【适应证】

1. 心肺复苏后昏迷评估。

2. 脑死亡评估。

【禁忌证】

无禁忌证,但某些情况会影响 EP 结果判断。

【操作规范】

1. SLSEP 操作规范

(1) 电极安放:参考脑电图国际 10-20 系统,安放盘状电极或一次性针电极。C'3 和 C'4:分别位于国际 10-20 系统的 C3 和 C4 后 2cm,刺激对侧时 C'3 或 C'4 称为 C'c。Fz 和 FPz:Fz 位于国际 10-20 系统的额正中点,FPz 位于国际 10-20 系统的额极中点。Cv6:位于第六颈椎棘突。CLi 和 CLc:分别位于同侧或对侧锁骨中点上方 1cm,同侧称为 CLi,对侧称为 CLc。电极导联组合(记录电极 - 参考电极):至少 4 通道。第一通道:CLi-CLc(N9)。第二通道:Cv6-Fz,Cv6-FPz 或 Cv6-CLc(N13)。第三通道:C'c-CLc(P14、N18)。第四通道:C'c-Fz 或 C'c-FPz(N20)。安放记录电极和参考电极前,先用 95% 酒精棉球脱脂,必要时用专业脱脂膏(磨砂膏)脱脂,然后涂抹适量导电膏,使电阻达到最小。插入针电极前,先用安尔碘消毒皮肤。

(2) 刺激电极安放:刺激部位在腕横纹中点上 2cm 正中神经走行的部位。95% 酒精去脂,降低刺激电极与皮肤间的阻抗。刺激电流一般控制在 5~25mA 之间。当某些受检者肢端水肿或合并周围神经疾病时,电流强度可适当增大。刺激强度:以诱发出该神经支配肌肉轻度收缩为宜,即引起拇指屈曲约 1cm。每次检测过程中,强度指标均应保持一致。刺激方波时程:0.1~0.2ms,必要时可达 0.5ms。刺激频率:1~5Hz。分侧刺激。

(3) 记录 SLSEP:①电极阻抗,记录、参考电极阻抗≤5kΩ。②地线放置与阻抗,刺激点上方 5cm,阻抗≤7kΩ。③分析时间,50ms,必要时 100ms。④带通,10~2 000Hz。平均每次叠加 500~1 000 次,直到波形稳定光滑,每侧至少重复测试 2 次,测试一侧后再测试另一侧,并保存双侧各 2 次测试曲线。

(4) 打标:记录 SLSEP 结束后,为存在的波形打标。在记录到的 N9、N13、P14、N18 和 N20 波上打上标志,仪器测量 N9、N13、P14、N18 和 N20 波潜伏期。

(5) 存图和打印报告(图 13-2-11)。

2. BAEP 操作规范

(1) 电极安放:参考国际脑电图记录 10-20 系统安放电极,将记录电极用盘状电极或针电极置于颅顶(Cz 点),参考电极用盘状电极或针电极置于声刺激同侧的耳垂(A1、A2)或乳突,接地电极用盘状电极或针电极置于前额正中(FPz 点)。安放盘状电极前,先用酒精棉球脱脂,必要时用专业脱脂膏(磨砂膏)脱脂,然后涂抹适量导电膏,使电阻达到最小,即皮肤电极阻抗 <5kΩ。如果使用针电极,插入针电极前,先用安尔碘消毒皮肤。

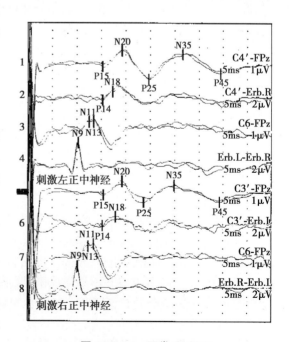

图 13-2-11　正常 SLSEP

（2）刺激电极安放：将插入式耳机按声音刺激侧别塞入受检者双侧外耳道。如受检者外耳道内耵聍过多，应先清理后再塞入耳机。

（3）记录 BAEP：经一侧耳机输入短声刺激10~20Hz，刺激强度 85dB（nHL），对侧耳以 40dB白噪声遮蔽，带通 100~2 000Hz，灵敏度 50μV或 100μV，平均叠加 1 000~2 000 次，分析时间10ms。每耳每次记录至少重复两次，直到能清晰辨认 I、III、V 波，或肯定波形消失。重复得出的波潜伏期相差不应 >0.2ms，振幅变异范围最好 <5%，以保证检查结果可靠。

（4）打标：记录 BAEP 结束后，将存在的波形打标。在记录到的 I、III、V 波上打上标志，仪器测量 I、III、V 波潜伏期，I~III、III~V、I~V 峰间潜伏期及 V / I 波幅比。

（5）存图和打印报告（图 13-2-12）。

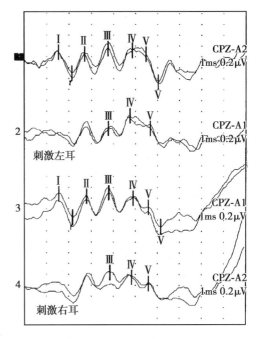

图 13-2-12　正常 BAEP

【结果分析】

1. SLSEP 参数分析　各主波（N9、N13、P14、N18、N20）存在且波形分化良好：各主波潜伏期和峰间潜伏期均在正常范围内（表 13-2-5）。各主波消失或潜伏期延长：提示相应波形起源部位存在病变，严重病变会导致相应波形消失。N9 起源于臂丛，N13 起源于颈髓后角与延髓楔束核，P14 起源于延髓内侧丘系的起始段，N18 起源于脑干的内侧丘系，N20、P25 起源于刺激对侧顶叶的中央后回（S1 区）。N13~N20 峰间潜伏期延长：提示延髓至大脑皮层传导延迟。

正中神经 SLSEP 显示双侧 N9 和 / 或 N13 存在，P14、N18 和 N20 消失，符合 SLSEP 脑死亡判定标准。

表 13-2-5　SLSEP 潜伏期正常参考值

峰潜伏期或峰间潜伏期	正常参考值 /ms	峰潜伏期或峰间潜伏期	正常参考值 /ms
N9 峰潜伏期	8.6~11.0	N20 峰潜伏期	17.7~21.4
N13 峰潜伏期	11.2~15.4	N35 峰潜伏期	30.89~36.11
P14 峰潜伏期	12.3~15.4	N13~N20 峰间潜伏期	4.2~7.2

2. BAEP 参数分析

各主波（I、III、V）存在且波形分化良好：各主波潜伏期和峰间潜伏期均在正常范围内（表13-2-6）。各主波消失或潜伏期延长：提示相应波形起源部位存在病变，严重病变会导致相应波形消失。I 波起源于听神经，III 波起源于（脑桥下部）上橄榄核，V 波起源于（中脑）下丘。峰间潜伏期延长：提示相应波形起源部位之间的传导延迟。

BAEP 显示双侧各波均消失，或除双侧 I 波以外其他各波均消失，符合 BAEP 脑死亡判定标准。

表 13-2-6 BAEP 潜伏期正常参考值

峰潜伏期或峰间潜伏期	正常参考值 /ms	峰潜伏期或峰间潜伏期	正常参考值 /ms
Ⅰ峰潜伏期	1.30~1.90	Ⅰ~Ⅲ峰间潜伏期	1.81~2.54
Ⅲ峰潜伏期	3.40~4.16	Ⅲ~Ⅴ峰间潜伏期	1.34~2.24
Ⅴ峰潜伏期	5.06~6.08	Ⅰ-Ⅴ峰间潜伏期	3.43~4.51

【注意事项】

1. 外界环境因素干扰 检测前需选用专用接地线,必要时使用稳压器,以避免交流电干扰。如果仍不能排除干扰,则在诱发电位记录期间暂时停止使用其他医疗仪器设备,如电动气垫床、冰毯、监护仪等。

2. 患者自身影响因素 SLSEP 检测时需保持被检测肢体皮肤温度正常,因为低温可使潜伏期延长;需排除电极安放部位的外伤或水肿、锁骨下静脉穿刺置管、正中神经病变、颈髓病变以及听力障碍等,以免影响结果判定的准确性。耳聋、乳突外伤等听觉传导通路病变也会影响 BAEP 结果判定,因此,需要逐一确认和排除。

三、经颅多普勒超声

【概述】

经颅多普勒超声(TCD)是应用超声多普勒效应,检测颅内大血管血流动力学的技术。TCD 具有无创、简便、可重复、便于床旁操作、不受镇静药物影响等优势,因而适合在神经 ICU 应用。

【适应证】

1. 急性缺血性卒中溶栓或血管内治疗后血流监测

(1) 检测时机:溶栓前检测 TCD 一次,溶栓后至少连续或持续监测 72 小时。

(2) 检测方法:检测闭塞血管的远端。

(3) 结果分析:采用脑缺血溶栓血流(thrombolysis in brain ischemia,TIBI)分级评估。0 级为无血流信号;1 级为微小血流信号;2 级为圆钝血流信号;3 级为衰减血流信号;4 级为狭窄血流信号;5 级为正常血流信号(图 13-2-13)。级别越低,血流越差。

2. 脑血管痉挛监测

(1) 检测时机:蛛网膜下腔出血或脑室出血后即刻启动 TCD 监测,至少连续监测 2~3 周,警惕迟发型血管痉挛发生。

(2) 检测方法:颈内动脉(internal carotid artery,ICA)颅外段和大脑中动脉(middle cerebral artery,MCA)、大脑前动脉(anterior cerebral artery,ACA)、大脑后动脉(posterior cerebral artery,PCA)、基底动脉(basilar artery,BA)、椎动脉(vertebra artery,VA)的收缩期峰值流速(peak systolic velocity,PSV,Vs)、舒张期末流速(end diastolic velocity,EDV,Vd),计算平均流速(mean velocity,MV,Vm)和搏动指数(pulsatility index,PI),记录频谱形态和音频改变。

$$Vm=1/3Vs+2/3Vd$$
$$PI=(Vs-Vd)/Vm$$

(3) 检测结果分析

1) MCA 的 Vm≥120cm/s 提示脑血管痉挛。120~140cm/s 提示轻度痉挛,140~200cm/s

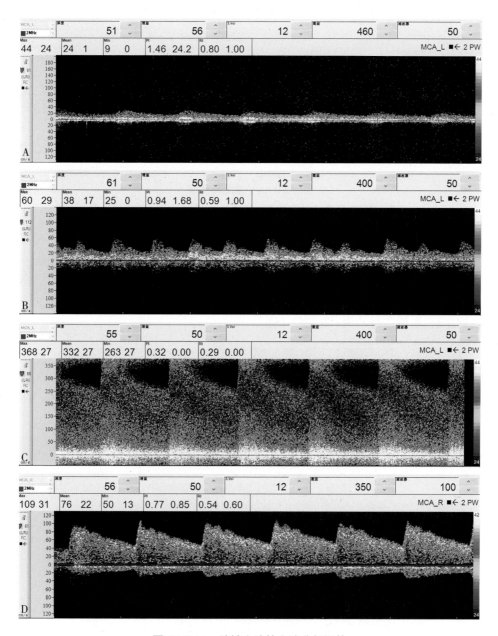

图 13-2-13 脑缺血溶栓血流分级评估

TCD 显示：TIBI-2 级,圆钝血流信号(A);TIBI-3 级,衰减血流信号(B);TIBI-4 级,狭窄血流信号(C 级);TIBI-5 级,正常血流信号(D)。

提示中度痉挛,>200cm/s 提示重度痉挛(图 13-2-14)。

2）Lindegaard 指数(Lindegaard index,LI),即同侧 MCA 的 Vm 与 ICA 颅外段的 Vm 之比,如果 LI≥3,为脑血管痉挛。

3. 颅内压(ICP)增高监测

（1）检测时机：怀疑 ICP 增高时。

（2）检测方法：检测 MCA 和 BA。

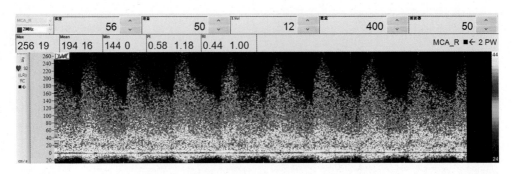

图 13-2-14 脑血管痉挛

TCD 显示:MCA 的 Vm=194cm/s(中度血管痉挛)。

(3) 结果分析:血流速度和频谱形态变化。ICP 增加时,早期 Vd 下降,Vm 相对减低,Vs 相对升高。随着 ICP 增加,Vs 下降,PI 进行性升高;典型的"三峰形"频谱消失,第一收缩峰和第二收缩峰融合,收缩峰高尖,舒张期前切迹加深。ICP 与舒张压相同时,舒张期血流信号消失。ICP>舒张压,而 ICP<收缩压时,收缩期流速明显减低,舒张期血流方向逆转。ICP>收缩压时,血流信号消失(图 13-2-15)。

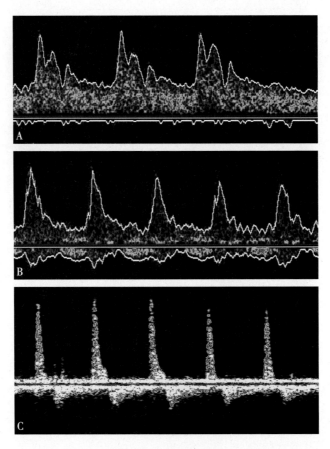

图 13-2-15 颅内压

TCD 显示:舒张期前切迹加深(A);第一收缩峰和第二收缩峰融合,收缩峰高尖(B);舒张期血流方向逆转(C)。

4. 脑死亡评估

（1）评估时机：临床检查已经符合脑死亡判定标准时。

（2）评估方法：前循环以双侧 MCA 为主要判定血管，颈内动脉终末段（terminal internal carotid artery，TICA）或颈内动脉虹吸段（carotid siphon，CS）为备选判定血管；后循环以 BA 为主要判定血管，双侧 VA 颅内段为备选判定血管。

（3）判定结果：

1）振荡波：在一个心动周期内出现收缩期正向和舒张期反向血流信号，脑死亡血流指数（direction of flowing index，DFI）<0.8。此时提示 ICP< 收缩压，而 > 舒张压。

$$DFI=1-R/F$$
（R 为反向血流速度，F 为正向血流速度）

2）收缩早期尖小收缩波：收缩早期单向性正向血流信号，持续少于 200ms，流速低于 50cm/s，提示颅内压接近收缩压。

3）血流信号消失：经过多次检测，可见血流信号消失过程（图 13-2-16）。

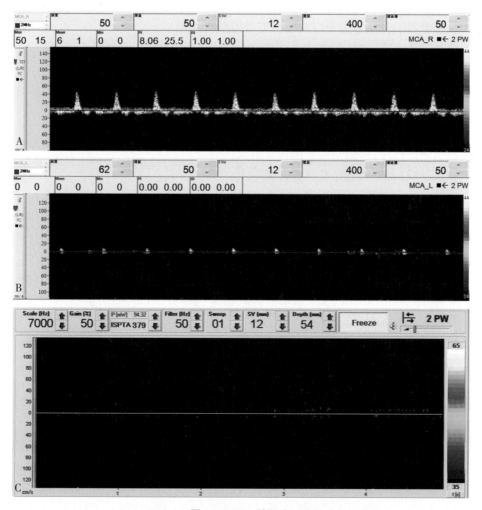

图 13-2-16 脑死亡

TCD 显示：振荡波（A）；收缩早期尖小收缩波（B）；血流信号消失（C）。

（4）判定次数：检测 2 次，间隔 30 分钟，颅内前循环和后循环均符合上述任一血流频谱时，提示脑死亡。

【禁忌证】

TCD 检查无禁忌证，但有以下注意事项。

1. 外周动脉收缩压 <90mmHg 时，需提高血压后，再行检测。

2. 一侧颞窗穿透不良时，可选择对侧颞窗，检测双侧 MCA 或 TICA。双侧颞窗透声不良时，可选择眼窗检测同侧 CS 和对侧 MCA。

3. 首次检测不到血流信号时，必须排除因声窗穿透性不良或操作技术不熟练造成的假象，且检测结果仅供参考。

4. 颅骨密闭性受损，如脑室引流术、部分颅骨切除减压术等均可影响结果判定，此时 TCD 检测结果仅供参考。

【操作规范】

1. 操作前准备

（1）维持患者循环和呼吸功能相对稳定，特别是收缩压 >90mmHg。

（2）观察患者颅骨是否完整以及各声窗处皮肤有无破损。

（3）检查 TCD 仪器是否正常，并配备 2.0MHz 或 1.6MHz 脉冲波多普勒探头。

2. 参数设置

（1）设定输出功率。

（2）设定取样容积：10~15mm。

（3）调整增益：根据频谱显示的清晰度调整增益强度。

（4）调整速度标尺：频谱完整显示在屏幕上。

（5）调整基线：上下频谱完整显示在屏幕上。

（6）调整信噪比：清晰显示频谱。

（7）设定屏幕扫描速度：6~8 秒。

（8）设定滤波：脑死亡判定时设定为低滤波状态（≤50Hz）。

3. 检查声窗

（1）颞窗：位于眉弓与耳缘上方水平连线区域内，可分为后窗、中窗、前窗、高位前窗，检测双侧 MCA、TICA、ACA 和 PCA。如果一侧颞窗穿透不良，可以通过透声性良好的另一侧颞窗检测双侧 MCA、ACA 和 PCA。

（2）枕窗或枕旁窗：位于枕骨粗隆下方枕骨大孔或枕骨大孔旁，检测 VA 颅内段、BA 和小脑后下动脉。

（3）眼窗：闭合上眼睑处，检测同侧眼动脉（ophthalmic artery，OA）和 CS。如果一侧颞窗穿透不良，可通过眼窗检测对侧 MCA、ACA 和同侧 PCA。

4. 检查方法

（1）经颞窗检测：深度设置为 50~56mm，探头放置在颞窗，声束朝向对侧耳或颞窗并稍向上调整，以寻找朝向探头的血流信号。正常 MCA 为低阻血流信号，探查时逐渐降低深度，并微调角度至 MCA-M1 远段（40mm）；当降低深度至观测信号消失时，回到 M1 中段（50mm），再加深至 ICA 分叉处（65mm）。正常 TICA 朝向探头，ACA 背离探头。探查 ACA-A1 段全长时，可检测到 70~75mm；当减低深度至 60mm，缓慢将探头向后转动 10°~30°，寻找 PCA。在

TICA 与 PCA 间通常存在一段无信号区,在深度 55~75mm 处可探测到 PCA 信号,P1 段朝向探头,P2 段远离探头。

(2) 经眼窗检测:发射功率降至最小(17mW)或 10%,深度 50~52mm,探头放置在闭合上眼睑处,稍向中线偏斜。探测 OA(40~60mm)时,加深至 60~70mm 测定 CS 信号,方向朝向探头或背离探头;在 62mm 左右储存信号;深度在 70mm 以上时,探测对侧 MCA;收缩期血流方向背离探头。

(3) 经枕窗或枕旁窗检测:探头枕骨粗隆下方 2~2.5cm 中线部位或旁开 2.5cm,声束朝向鼻梁,深度 75mm,寻找背离探头的血流信号;稍向外侧偏斜可获得 VA 远段信号,稍向内上倾斜可获得 BA 起始段信号;自 BA 起始段(80mm)加深深度至 BA 中段(90mm),直至信号消失(105~120mm)。探测 VA 血流信号,起始深度为 75~80mm,降低深度至 40mm,记录深度 60mm 处 VA 流速或最高流速。同种方法探查对侧 VA。

5. 主要血管识别

(1) MCA:经同侧颞窗,深度 40~65mm,收缩期血流方向朝向探头,必要时可通过颈总动脉压迫实验对检测血管予以确认;或经对侧眼窗,深度 70mm 以上,收缩期血流方向背离探头。

(2) ACA:经颞窗,深度 55~70mm,收缩期血流方向背离探头,或经对侧眼窗,深度 70mm 以上,收缩期血流方向朝向探头。

(3) PCA:经颞窗,深度 55~75mm,P1 段收缩期血流方向朝向探头,P2 段收缩期血流方向背离探头。

(4) VA:经枕窗或枕旁窗,深度 40~80mm,收缩期血流方向背离探头。

(5) BA:经枕窗或枕旁窗,深度 80~120mm,收缩期血流方向背离探头。

【结果分析】

主要分析血流速度变化。

1. 流速增快

(1) 动脉狭窄,表现为动脉流速增快,伴涡流、湍流,声频粗糙,且为节段性改变。

(2) 代偿性增快,表现为动脉流速增快,但频谱形态正常。

(3) 动静脉畸形的供血动脉,表现为动脉流速增快,搏动指数减低及"隆隆样"杂音。

(4) 血管痉挛,表现为均匀一致的一条或多条动脉流速增快。

2. 流速减慢

(1) 狭窄远端,表现为重度狭窄或闭塞部位远端的动脉压力减低,流速减慢,阻力小动脉代偿性扩张,搏动指数减低,称为"低流速低搏动频谱"。

(2) 狭窄近端,表现为动脉狭窄前阻力增高,舒张期流速下降显著,称为"低流速高阻"。

(3) 锁骨下动脉盗血,表现为盗血侧 VA 流速减慢,伴有收缩期切迹,或收缩期血流方向逆转,需注意与脑死亡振荡波鉴别。

(4) 脑死亡,同上述脑死亡评估段落。

【注意事项】

1. 操作者技能与经验对判断结果有影响。NCU 医师/技师,或 TCD 医师/技师需要接受专业培训,并积累临床经验,提高检测准确性。

2. 患者生理指标变化对结果有影响。检测前需要对患者生理指标进行评估,如血压、心率、心律、呼吸节律、血二氧化碳分压、血细胞比容、声窗穿透性、颅骨完整性等,以免作出错误判断。

(叶 红　张 艳　陈卫碧)

第三节　有创颅内压监测

【概述】

颅内压(ICP)增高可引起严重不良后果,常见于颅脑损伤、颅内感染、脑血管病和脑肿瘤等脑疾病。ICP 最优选择排序为脑室内、脑实质内、硬膜下和硬膜外,但须考虑不同病种之间的差异,通常颅脑创伤选择脑室内 ICP 监测,脑出血选择同侧脑室内 ICP 监测,大面积脑梗死选择对侧脑室内或同侧脑实质 ICP 监测。

【适应证】

急性重症脑损伤伴颅内压增高临床征象,如重度颅脑创伤、重度蛛网膜下腔出血、大容量脑出血、大面积脑梗死、重度颅内感染和脑肿瘤围手术期等。

【禁忌证】

1. 穿刺部位或邻近部位感染。

2. 穿刺路径存在血管畸形或血供丰富的肿瘤。

3. 凝血功能障碍,血小板计数 $<100 \times 10^9$/L 或功能障碍,国际标准化比值 >1.3。

【操作规范】

1. 脑室内压力监测　包括以下 8 个步骤。

(1) 核实患者或家属签署知情同意书。准备好头颅影像资料置于床头,并核对。

(2) 备皮。

(3) 选择相应的颅内压感应器,颅内压监测仪,并调试。准备手摇钻或电钻等手术器械。准备常规用品,包括常规消毒用品、缝合包、缝线、无菌手套、5ml 注射器、2% 利多卡因、无菌纱布、头部固定网套等。

(4) 患者取仰卧位,头略偏向穿刺点对侧(图 13-3-1),头部取正中线旁开 2.5cm,发际后 2.5cm 处为穿刺点。

(5) 戴无菌手套,以穿刺点为中心,消毒半径为 10cm,铺无菌洞巾。在穿刺点及周围皮下组织用 2% 利多卡因局部麻醉。

(6) 安装电钻,指向双侧外耳道连线平面内眦方向,从穿刺点进入,深度约 2cm,建立窦道,落空感后拔出钻头。

(7) 将引流管和管芯沿穿刺方向进入 5~7cm,见脑脊液流出后,将引流管固定于头皮上,外接传感器、颅内压监测器。

(8) 以无菌敷料覆盖穿刺点,并以网套固定。

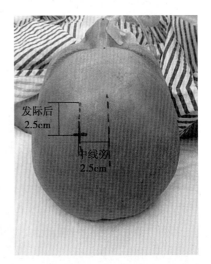

图 13-3-1　脑室内压力监测:穿刺点定位示意图

2. **脑实质内压力监测**　步骤 1~6 同脑室内压力监测,步骤 7 为将固定器由穿刺窦道送入。置入测压导管或传感器(通常距颅骨 1.5cm),连接换能器(图 13-3-2),将感应器尾端与颅内压监测仪相连,颅外调整压力零点。将感应器头端插入固定器并固定,观察输出参数与波形。

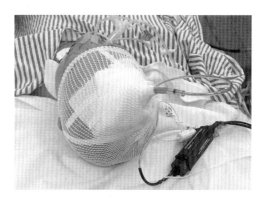

图 13-3-2　脑实质内压力监测:距颅骨 1.5cm 处置入测压导管或传感器

【结果分析】

(1) 颅内压分级分析:包括正常颅内压,轻、中、重度颅内压增高,共 4 个级别(表 13-3-1),颅内压 20mmHg 为颅内压干预界值。

表 13-3-1　颅内压监测分级　　　　　　　　　　　单位 mmHg(kPa)

分级	颅内压	分级	颅内压
正常	5~15(0.67~2.00)	中度增高	21~40(2.67~5.33)
轻度增高	15~20(2.00~2.67)	重度增高	>40(5.33)

(2) 颅内压波形分析:颅内压监测时可记录到 C、B、A 共 3 个波形(图 13-3-3),可根据直观的波形变化了解颅内压增高程度。

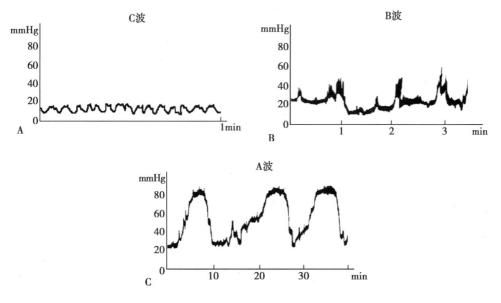

图 13-3-3　颅内压监测波形

A. C 波:正常或接近正常压力的波;B. B 波:节律振荡波,压力 <50mmHg;C. A 波:高原波,压力 50~100mmHg。

1) C 波:正常或接近正常压力的波,压力曲线较平坦,存在与呼吸、心跳相一致的小起伏。

2) B 波(节律振荡波):在正常压力波的背景上出现短时骤升又骤降的尖波,压力一般不超过 50mmHg(6.67kPa)。B 波频繁出现(0.5~2 次 /min),提示颅内压中度或重度增高,脑的顺应性下降,呼吸和血压受到很大影响,是脑代偿功能下降的重要信号。

3）A波（高原波） 为颅内压增高特有的病理波,即颅内压突然升至50~100mmHg（6.67~13.30kPa）,持续5~20min后骤然下降至原水平或更低,可间隔数分钟至数小时不等并反复出现,也可间隔相同时间反复出现。此时提示颅腔的代偿功能濒于衰竭。

【注意事项】

1. 置管引起局部脑组织出血时,原有压力监测结果受到影响。

2. 脑室明显受压变小,不仅脑室内穿刺置管困难,而且难以保持导管通畅,从而影响监测结果。

3. 脑实质内压力监测具有越接近病灶压力越高的特征,监测结果需要合理分析。

【并发症处理】

1. 麻醉药物过敏导致呼吸心搏骤停时,即刻予以心肺复苏。

2. 各种原因所致置管失败时,立即退出穿刺针,无菌纱布压迫止血30分钟并放弃操作。监测穿刺点渗血、脑血肿形成可影响血压、呼吸、心率、瞳孔等生命体征。

3. 菌血症和穿刺点皮肤感染时,需撤除置管,并在穿刺点行皮肤拭子培养、血培养、置管头培养,同时加强抗感染治疗。

4. 术后出血时,即刻予以神经系统检查和CT扫描,必要时请外科会诊。

（张　艳）

第四节　脑室穿刺外引流

【概述】

脑室穿刺外引流是神经科最常用的治疗技术,特指脑室内脑脊液向体外密闭系统持续引流,主要目的在于污染或血性脑脊液引流至颅外,也可用于颅内压监测、颅内压控制和脑室内药物治疗。

【适应证】

1. 急性症状性脑积水或血性脑脊液的释放和外引流。

2. 急性脑损伤的颅内压监测和治疗性脑脊液外引流。

3. 神经肿瘤围手术期的小脑幕切迹上疝预防和术前脑组织松弛。

4. 正常压力脑积水的脑脊液压力测定和脑脊液释放试验。

5. 脑室炎或脑膜炎的脑室内抗生素治疗。

【禁忌证】

无绝对禁忌证,相对禁忌证如下。

1. 严重凝血功能障碍。

2. 穿刺部位皮肤感染。

3. 硬脑膜下积脓或脑胀肿。

4. 穿刺路径血管畸形或血供丰富的肿瘤。

【操作规范】

1. 穿刺部位

（1）脑室前角穿刺:患者仰卧位,头略偏向穿刺点对侧,穿刺点位于鼻根后10~11cm,即中线旁 2.5cm、冠状缝前 1cm 处(图 13-4-1),穿刺指向双侧外耳道连线平面内眦方向,置管深度一般不超过 7cm。最常选择非优势半球的额叶入路,当右侧脑室铸型、右侧穿刺部位污染或因其他原因不宜穿刺时,可改为左侧对称点入路,偶尔双侧置管引流。

(2) 后角穿刺:取侧卧位,穿刺点在枕外隆凸上 5~6cm,中线旁 3cm,穿刺方向对准同侧眉弓外端,深度 7~10cm。

2. 操作步骤

(1) 核实患者或家属签署知情同意书。准备好头颅影像资料置于床头,并核实。

(2) 准备常规用品,如手摇钻或电钻、脑室穿刺外引流管、常规消毒用品、缝合包、缝线、无菌手套、5ml 注射器、2% 利多卡因、无菌纱布、头部固定网套等。

(3) 备皮。

(4) 选择合适穿刺部位。

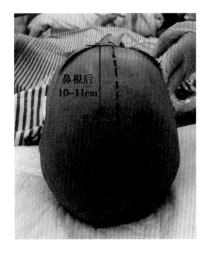

图 13-4-1　脑室前角穿刺
穿刺点位于鼻根后 10~11cm,中线旁 2.5cm、冠状缝前 1cm 处。

(5) 操作者及患者无菌准备;局部麻醉。

(6) 垂直进针,深度 4~5cm。

(7) 将引流管经皮下潜行后引出,可有效减少颅内感染风险和延长放置时间。通常潜行长度不短于 3cm(图 13-4-2)。

(8) 以无菌敷料覆盖穿刺点,穿刺点保护,并以网套固定。

3. 术后监测与管理

(1) 观察患者头痛、呕吐、意识水平下降、瞳孔变化等神经功能障碍。定期或根据临床征象变化行头部 CT 扫描检查,以判断颅内病情变化或引流管局部变化。

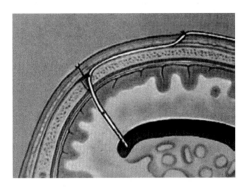

图 13-4-2　引流管皮下潜行及引出
脑室前角引流管放置示意图,潜行长度 >3cm。

(2) 观察引流管位置、长度、受压或打折。发现引流管中液平面未随呼吸、脉搏波动时,考虑管腔堵塞可能;适当挤压引流管后,仍引流不畅,则需重新置管。

(3) 怀疑颅内感染时,每 1~2 日留取脑脊液标本送检,必要时 1 日内多次复检。

(4) 脑室引流瓶悬挂床头,引流管最高点高于侧脑室平面 10~15cm(平卧:外眦与外耳道连线中点的水平面;侧卧:正中矢状面)。通常每日脑脊液引流量 200ml 左右,不超过 500ml(正常人 400~500ml/d),引流速度平均 <15~20ml/h。

(5) 持续引流管留置时间 7~10 日,不应超过 2 周。如果需要延长引流时间,可另选穿刺部位重新置管。计划拔管前 24 小时常规进行夹闭实验,密切观察患者意识、瞳孔和呼吸节律变化,并复查头部 CT,确保拔管成功。

【结果分析】

颅内压监测分级及波形分析参见"本章第三节"。

【注意事项】

1. 弥漫性脑水肿、脑室明显受压或移位时,除了影响穿刺成功率外,还可使引流治疗难以奏效。此时,需慎重决策脑室穿刺。

2. 穿刺路径有病变或双侧侧脑室不相通时,可导致穿刺有误或治疗失败。此时,需慎重选择穿刺部位或采取双侧穿刺。

3. 穿刺点和穿刺方向不正确时,可导致穿刺失败。此时,需重新进行调整;但不可在脑内转换方向,以免损伤脑组织。

【并发症处理】

1. 出血 置管可导致穿刺道出血。虽然导管相关出血并不严重,甚至不出现临床症状,但如果出血未能自限,则可导致严重后果。由此,强调穿刺置管前和引流过程中动态评估凝血功能,及时纠正出凝血功能异常(置管时 INR<1.2,保留引流管过程中 INR<1.4);置管操作规范、轻柔;置管操作后密切监测引流管意外;定期或不定期予以头部 CT 扫描检查。

脑室减压过快可引起硬脑膜下、硬脑膜外或脑室内出血。因此,置管后脑脊液外引流需要缓慢。

2. 感染 继发性化脓性脑室炎和脑膜炎是脑脊液外引流最严重的并发症,也是导致医源性死亡的主要原因。细菌主要侵入途径为引流管内脑脊液。因此,手术过程中需要采取严格的无菌操作,避免引流管漏液或逆流,防止引流管外口与脑脊液收集瓶的液体接触,外出检查时采取夹闭引流管等措施。

3. 脱管 脱管与患者躁动、医护人员不当操作相关。因此,引流管固定应牢固。一旦怀疑引流管位置改变,先行头部 CT 扫描检查确认;一旦确认移位,立即拔除。

4. 堵管 堵管原因包括管径过小、血块或沉淀物阻塞、引流管位置改变等。因此,应选择管径大小适当的引流管;一旦引流管内阻塞,可反复挤压引流管,或经引流管注入溶栓药物。

5. 过度引流 过度引流可引起硬膜下或硬膜外血肿、硬膜下积液、动脉瘤再破裂、低颅内压、反常性脑疝、颅内积气等。因此,需对颅内压力进行评估后,再设定脑脊液引流量。

(张 艳)

第五节 脑血肿微侵袭清除

【概述】

近年来,微侵袭手术(微创外科手术)(minimally invasive surgery,MIS)及相关设备的出现、完善和细化使探索创伤小、手术时间短、操作方便和局部麻醉下清除血肿的方式方法成为可能,如内镜血肿清除术、立体定向微创穿刺血肿清除术(伴或不伴液化剂注射)、超声辅助血肿清除术等,已被美国国立神经疾病卒中研究院列为自发性脑出血(ICH)未来临床研究优先支持的重点。目前,我国最常应用的技术是立体定向脑血肿微创抽吸引流术,用于溶解血凝块的药物(液化剂)是尿激酶或重组组织型纤溶酶原激活剂(recombinant tissue-type plasminogen activator,rt-PA),本节将做重点介绍。

【适应证】

1. 年龄 18~80 岁。

2. 自发性幕上 ICH，血肿体积≥20ml。

3. 发病 6 小时血肿稳定后。

4. GCS≤14 分，NIHSS≥7 分。

5. 术前头部 CTA 检查未发现责任区域动脉瘤和动静脉畸形。

6. 患者或授权家属签署书面知情同意书。

【禁忌证】

1. 脑部肿瘤、动脉瘤、动静脉畸形、海绵状血管瘤、动静脉瘘、静脉系统血栓、头外伤所致的继发性 ICH。

2. 既往存在严重神经功能缺损（mRS≥2 分）。

3. 血肿不稳定。

4. 不可逆性脑干功能损伤（双侧瞳孔固定散大）和 GCS≤4 分。

5. 无法纠正的凝血系统异常或明显出血倾向。

6. 严重全身器官功能障碍，预估生存期 <6 个月。

7. 患者或授权家属拒绝签署书面知情同意书。

【操作规范】

1. 立体定向

有条件时应实施立体定向仪引导定位，如 CT 引导标志物定位法。

2. 手术操作流程（图 13-5-1）

（1）头皮表面放置的金属环形针作为参照物，在 CT 引导下确定最佳穿刺点位置和穿刺路径。

（2）头皮表面标记穿刺点位置。

（3）选择适宜长度的 YL-1 型颅内血肿穿刺针套装组件（图 13-5-2）。

（4）镇静、局部消毒、2% 利多卡因局部麻醉。

（5）手术电钻驱动穿刺针于穿刺点按预定轨道钻孔进针。钻透颅骨后停止进针，拔出尖锐金属针芯，将圆钝塑料针芯插入导管（内径 3.0mm），并手动轻柔缓慢进针。当导管尖端到达血肿

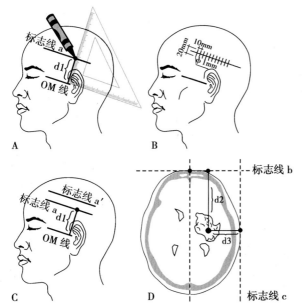

图 13-5-1　CT 指导下金属标志物定位血肿穿刺

A. 基于患者入院时头部 CT 显示的信息，确定 OM 线至血肿面积最大层面距离为"d1"，并在平行 OM 线距离为"d1"处画出标志线 a。B. 在标志线 a 处贴金属栅栏后，复查头部 CT 以确定实际穿刺平面（即与 OM 线的距离）和穿刺点。C. 根据复查头部 CT 显示的血肿面积最大层面确定至实际穿刺平面的距离并划线，即标志线 a'。D. 在血肿面积最大层面的 CT 图像上，"d2"和"d3"分别代表预定导管放置点至前额和侧面穿刺点的距离。

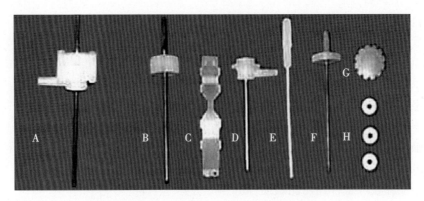

图 13-5-2　YL-1 型颅内血肿穿刺针套装组件

A. 金属钻头；B. 金属针；C. 塑料卡环；D. 三通套管接头；E. 塑料圆钝针芯；F. 有孔盖帽；G. 无孔垫块；H. 垫圈。

边缘时，拔出塑料针芯。导管侧管接 5ml 无菌注射器，以 <1ml 的负压逐层、谨慎抽吸血肿并逐步进针。当抽吸有阻力时，停止抽吸。一般抽吸量不超过术前血肿体积的 1/3，直到导管尖端到达血肿中央。接三通管和引流管，在重力作用下持续引流。必要时可双针甚至多针穿刺。

（6）术后复查头部 CT 确定穿刺针位置、深度，判断有否血肿扩大和是否应用液化剂引流。

（7）液化引流操作方法：适量液化剂注入引流管；2ml 无菌生理盐水冲洗并关闭引流管，使尿激酶或 rt-PA 与血凝块充分接触；1 小时后开放导管，重力作用下引流清除血肿。尿激酶剂量：每次 20 000~40 000IU，1~2 次 /d。rt-PA 剂量：每次 0.5~1.0mg，1~2 次 /d，总量≤4.0mg。

【结果分析】

头部 CT 可显示血肿体积和穿刺针位置。当血肿清除≥80%，或残余血肿体积≤15ml，或穿刺针周边无残存血肿时，提示治疗效果良好，并可考虑拔除穿刺针。

【注意事项】

穿刺针位置、穿刺针数量、血肿是否与脑室相通、血肿形态和密度等，均可影响治疗效果。治疗过程中，需要逐个减少或减轻这些因素的影响。

【并发症处理】

1. 再出血　再出血风险发生率约 10%，可发生在手术中，也可发生在手术后（如拔除穿刺针时）。再出血可能与穿刺损伤、抽吸过多、负压过大、围手术期血压过高、凝血功能障碍、血管结构性异常等因素有关。因此，穿刺针进针时应轻柔，勿暴力抽吸或冲洗，并尽可能少的调整穿刺针位置或方向；围手术期应维持血压稳定，必要时予以镇静、镇痛。大量再出血时，应及时请神经外科医师会诊，考虑是否手术干预。小量再出血时，可待血肿稳定后决定是否继续应用液化剂引流，或改为冰盐水、肾上腺素冲洗液冲洗。

2. 颅内积气　颅内积气常与抽吸过量、长时间低位过度引流、多靶点穿刺有关，因可自行吸收而无须特殊处理。

3. 低颅内压　低颅内压常与抽吸过多、引流过度、长时间低位引流有关。应根据患者病情、每日引流量、头部 CT 检查结果调整引流袋高度。

4. 脑脊液漏　预防脑脊液漏的措施包括常规规范缝合皮肤和保持拔管 2~3 日内穿刺

局部敷料干燥。脑脊液漏一旦出现,颅内感染风险增加。因此,一旦发现脑脊液漏,应加强穿刺周边皮肤的缝合或缝合帽状腱膜,或拆除缝线,以骨蜡封闭颅骨孔后再缝合皮肤。

5. 穿刺部位及颅内感染 有时可见穿刺针周边皮肤感染,可能与钻颅时高温致周边头皮烧伤和坏死有关,严格无菌操作是唯一有效的预防措施,一旦发生穿刺周边皮肤感染,可考虑局部换药必要时清创缝合。颅内感染发生率 <2%,此时除了监测脑脊液细菌培养和药敏,应予准确、合理、强力的抗生素治疗。

(王芙蓉)

第六节　治疗性低温

【概述】

　　治疗性低温具有神经保护作用,其可能的机制包括避免血脑屏障破坏、降低细胞能量消耗、减少自由基形成、减轻兴奋性神经介质毒性和炎性反应、降低颅内压等。治疗性低温可用于心肺复苏后昏迷患者,也可用于脑梗死、脑出血、癫痫持续状态、颅脑损伤、脊髓损伤等重症神经疾病。治疗性低温是目前唯一有效的内科脑保护治疗手段,是神经重症医师需掌握的技能之一(图 13-6-1)。

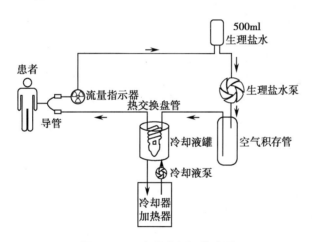

图 13-6-1　血管内低温模式图

【适应证】

1. 心肺复苏后 24 小时内意识未恢复。
2. 急性大脑半球大面积梗死(大脑中动脉供血区域≥2/3 梗死)。
3. 急性小脑半球大面积梗死(小脑三支主干动脉供血区域梗死)。
4. 急性大容积脑出血(血肿容积≥25ml)。
5. 急性脑梗死血管内治疗后 24 小时内神经功能恶化。
6. 难治性癫痫持续状态 1 小时内麻醉药物治疗失败。

【禁忌证】

1. 身高 <1.5m(血管内低温治疗)。
2. 妊娠。

3. 严重充血性心力衰竭或心肌病。

4. 影响血流动力学的室性心律失常或 QT 间期 >450 毫秒。

5. 脓毒症。

6. 雷诺现象或冷性荨麻疹。

7. 痴呆。

8. 病前神经系统严重残疾（mRS>2 分）。

9. 病后神经功能缺损迅速改善。

10. CT 显示占位性病变和动脉瘤。

11. 肝功能不全，TBIL>2mg（34.2μmol/L）。

12. 急性胰腺炎。

13. 肾功能不全，SCr>2mg/dl（133μmol/L）。

14. 血小板计数 <75 × 10^9/L。

15. 凝血功能障碍，INR>1.3，APTT> 正常对照值的 1.53 倍，纤维蛋白原 <2g/L。

16. 14 日内应用单胺氧化酶抑制剂。

17. 抗寒战药物过敏，如盐酸哌替啶过敏。

18. 下腔静脉渗漏 / 内置下腔静脉过滤器 / 下腔静脉附近肿块。

19. 病前预期寿命 <6 个月。

【操作规范】

1. 体表低温操作规范

（1）选择适合尺寸的体表控温服，穿戴于患者体表，覆盖尽可能大的体表面积。

（2）温度探头置入直肠，测量直肠温度。

（3）体表控温服和温度探头分别与热交换控制器连接。

（4）热交换控制器参数设定，包括设定目标温度以及降温或升温速率。

2. 血管内低温操作规范

（1）自股静脉置入热交换导管（ICY 导管）至下腔静脉。热交换导管由输注腔和盐水腔（长形冷却球囊）组成，输注腔用于输注液体或药物，盐水腔用于等渗盐水循环，盐水腔与血液充分接触进行热交换。

（2）自尿道置入温度探头导尿管至膀胱。

（3）热交换导管和温度探头导尿管分别与热交换控制器连接。热交换控制器通过传入的膀胱温度自动调节盐水腔温度，从而实现对患者核心温度的调控。

（4）热交换控制器参数设定，包括目标温度和降温 / 升温速率设定。

3. 治疗性低温目标

（1）诱导低温：使用最大降温速率，尽可能在最短时间内达到目标核心温度（膀胱 / 直肠温度 34~35℃）。

（2）维持低温：目标温度维持 24~48 小时。

（3）恢复常温：复温速率限制为 0.05~0.1℃ /h，缓慢复温，在 24~48 小时后达到常温，复温目标 36~36.5℃。

（4）维持常温：维持核心温度在 36.5~37.5℃之间。

4. 治疗性低温操作流程（表 13-6-1）

表 13-6-1　治疗性低温操作流程

阶段	操作项目	操作人	具体操作
低温前	签字	主管医师	低温治疗知情同意书(血管内低温 / 体表低温) 气管插管同意书 深静脉穿刺置管同意书
	诱导低温	主管医师	0~4℃生理盐水 2 000ml 静脉输液辅助降温治疗
	准备抗寒战药物	主管医师	抗寒战药物选择 　哌替啶(负荷量 1mg/kg,维持量 25~45mg/h) 　咪达唑仑(负荷量 0.1mg/kg,维持量 2~6mg/h) 　罗库溴铵[负荷量 0.6mg/kg,维持量 0.3~0.6mg/(kg·h)]
	管路留置	护士	留置温度导尿管 留置鼻肠管 放置控温毯或控温衣,目标温度 37℃ 盖棉被,戴手套、袜套(血管内低温时)
		主管医师	气管插管 机械通气
	实验室检查	主管医师	血常规、生化全项、血气分析 + 乳酸、脂肪酶、淀粉酶、C 反应蛋白、降钙素原、凝血四项 +D- 二聚体 心电图、胸部 X 线片、下肢深静脉超声
	低温技术选择	主治医师	体表低温 　穿戴体表控温服 　运行体表控温仪 血管内低温 　股静脉 ICY 置管 　运行血管内低温仪
低温中	生命体征监测	主管医师	每 4h 一次
	低温达标监测	主管医师	核心温度 　膀胱 / 直肠 / 血管内目标温度:34~35℃ 实验室检验 　血常规、血气分析 + 乳酸、肝功能 + 肾功能 + 心肌酶谱 + 电解质、脂肪酶、淀粉酶、CRP、降钙素原、凝血功能 +D- 二聚体
	持续低温监测	主管医师	实验室检验 　每 24h 复查一次,直至复温结束(36.5℃)。检验项目包括血气分析 + 乳酸、血常规、肝功能全项 + 肾功能四项 + 心肌酶全项 + 电解质全项、脂肪酶、淀粉酶、CRP、降钙素原、凝血四项 +D- 二聚体。注意复查和处理异常指标。 其他检查 　48~72h 复查一次心电图、胸部 X 线片、下肢深静脉超声
	低温时长设定	主治医师	根据病情和并发症情况决定
低温后	复温结束监测	主管医师	目标核心温度 36.5℃ 复查头部 CT 或 MRI 检查
	撤除低温仪器	主管医师	根据病情监测生命体征、实验室检查和影像学检查

【结果分析】

1. 目标温度是否达标 低温各阶段的实际核心温度是否达到或接近目标,以及控制温度偏差 <0.3℃。

2. 寒战控制是否达标 经各种措施寒战是否控制满意,寒战分级中的 0~1 级(无寒战或轻微寒战)为理想目标。寒战分级:0 级,无寒战;1 级,仅面部或咀嚼肌寒战;2 级,周围肢体或胸部寒战;3 级,不可控制的全身寒战。

【注意事项】

1. 热交换导管破损、体表控温服破损、热交换控制器运行故障等仪器设备意外事件,可使低温治疗中断或失败。

2. 寒战控制不满意,可影响目标温度达标,并因体温波动影响生命体征平稳。

3. 低温过程中如果出现严重并发症,可导致治疗终止。

4. 复温速度过快时,可导致颅内压反跳,影响低温治疗效果,或延长复温时长。

【并发症处理】

1. 心动过缓或过速、心律失常、心功能不全和低血压 加强心电图、超声心动图、血压等心血管功能监测;一旦发生异常,积极查找原因,予以对因治疗;可予相应抗心律失常、改善心功能和血管活性药物。

2. 下肢深静脉血栓和 / 或肺栓塞 加强下肢静脉血管超声监测和相关凝血指标监测;予以抗血栓压力泵和 / 或抗凝药物,预防下肢静脉血栓;一旦发现下肢静脉血栓形成,予以抗凝药物治疗;必要时请血管外科医师会诊,放置滤网。一旦发生肺栓塞,即刻予以抗血小板、抗凝和生命支持治疗。

3. 肺炎和脓毒症 加强肺炎和血行感染监测力度;一旦出现感染,采取"重拳出击"策略,予以"经验性"后续"针对性"抗感染治疗方案;加强肺部护理和生命支持。

4. 胃肠功能障碍 加强胃残留量监测、合理选择鼻胃管或鼻肠管、调整营养液泵注速度、可予胃肠动力药物等,必要时改为肠外营养。加强胃液潜血、便潜血和血常规的监测;常规予以保护胃黏膜药物;一旦发现消化道出血迹象,即刻予以抑酸、止血药物。

5. 急性胰腺炎 动态监测淀粉酶、脂肪酶,定期复查腹部超声,一旦诊断明确,请消化科或普外科医师协助处理。

6. 急性肝功能障碍 动态监测肝功能变化;避免或减少肝损伤药物;可予谷胱甘肽、异甘草酸镁等改善肝功能药物。

7. 急性肾功能障碍 动态监测肾功能变化;一旦出现异常,调整液体补充,减少或停止影响肾功能药物;必要时,请肾科医师会诊。

8. 营养代谢功能障碍 加强血糖、血清蛋白、血脂和电解质监测;予以规范化营养支持治疗;一旦出现异常,即刻干预,特别是对高血糖、低蛋白血症和低 / 高钾血症的处理。

(范琳琳)

第七节 血浆置换

【概述】

血浆置换(PE)是一种用来清除血液中大分子物质的血液净化方法。其基本过程是将患者血液经血泵引出,经过血浆分离器,将血浆与细胞成分分离,去除致病血浆或选择性去除血浆中某些致病因子,然后将细胞成分、净化后血浆,以及所需补充的置换液输回体内。

通常采用双重 PE,使血浆分离器分离出来的血浆,再通过膜孔径更小的血浆成分分离器,将患者血浆中相对分子量远大于白蛋白的致病因子,如免疫球蛋白、免疫复合物、脂蛋白等丢弃,再将含有大量白蛋白的血浆成分回输至体内。不同孔径的血浆成分分离器可控制血浆蛋白去除的范围。

PE 通过以下机制发挥免疫治疗作用:①快速清除致病因子,包括抗原、抗体、免疫复合物等,使强烈的免疫损伤迅速得到遏制,从而缓解症状;②清除血浆中参与疾病发展的炎症介质,尤其是活化的补体成分和细胞因子,通常一个疗程 PE 约可去除血浆中病理成分的90%;③免疫调节作用,如输注含有大量免疫球蛋白的血浆,直接改善体液免疫功能,去除影响细胞免疫功能的细胞因子,改善细胞免疫功能,促进 T 细胞亚群恢复至正常比例。

【适应证】

1. 急性炎性脱髓鞘性多发性神经病/吉兰-巴雷综合征。

2. 慢性炎症性脱髓鞘性多发性神经病。

3. 多发性硬化(复发型)。

4. 重症肌无力。

5. 视神经脊髓炎谱系疾病。

6. 自身免疫性脑炎(如抗 NMDA 受体脑炎)。

7. 急性播散性脑脊髓炎。

8. 兰伯特-伊顿肌无力综合征(Lambert-Eaton myasthenic syndrome)

9. 桥本脑病(与自身免疫性甲状腺炎相关的类固醇反应性脑病)。

【禁忌证】

无绝对禁忌证,相对禁忌证包括:对血浆置换液成分(如血浆、人血白蛋白)或置换过程中使用药物(如肝素)严重过敏、药物难以纠正的严重低血压、非稳定期的心肌梗死或脑梗死、颅内出血、重度脑水肿甚至脑疝、严重精神障碍。

【操作规范】

1. 血浆分离器选择　膜式血浆分离法是目前最常用的 PE 方式(图 13-7-1)。膜式血浆分离器的膜材料采用高分子聚合物制成空心纤维型分离器,其性质稳定,生物相容性好,渗透性高。其可将血浆成分透出,截留细胞成分,分离血浆与细胞成分。方法简单易行,费用相对合理。

2. 置换液选择

(1) 晶体液:包括生理盐水、葡萄糖生理盐水和乳酸钠林格注射液,可用于补充血浆中各种电解质的丢失。晶体液的补充一般为丢失血浆的 1/3~1/2,为 500~1 000ml。

(2) 血浆制品:包括新鲜血浆、新鲜冰冻血浆和纯化血浆蛋白含有大部分凝血因子、白蛋白和免疫球蛋白,对存在凝血因子缺乏或其他因子缺乏的患者,可考虑选用。新鲜冰冻血浆含枸橼酸盐,治疗过程中需补充钙剂。

(3) 人白蛋白溶液:浓度为 4%~5%,但因钾、钙、镁浓度较低而予以补充,以免引起低钾和/或低钙血症;尤其是应用枸橼酸钠抗凝时,更应避免发生低钙血症。

3. 置换量与置换频率选择　单次置换剂量以患者血浆容量的 1~1.5 倍为宜,不宜超过

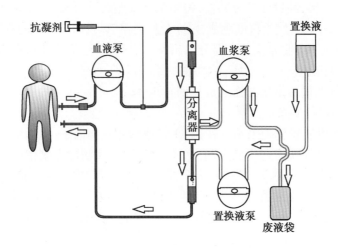

图 13-7-1 血浆置换模式图

2 倍。单次置换液量计算：

$$1 个 PE 量(ml)=0.065 × 体重(kg) × (1- 血细胞比容) × 1\,000ml$$

每一疗程需 PE 3~5 次，隔日 1 次。

4. **血管通路选择** 血管通路可根据临床实际情况选择。深静脉置入双腔大口径静脉穿刺置管时，可首选股静脉穿刺置管；为保证充足血流量及减少并发症，需熟练掌握穿刺技术并需血管超声引导操作；也可选择颈内静脉穿刺置管法，但需避免锁骨下静脉穿刺留置导管，因为锁骨下静脉狭窄和发生栓塞的概率较高。

5. **管路预冲** 采用肝素生理盐水(肝素 12\,500IU 加生理盐水 2\,000ml)充分预冲血液管路、滤器、置换液管路，以降低凝血风险及气体栓塞形成。

6. **抗凝措施** PE 开始启动前，通过血滤机动脉端注入低分子量肝素(首剂 100IU/kg，作用可维持 4 小时)，或通过血滤机持续泵注肝素。

7. **参数设定** 使用血液透析滤过机进行 PE 时，血流速度从低速开始，逐渐增加，目标为血流量 150~180ml/min，血浆分离及输入速度为 15~25ml/min，血浆回输温度为 36.5℃，治疗时间约 3 小时。术中持续予以心电、血压和呼吸监测，必要时调整血液透析滤过机参数设定。

【结果分析】

经 PE 治疗，可使抗体转阴或滴度下降，临床症状减轻，预后改善。

【影响因素】

1. PE 过程中可能出现肢体抽搐、不自主运动和精神障碍，影响 PE 顺利进行。此时，需要持续静脉泵注麻醉镇静剂。

2. PE 过程中可能出现过敏反应，影响 PE 顺利进行。因此，需要常规备用地塞米松、肾上腺素等急救药品和器材，以应对过敏反应。

3. PE 过程中可清除与血浆蛋白相结合的药物，结合率越高和分布容积越小，药物清除率越高，从而影响血药浓度稳态。因此，每日一次用药应在 PE 后给予。

【并发症处理】

1. 出现皮疹、瘙痒和荨麻疹等过敏反应时，须停止 PE，并予以回血操作和抗过敏治疗。

2. 出现心悸、胸闷、气促、头晕和恶心等不适时,即刻终止 PE,并予以回血操作和氧治疗。

3. 出现心律失常、心力衰竭、心搏骤停等心功能障碍时,立即终止 PE,并予以回血操作,开放备用静脉通路,快速输液,同时静脉予以抗心律失常药物、强心药物和血管活性药物,必要时人工辅助呼吸和 / 或胸外按压。

4. 出现血压过低等循环功能障碍时,即刻减慢引出速度,加快补液速度,必要时补充 5% 白蛋白生理盐水溶液、新鲜冰冻血浆或 6% 羟乙基淀粉等胶体液。必要时终止 PE,并予以回血操作和升血压治疗。

5. 出现血小板、凝血因子减少等血液系统功能障碍时,即刻终止 PE,予以回血操作;对穿刺点及其周围组织出血,予以局部按压止血,或加压包扎止血,或加压袋止血;对消化道出血,予鼻胃管置入,监测胃液潜血和便潜血,加用胃黏膜保护剂,必要时静脉滴注止血药物、血小板、血浆和红细胞;对颅内出血,予以脱水降颅内压治疗,必要时输注血小板和血浆。

6. 出现 PE 管路凝血和滤器废弃时,即刻终止 PE,并予以回血操作。

（张　艳）

第十四章

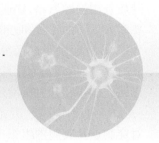

医疗质量管理与医院感染控制

医疗质量是提升医疗服务、保障医疗安全的基石，是医疗机构赖以生存的根本，是医疗过程执行者和管理者关注的核心主题。医院感染是伴随医院建立而产生的获得性感染疾病，是阻碍医学发展的医疗质量缺陷。医院感染的预防和控制是医疗质量管理的重要内容，是提升医疗质量，保障患者安全的关键环节。

第一节 医疗质量管理

一、基本概念

1. **质量**（quality） 质量是一组特征满足需要的程度。质量意味着适目的性（fitness for purpose）。无论生产什么产品，还是服务都必须适合其目的。为了适合目的，任何产品和服务都必须具备能够满足顾客需要的正确特征，并且以最少的失效加以提供，必须能够真正满足顾客要求，并取得优异的业务绩效。

2. **质量控制**（quality control） 一组普遍应用的管理过程，致力于指导运作过程，以获得持久的稳定性，预防负面变异并维持现状。质量控制需要闭环反馈，质量控制的目的在于维持或恢复过程状态，以将缺陷控制在可接受的水平，并满足顾客需求。

3. **质量管理**（quality management） 是质量方面指挥与控制团队协调的活动，质量体系中所有与质量方针、质量目标、质量职责的制订，以及实施有关的质量计划、质量控制和质量改进的活动，均属于质量管理范畴。

4. **医疗质量** 美国医疗机构评审联合委员会（Joint Commission on the Accreditation of Healthcare Organizations，JCAHO）对医疗质量的定义：在现今医学知识条件下，对患者提供的医疗服务能导向对患者有利的结果的同时，将对患者不利的结果尽量减少。具体到一个病例的医疗质量，是指诊断正确、治疗有效、住院时间最短和患者损害最小。而广义的医疗质量，除了诊疗质量外，还强调医疗技术经济效果，以及医疗的连续性和系统性，以减少患者预期与患者感知的差距。

二、医疗质量管理要求

医疗质量直接关系到人民群众的健康权益和对医疗服务的切身感受,持续改进医疗质量、保障医疗安全,是卫生事业改革和发展的重要内容和基础。医疗质量管理工作作为一项长期工作任务,需要从制度层面加强保障与约束,实现全行业统一管理和战线全覆盖。2016年,国家卫生和计划生育委员会以部门规章形式颁布施行《医疗质量管理办法》(以下简称《办法》),通过顶层制度设计,明确了医疗质量管理各项要求,促进医疗质量管理工作步入制度化、法治化的管理轨道。《办法》旨在通过顶层制度设计,进一步建立和完善医疗质量管理长效工作机制,创新医疗质量持续改进方法,发挥信息化管理作用,提升医疗质量管理科学化、精细化水平,提高不同地区、不同层级和不同类别医疗机构之间医疗服务的同质化程度,更好地保障广大人民群众的身体健康和生命安全。

《办法》将医疗机构及其医务人员应当严格遵守的,对保障医疗质量和患者安全具有重要基础性作用的一系列制度凝练为18项医疗质量安全核心制度,其中包括:首诊负责制度、三级查房制度、会诊制度、分级护理制度、值班和交接班制度、疑难病例讨论制度、急危重患者抢救制度、术前讨论制度、死亡病例讨论制度、查对制度、手术安全核查制度、手术分级管理制度、新技术和新项目准入制度、危急值报告制度、病历管理制度、抗生素分级管理制度、临床用血审核制度和信息安全管理制度等。

三、医疗质量控制指标

医疗质量控制指标是量化、可衡量医疗质量、显示患者诊疗质量的信息。医疗质量控制指标体系包含结构质量指标、过程质量指标、结果质量指标以及社会质量指标。

1. 结构质量指标　涉及人员和物资,包括人员资质、学习曲线、工作条件、医疗产品、基础设施和信息系统等。

2. 过程质量指标　涉及标准化过程和循证医学证据,包括药品安全、医院感染防控、质量安全持续进、指南及集束化应用,以及循证医疗实践经验等。

3. 结果质量指标　涉及医疗结果和客户满意度,包括治愈率、并发症发生率、院内感染发生率、病死率、治疗效果、膳宿满意度、费用承担方的满意度等。

4. 社会质量指标　包括直接指标和间接指标,直接指标如投诉反应、沟通和信息和友好度等,间接指标如气氛、设施、饭菜质量和员工态度等。

四、重症监护病房质控

重症医学作为临床医学的一个专业学科,在医疗系统中发挥着越来越重要的作用。重症监护病房(ICU)是医院集中监护和救治重症患者的专业病房,其为各种原因导致一个或多个器官、系统功能障碍危及生命的患者,或具有潜在高危因素的患者,提供了系统、高质量的医学监护和救治条件。当今,ICU已成为现代化医院的核心部门之一,ICU的发展无疑对挽救危重症患者生命起到了不可替代的作用,ICU的医疗质量充分体现了医疗机构的救治水平。因此,加强重症患者诊治质量管理,是重症医师基本任务之一。

重症患者常常面临静脉血栓栓塞、导管相关血流感染(catheter-associated blood stream

infection，CABSI）、呼吸机相关性肺炎（VAP）、导尿管相关尿路感染（catheter-associated urinary tract infections，CAUTI）、谵妄、ICU 获得性肌无力、与患者目标不符的治疗、尊严和尊重缺失等危害。因此，应建立重症治疗的质量指标体系，包括结构质量、过程质量和结果质量。

1. ICU 结构质量指标　涉及人员和硬件配备，包括 ICU 床位数、ICU 专业人员、护士与患者比、临床药师配备、呼吸机和仪器设备配置等。

2. ICU 过程质量指标　指医疗行为过程，包括重症患者的治疗质量管理，包括重症患者的交接、转运、临床路径、清单管理、每日目标讨论、指南和集束化治疗使用、合理抗生素使用、无菌操作、呼吸机/中心静脉/导尿管置管的流程管理、医院感染（主要包括 VAP、CABSI、CAUTI 等）防治集束化方案的执行率、镇痛/镇静流程与监测、早期肠内营养使用、应激性溃疡预防措施、脓毒症指南依从率、血糖控制、血栓预防、死亡病例讨论、ICU 患者临终治疗等。

3. ICU 结果质量指标　指治疗的有效性和并发症的发生情况，包括标化死亡率、医院感染发病率、并发症率、细菌耐药发生率、健康相关生活质量（health-related quality of life，HRQL）、医疗费用和严重不良事件发生率等。

2015 年，国家卫生和计划生育委员会发布了《重症医学专业医疗质量控制指标（2015 年版）》，明确指出 15 项重症医学专业医疗质量控制指标，包括：ICU 患者收治率和 ICU 患者收治床日率、APACHE Ⅱ评分≥15 分的患者收治率（入 ICU 24 小时内）、感染性休克 3 小时集束化治疗完成率、感染性休克 6 小时集束化治疗完成率、ICU 抗生素治疗前病原学送检率、ICU 深静脉血栓（DVT）预防率、ICU 患者预计病死率、ICU 患者标化病死指数、ICU 非计划气管插管拔管率、ICU 气管插管拔管后 48 小时内再插管率、非计划转入 ICU 率、转出 ICU 后48 小时内重返率、ICU 呼吸机相关性肺炎发病率、ICU 血管内导管相关血流感染发病率、ICU 导尿管相关尿路感染发病率。

（王力红）

第二节　医院感染控制

一、基本概念

1. 医源性感染　指在医学服务中，因病原体传播引起的感染。

2. 医院感染　指住院患者在医院内获得的感染，包括在住院期间发生的感染和在医院内获得而出院后发生的感染，但不包括入院前已开始或入院时已处于潜伏期的感染。医院工作人员在医院内获得的感染也属医院感染。

3. 医院感染管理　依据医院感染的发生、发展规律，使用现代化管理理论，对医院感染控制的各个环节实施科学决策、计划、监测和控制的活动。

4. 医院感染学　研究医院感染发生、发展、控制和管理的一门科学。

二、医院感染的预防与控制

1. 医院感染现状　医院感染是伴随着医院的产生而出现的医疗质量负性事件，随着医学技术的发展，越来越多的现代化医疗设施、复杂的临床监测技术和侵入性操作，大大提高了重症患者救治的成功率,但也不可避免地增加了医院感染的风险和隐患。加之人口老龄化、新的病原体出现、多重耐药菌感染不断增多,使得医院感染防控任务愈发艰难。感染预防与控制(以下简称"感控")是医疗管理的重要工作,做好感控工作对保障医疗质量与医疗安全具有重要意义。

2. ICU 医院感染现状　ICU 医院感染的发病率高达 10%~40%,远高于住院患者总体医院感染率(3.92%~10%)。ICU 患者不仅医院感染发生率高,且医院感染病死率(10%~20%)也明显高于无医院感染的患者。"中国 ICU 医院感染管理工作 30 年回顾与展望"项目的调查结果显示:2015 年 ICU 医院感染发病率为 1.04%~23.08%,中位数为 8.38%;VAP、CABSI 和 CAUTI 的千日感染率中位数分别为 9.90‰、1.72‰ 和 2.11‰。ICU 医院感染高发的主要危险因素是:患者的基础疾病危重、免疫力低下、卧床时间长、意识障碍深、侵入性操作多、环境病原体载量高等。因此,ICU 是医院感染防控的重地,有效防控医院感染,是保障患者和医务人员安全,提高医疗质量的前提。

3. 医院感染防控制度　2019 年 5 月,国家卫生健康委员会办公厅下发了关于进一步加强医疗机构感染预防与控制工作的通知,要求强化责任意识,落实感控制度,明确医疗机构法定代表人或主要负责人是感控工作的第一责任人。医疗机构要切实发挥本机构感控委员会的作用,明确感控管理部门、医务、药学、护理、临床检验,以及各临床科室的职责分工,压实部门责任,并建立多学科、多部门协作机制,形成合力共同开展感控工作。医务人员需要认真学习贯彻《医疗机构感染预防与控制基本制度(试行)》,包括:感控分级管理制度、感控监测及报告管理制度、感控标准预防措施执行管理制度、感控风险评估制度、多重耐药菌感控制度、侵入性器械/操作相关感控制度、感控培训教育制度、医疗机构内感染暴发报告及处置制度、医疗机构内传染病相关感控制度,以及医务人员感染性病原体职业暴露预防、处置及上报制度。十项基本制度及基本要求具有"底线性"和"强制性"。

4. ICU 医院感染防控规范　2016 年,国家卫生和计划生育委员会颁布了《重症监护病房医院感染预防与控制规范》(WS/T509-2016)。这一行业标准(以下简称《规范》)明确规定了医院 ICU 在医院感染防控方面的各项要求,规范了各级综合医院开展重症监护病房诊疗活动的工作准则,填补了国内重症监护病房医院感染防控工作无标准可依的空白。《规范》规定了 ICU 医院感染预防与控制的基本要求、建筑布局和必要设施与管理要求、人员管理要求、医院感染监测、器械相关感控措施、手术部位感控措施、手卫生要求、环境清洁消毒方法与要求、床单元清洁与消毒要求、便器的清洗与消毒要求、空气消毒方法与要求等。

2012 年,神经重症专业组织发布了《神经疾病并发医院获得性肺炎诊治共识》,对神经 ICU 重症神经疾病并发肺炎的流行病学、危险因素、诊断治疗进行了详尽的表述,旨在强调神经疾病并发肺炎的特殊性和重要性。

临床医护人员是医院感染防控工作制度和措施落实的执行者,是医院感染防控的前哨力量,在日常工作中如何保障医院感染的防控措施到位,是医院感染防控工作的关键,直接关系到医院感染防控的效果。临床医护人员应该树立医院感染"零容忍"意识,健全临床医院感染防控小组,根据本专业特点完善医院感染防控制度,加强医院感染隔离预防意识,保障人力资源充足配备,重视器械相关感染防控措施的落实,从而保证医院感染防控的有效性,助力医疗质量的提升。

5. **小结**   随着医疗技术的发展,越来越多的高精尖诊疗技术应用于临床危重患者的救治中,对重症医学提出了更高的挑战。未来,致力于工作流程和团队合作将成为 ICU 管理的重要组成部分,相信经过不懈努力,中国的重症医学质量管理工作将得到持续改进,做到更加规范化、科学化、精准化,并达到国际先进水平。

(王力红)

第十五章

神经重症医师基本素质

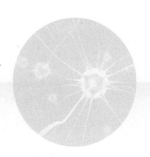

第一节　神经重症医师

一、概述

医学道德与医学伦理是医者的必修课,尤其是神经重症医师,面对每一位急危重症患者的生存与死亡,需要作出理性选择。

1. **医学道德**　简称"医德",即责任、义务、良心和同情心。医者在医疗卫生工作中,需要依靠社会舆论监督与内心信念,调节医者与服务对象间、医者与医者间的关系,并形成行为原则与规范。医学道德规范基于医学道德理论与原则,是医学道德行为和道德关系普遍规律的反映,是社会对医者的基本道德要求,是医学伦理学原则的具体体现和补充,并成为调整医疗工作中各种人际关系和评价医学行为善恶的准则。

2. **医学伦理**　伦理医学是评价人类医疗行为和医学研究是否符合道德理论的学问,其运用一般伦理学原则解读医疗卫生实践和医学发展过程中的医学道德问题和现象。随着生物医学的发展和进步,人工呼吸、器官替代、器官移植等治疗手段决定了人的生存与死亡时间,由此产生了公众对医疗措施的疑惑、不安,甚至纠纷。逐渐地,医学伦理成为一门研究人的生存与医学关系的科学,即医学伦理学,并广泛受到关注。

二、医学伦理学基本原则

无论医学科学如何发展,医学伦理学的核心内容都不会变化,其中包括自主、不伤害、有力和公平,而这些也构成了医学伦理学的基本原则。

1. **自主原则**　又称"尊重自主原则",即医者要尊重患者及其家属作出的理性决定,包括尊重患者的人格与尊严,尊重患者的生命与价值。患者有权知晓病情,对医者采取的防治措施有决定取舍的自主权。但当患者的自主选择有可能危及其生命时,医者应积极劝导患者作出最佳选择。

2. 不伤害原则 在诊治过程中不使患者的身心受到伤害,是医者必须遵循的基本原则。医疗上所实施的诊治手段应当是必要的,或符合医疗适应证的,即遵循不伤害原则;相反,如果诊疗手段对患者是无益的、不必要的、禁忌的,是有意或无意强迫实施的,就违背了不伤害原则。

3. 有利原则 医者的诊疗行为,应该以保护患者利益、促进健康和增进幸福为目的。

4. 公平原则 主要指医疗公正,即社会中每一个人都具有平等合理享受卫生资源的权利,享有参与卫生资源分配和使用的权利。

上述四个原则相互平等,没有哪一原则绝对优于其他原则。而在临床实践过程中,需要制定规章制度和道德行为规范来落实这些原则,仅靠这些抽象的原则处理实际问题,尤其是伦理道德问题,是很困难的。

三、医学伦理学与神经重症

神经重症医学是重症医学和神经病学的一个重要分支和交叉学科,随着神经重症医学的快速发展,大量濒临死亡的患者得以保存生命,但却可能长期处于深度昏迷状态,或者忍受严重的神经功能残疾。此外,在救治过程中,不仅患者需要承受巨大的痛苦,医疗机构还要耗费大量的医疗资源,包括物资和人力。在神经重症病房工作的医者,每日不仅需要作出诊治决策,还要解决医学伦理问题。面对或解决越来越复杂的道德与法律问题、医德与伦理问题、医疗资源配置与分配问题、无效医疗与撤退治疗问题、生命维持与放弃问题,并不是靠医学专业技术,而是基于医学伦理学。

四、医学伦理学与脑死亡

脑死亡是指包括脑干在内的全脑功能不可逆转的丧失,即死亡。在 19 世纪 50 年代,机械通气的出现,使深昏迷患者得以延续生命;有学者提出,这部分患者可以成为器官移植的重要来源,由此引发了伦理和法律的激烈争论。1967 年哈佛医学院完成了脑死亡患者作为供体的第一例心脏移植手术,并于 1968 年提出"脑功能不可逆丧失"即死亡的定义,并制定了世界上第一个脑死亡诊断标准。此后,几乎所有发达国家均采用了"哈佛标准"或与其相近的标准制定了相关法律。随后,基于脑死亡标准制定的相关法律也衍生出许多条款,如脑死亡患者作为移植供体相关权利与义务,医者对于脑死亡判定的权利与义务,患者家属接受脑死亡宣布的权利与义务等。在此基础上,脑死亡诊断标准不断被更加审慎地重新检验和修订。

20 世纪 70 年代,我国开始了脑死亡判定的理论研讨与临床实践。2003 年中华医学杂志等主要医学杂志刊登了卫生部脑死亡判定标准起草小组制订的《脑死亡判定标准(成人)(征求意见稿)》和《脑死亡判定技术规范(成人)(征求意见稿)》。2013 年,国家卫生和计划生育委员会脑损伤质控评价中心在以往脑死亡判定临床实践与研究的基础上,对上述 2 个文件进行了修改与完善,推出中国《脑死亡判定标准与技术规范(成人质控版)》,并作为医学行业标准推动我国脑死亡判定工作规范、有序地展开。2019 年,国家卫生健康委员会脑损伤质控评价中心基于"质控版"医疗实践,再次修改、完善并推出《中国成人脑死亡判定标准与操作规范(第二版)》。这些医学实践活动使我国脑死亡判定工作更加科学、严谨,更加具有可操作性和安全性。

尽管脑死亡定义在法律上得到了广泛认可,但仍然受到社会公众对脑死亡判定和器官捐献的怀疑和不信任。因此,未来的脑死亡伦理工作目标是让更多的公众了解并接受脑死亡判定以器官移植,确保判定过程和器官移植过程无利益冲突。

五、医学伦理与撤离生命支持

随着重症医学的发展,生命终末期的患者越来越多,在死亡前他们选择了限制或撤离生命支持。但受宗教和文化信仰的影响,不同国家对死亡前接受限制或撤离生命支持存在很大差异。中国的神经重症医师,需要在医疗实践中学习和运用医学伦理知识,提出限制或撤离生命支持建议,并紧密结合中国传统文化、习俗,提高终末期生命质量管理。

六、医学伦理学与度过生命终末期

医者在管理重症患者过程中,有义务向患者及其亲属解释诊断结果和治疗方案,阐明病情严重程度;与此同时,应从患者家庭成员中获取患者价值观信息,为治疗方案的制定提供参考意见。2005年,5个国际重症医学协会共同发表声明,倡导在重症监护病房中与患者家属分享有关生命支持的决策。然而,但在实际操作中,临床医师与患者及家属的沟通往往不够充分,约半数患者家属在与医生沟通后,仍不能充分理解患者的诊断、治疗和预后。因此,医者如何利用更多的时间去倾听,去解说,去满足需求,成为更重要的医疗实践活动。

七、小结

生命终末期质量管理是重症医学的重要组成部分,神经重症医学的发展需要加强生命终末期质量管理,神经重症医师需要掌握相关伦理学知识,并以道德规范为准则加以实践,使神经重症监护病房充满对生命敬畏的人文关怀。

(周立新)

第二节　神经重症主任

神经重症主任除了精通专业知识,保证专业水平外,还需熟悉医疗管理,保证医疗安全;除了具备神经重症医师基本素质外,还需具有团队发展意识和团队建设能力,即带领神经ICU的医师、护士、临床药师、呼吸机师和临床营养师协同工作,共同发展;促进院内相关专科、院外相关同行互利共生与合作共赢。实现这一目标基于神经ICU管理制度的建立,包括工作制度、工作规范、工作流程、诊疗指南、应急预案和培训考核六个部分。

一、管理体系的建立

1. 工作制度　工作制度基于国家卫生行业规定、医院规章制度和公民法律法规,其可使医护人员在工作中有法可依,有据可查(表15-2-1)。

表 15-2-1 工作制度

分类	工作制度
日常工作制度	交班制度、值班制度、查房制度、会诊制度、病例讨论制度、会议管理制度、门急诊患者住院制度、逐级汇报制度、年终总结制度
医疗文书质量管理制度	住院病历质量评价制度、诊疗方案确认和修改制度
医疗质量与安全管理制度	医嘱执行和查对制度、危急值报告登记制度、医院感染管理及消毒隔离制度、病区基数药品管理登记制度、知情同意制度(特殊检查、药物、操作和疗法)、住院患者管理制度(包括患者外出检查、行为约束、健康教育、家属管理)、新技术新业务管理、药物不良反应监测管理、医疗事故防范管理、医护缺陷管理制度

2. **工作规范** 工作规范基于工作制度,使医护人员的医疗行为达到规定的标准。包括:与神经重症处理相关的监测技术规范、操作技术规范、诊断治疗规范和预后评估规范等;与医疗文书撰写相关的病历书写规范、会诊记录规范、病例讨论记录规范、知情同意记录规范和护理记录规范等。

3. **工作流程** 工作流程基于工作制度和工作规范,使医护人员的医疗程序更加简明、有序、快捷和顺畅。包括:患者入住接待流程、患者转出交接流程、患者外出检查流程、患者重要操作告知流程、患者病历紧急封存流程、医护巡视病房流程、医师院内会诊流程、医师院外会诊流程和医护传染病报告流程等。

4. **诊疗指南** 诊疗指南基于最新神经重症指南、共识和推荐意见,使神经危重症救治更具先进性和科学性。包括:神经重症诊治指南、神经重症相关器官系统功能损伤和并发症诊治指南、神经重症药物治疗指南、神经重症营养支持指南等。

5. **应急预案** 应急预案基于工作制度、工作规范、诊治指南和医疗环境安全,使医护人员对意外事件更具预知性,并有所备。包括:①应对猝死、误吸、窒息、躁狂、走失,甚至轻生的预案;②应对摔伤、坠床、药物静脉外渗,甚至严重用药错误的预案;③应对停水、停电、停氧、火灾、地震、爆炸,甚至刑事犯罪的预案;④应对暴露于污染血或体液,甚至传染疾病传播的预案;⑤应对紧急情况下医护人员调动的预案。

6. **培训考核** 培训考核基于诊治指南,使医护人员掌握最新诊断治疗原则、最新监测和操作技能、最易接近预后目标方法,达到神经 ICU 准入标准(资格认证)和注册标准。

二、岗位责任与任务的制订

对神经 ICU 各级医护人员均需制订岗位责任与任务。

1. 主任责任与任务。

2. 护士长责任与任务。

3. 医师(住院医师、主治医师、副主任医师、主任医师)责任与任务。

4. 护士(护士、护师、副主任护师、主任护师)责任与任务。

5. 进修医师、护士责任与任务。

6. 硕士、博士研究生轮转期间责任与任务。

三、发展目标与计划的制订

神经ICU主任需组织制订年度发展目标与计划、短期发展目标与计划(3~5年)和长期发展目标与计划(5~10年),护士长、主诊医师和副主诊医师应发挥其协同作用。内容包括:提高临床医护水平、增加临床科研项目、扩大人才梯队建设和改进管理(包括信息管理)模式。

（宿英英　王振海　滕军放）

附录

第一部分　神经重症与重症医学			
文献名称	学术组织	通信作者	杂志
心肺复苏后昏迷评估中国专家共识	中华医学会神经病学分会神经重症协作组	宿英英	中华神经科杂志，2015，48（11）：965-968.
中国成人脑死亡判定标准与操作规范（第二版）	国家卫生健康委员会脑损伤质控评价中心，中华医学会神经病学分会神经重症协作组，中国医师协会神经内科医师分会神经重症专业委员会	宿英英，赵国光	中华医学杂志，2019，99（17）：1288-1292.
神经重症监护病房脑电图监测规范推荐意见	中华医学会神经病学分会神经重症协作组	宿英英	中华神经科杂志，2015，48（7）：547-550.
大脑半球大面积梗死监护与治疗中国专家共识	中华医学会神经病学分会神经重症协作组	宿英英	中华医学杂志，2017，97（9）：645-652.
自发性大容积脑出血监测与治疗中国专家共识	中华医学会神经病学分会神经重症协作组	宿英英	中华医学杂志，2017，97（9）：653-660.
重症动脉瘤性蛛网膜下腔出血管理专家共识（2015）	中国医师协会神经外科医师分会重症专家委员会	王宁	中国脑血管病杂志，2015，12（4）：215-225.
惊厥性癫痫持续状态监护与治疗（成人）中国专家共识	中华医学会神经病学分会神经重症协作组	宿英英	中华神经科杂志，2014，47（9）：661-666.
成人全面性惊厥性癫痫持续状态治疗中国专家共识	中国医师协会神经内科医师分会癫痫专委会	王学峰，王康，肖波	国际神经病学神经外科学杂志，2018，45（1）：1-4.
非惊厥性癫痫持续状态的治疗专家共识	中华医学会神经病学分会脑电图与癫痫学组	洪震	中华神经科杂志，2013，46（2）：133-137.
难治性颅内压增高监测与治疗中国专家共识	中华医学会神经病学分会神经重症协作组，中国医师协会神经内科医师分会神经重症专委会	宿英英	中华医学杂志，2018，98（45）：3643-3652.

续表

文献名称	学术组织	通信作者	杂志
呼吸泵衰竭监测与治疗中国专家共识中国专家共识	中华医学会神经病学分会神经重症协作组,中国医师协会神经内科医师分会神经重症专委会	宿英英	中华医学杂志,2018,98(43):3467-3472.
神经重症低温治疗中国专家共识	中华医学会神经病学分会神经重症协作组	宿英英	中华神经科杂志,2015,48(6):453-458.
神经疾病并发医院获得性肺炎诊治共识		宿英英	中华神经科杂志,2012,45(10):752-756.
卒中相关性肺炎诊治中国专家共识	卒中相关性肺炎诊治中国专家共识组	王拥军	中华内科杂志,2010,49(12):1075-1078.
中国神经外科重症管理专家共识(2020版)	中华医学会神经外科学分会,中国神经外科重症管理协作组	魏俊吉,康德智	中华医学杂志,2020,100(19):1443-1458.
中国神经外科重症患者感染诊治专家共识(2017)	中华医学会神经外科学分会,中国神经外科重症管理协作组	魏俊吉,马小军	中华医学杂志,2017,97(21):1607-1614.
神经外科脑脊液外引流中国专家共识(2018版)	中华医学会神经外科学分会,中国神经外科重症管理协作组	江荣才,石广志	中华医学杂志,2018,98(21):1646-1649.
神经系统疾病肠内营养支持中国专家共识(第二版)	中华医学会肠外肠内营养学分会神经疾病营养支持学组,中华医学会神经病学分会神经重症协作组,中国医师协会神经内科医师分会神经重症专业委员会	宿英英	中华临床营养杂志,2019,27(4):193-203.
神经系统疾病经皮内镜下胃造口喂养中国专家共识	中华医学会肠外肠内营养学分会神经疾病营养支持学组	宿英英	肠外与肠内营养,2015,22(3):129-132.
中国严重脓毒症/脓毒性休克治疗指南(2014)	中华医学会重症医学分会	严静	中华内科杂志,2015,54(6):557-581.
中国脓毒症/脓毒性休克急诊治疗指南(2018)	中国医师协会急诊医师分会,中国研究型医院学会休克与脓毒症专业委员会	于学忠,姚咏明,周荣斌	中国急救医学,2018,38(9):741-756.
急性循环衰竭中国急诊临床实践专家共识	中国医师协会急诊医师分会	于学忠,陆一鸣,王仲	中华急诊医学杂志,2016,25(2):143-149.
急性肺损伤/急性呼吸窘迫综合征诊断和治疗指南(2006)	中华医学会重症医学分会	邱海波	中国危重病急救医学,2006,18(12):706-710.

文献名称	学术组织	通信作者	杂志
中国成人医院获得性肺炎与呼吸机相关性肺炎诊断和治疗指南(2018年版)	中华医学会呼吸病学分会感染学组	中华医学会呼吸病学分会感染学组	中华结核和呼吸杂志,2018,41(4):255-280.
中国机械通气临床应用指南(2006)	中华医学会重症医学分会	无	中国危重病急救医学,2007,19(2):65-72.
欧洲危重病学会(2012)急性胃肠损伤共识解读	无	马晓春	临床外科杂志,2013,21(3):159-161.
重修"95庐山会议"多器官功能障碍综合征病情分期诊断及严重程度评分标准(2015)	中国中西医结合学会急救医学专业委员会	王东强	中华危重病急救医学,2016,28(2):99-101.
血浆置换在神经系统疾病中的应用指南	无	蒋雨平	中国临床神经科学,2011,19(3):307-310.
热射病规范化诊断与治疗专家共识(草案)	全军重症医学专业委员会	宋青	解放军医学杂志,2015,40(1):1-7.
Criteria and practical guidance for determination of brain death in adults(BQCC version)	Brain Injury Evaluation Quality Control Centre of National Health and Family Planning Commission	SU YY	Chin Med J Engl,2013,126(24):4786-4790.
Criteria and practical guidance for determination of brain death in children(BQCC version)	Brain Injury Evaluation Quality Control Centre of National Health and Family Planning Commission	QIAN SY	Chin Med J Engl,2014,127(23):4140-4144.
American Clinical Neurophysiology Society's standardized critical care EEG terminology:2012 version	American Clinical Neurophysiology Society	HIRSCH LJ	J Clin Neurophysiol,2013,30(1):1-27.
Clinical development and implementation of an institutional guideline for prospective EEG monitoring and reporting of delayed cerebral ischemia	Interdisciplinary Team	MUNIZ CF	J Clin Neurophysiol,2016,33(3):217-226.
Recommendations on the use of EEG monitoring in critically ill patients:consensus statement from the Neurointensive Care Section of the ESICM	Neurointensive Care Section of the ESICM	CLAASSEN J	Intensive Care Med,2013,39(8):1337-1351.

续表

文献名称	学术组织	通信作者	杂志
Guidelines for the management of aneurysmal subarachnoid hemorrhage: a guideline for healthcare professionals from the American Heart Association/American Stroke Association	American Heart Association/American Stroke Association	CONNOLLY ES JR	Stroke, 2012, 43 (6): 1711-1137.
Evidence-based guideline: treatment of convulsive status epilepticus in children and adults: report of the guideline committee of the American Epilepsy Society	American Epilepsy Society	GLAUSER T	Epilepsy Curr, 2016, 16 (1): 48-61.
Guidelines for the evaluation and management of status epilepticus	Neurocritical Care Society Status Epilepticus Guideline Writing Committee	BROPHY GM	Neurocrit Care, 2012, 17 (1): 3-23.
EFNS guideline on the management of status epilepticus in adults	European Federation of Neurological Societies	MEIERKORD H	Eur J Neurol, 2010, 17 (3): 348-355.
Salzburg consensus criteria for non-convulsive status epilepticus-approach to clinical application	the 4th London-Innsbruck Colloquium on Status Epilepticus in Salzburg	LEITINGER M	Epilepsy Behav, 2015, 49: 158-163.
Recommendations for the management of cerebral and cerebellar infarction with swelling: a statement for healthcare professionals from the American Heart Association/American Stroke Association	American Heart Association Stroke Council	WIJDICKS EF	Stroke, 2014, 45 (4): 1222-1238.
Fluid therapy in neurointensive care patients: ESICM consensus and clinical practice recommendations	European Society of Intensive Medicine	ODDO M	Intensive Care Med, 2018, 44 (4): 449-463.
Guidelines for the management of severe traumatic brain injury, fourth edition	None	GHAJAR J	Neurosurgery, 2017, 80 (1): 6-15.

文献名称	学术组织	通信作者	杂志
Guidelines for the management of acute cervical spine and spinal cord injuries：2013 update	American Association of Neurological Surgeons，Congress of Neurological Surgeons		Neurosurgery，2013，60 （CN_Suppl_1）：82-91.
Perioperative management of adult patients with external ventricular and lumbar drains：guidelines from the society for neuroscience in anesthesiology and critical care	SNACC Task Force	LELE AV	J Neurosurg Anesthesiol，2017，29（3）：191-210.
Clinical guidelines for management of diabetes insipidus and syndrome of inappropriate antidiuretic hormone secretion after pituitary surgery	Neuroendocrinology Group of the SEEN	LAMAS C	Endocrinol Nutr，2014，61（4）：e15-e24.
UK guidelines for the management of pituitary apoplexy	the Pituitary Apoplexy Guidelines Development Group / the Society for Endocrinology	RAJASEKARAN S	Clin Endocrinol（Oxf），2011，74（1）：9-20.
ESPEN guideline on clinical nutrition in the intensive care unit	European Society for Clinical Nutrition and Metabolism	SINGER P	Clin Nutr，2019，38（1）：48-79.
Guidelines for the Provision and Assessment of Nutrition Support Therapy in the Adult Critically Ill Patient：Society of Critical Care Medicine （SCCM）and American Society for Parenteral and Enteral Nutrition（A.S.P.E.N.）	Society of Critical Care Medicine，American Society for Parenteral and Enteral Nutrition	MCCLAVE SA，COMPHER C	JPEN J Parenter Enteral Nutr，2016，40（2）：159-211.
Paroxysmal sympathetic hyperactivity after acquired brain injury：consensus on conceptual definition，nomenclature，and diagnostic criteria	Consensus Working Group	BAGULEY IJ	J Neurotrauma，2014，31（17）：1515－1520.
Clinical practice guidelines for the prevention and management of pain，agitation/sedation，delirium，immobility，and sleep disruption in adult patients in the ICU	None	DEVLIN JW	Crit Care Med，2018，46（9）：e825-e873.

文献名称	学术组织	通信作者	杂志
Special articles:guidelines for performing ultrasound guided vascular cannulation: recommendations of the American Society of Echocardiography and the Society of Cardiovascular Anesthesiologists	Councils on Intraoperative Echocardiography and Vascular Ultrasound of the American Society of Echocardiography, the Society of Cardiovascular Anesthesiologists	TROIANOS CA	Anesth Analg,2012,114 (1):46-72.
International evidence-based recommendations on ultrasound-guided vascular access	None	LAMPERTI M	Intensive Care Med, 2012,38(7):1105-1117.
The third international consensus definitions for sepsis and septic shock(sepsis-3)	the Society of Critical Care Medicine and the European Society of Intensive Care Medicine	SINGER M	JAMA,2016,315(8): 801-810.
Surviving sepsis campaign: international guidelines for management of sepsis and septic shock:2016	55 international experts representing 25 international organizations	RHODES A	Intensive Care Med, 2017,43(3):304-377.
2001 SCCM/ESICM/ACCP/ATS/SIS international sepsis definitions conference	SCCM/ESICM/ACCP/ATS/SIS	LEVY MM	Crit Care Med,2003,31 (4):1250-1256.
A paradigm for consensus. The university hospital consortium guidelines for the use of albumin,nonprotein colloid, and crystalloid solutions	26 University Hospital Consortium	VERMEULEN LC	Arch Intern Med,1995, 155(4):373-379.
Consensus on circulatory shock and hemodynamic monitoring. Task force of the European Society of Intensive Care Medicine	Task force of the European Society of Intensive Care Medicine	CECCONI M	Intensive Care Med, 2014,40(12):1795-1815.
Guidelines for the diagnosis and management of critical illness-related corticosteroid insufficiency(CIRCI) in critically ill patients(Part I):Society of Critical Care Medicine(SCCM) and European Society of Intensive Care Medicine(ESICM) 2017	Society of Critical Care Medicine(SCCM) and European Society of Intensive Care Medicine(ESICM)	ANNANE D, PASTORES SM	Intensive Care Med, 2017,43(12):1751-1763.

续表

文献名称	学术组织	通信作者	杂志
Tracheotomy in the intensive care unit: guidelines from a French Expert Panel	the French Intensive Care Society	GUILLOT M	Ann Intensive Care, 2018,8(1):37.
Management of adults with hospital-acquired and ventilator-associated pneumonia: 2016 clinical practice guidelines by the Infectious Diseases Society of America and the American Thoracic Society	Infectious Diseases Society of America and the American Thoracic Society	KALIL AC	Clin Infect Dis,2016,63 (5):61-111.
Guidelines for the management of adults with hospital-acquired, ventilator-associated, and healthcare-associated pneumonia	American Thoracic Society, Infectious Diseases Society of America		Am J Respir Crit Care Med,2005,171(4):388-416.
Guidelines for the management of tracheal intubation in critically ill adults	Difficult Airway Society, Intensive Care Society, Faculty of Intensive Care Medicine,Royal College of Anaesthetists	HIGGS A	Br J Anaesth,2018,120 (2):323-352.
British Thoracic Society guideline for advanced diagnostic and therapeutic flexible bronchoscopy in adults	British Thoracic Society Interventional Bronchoscopy Guideline Group	I A DU RAND	Thorax,2011,66(Suppl 3):1-21.
British Thoracic Society guideline for diagnostic flexible bronchoscopy in adults: accredited by NICE	British Thoracic Society Bronchoscopy Guideline Group	I A DU RAND	Thorax,2013,68(Suppl 1):1-44.
Intra-abdominal hypertension and the abdominal compartment syndrome: updated consensus definitions and clinical practice guidelines from the World Society of the Abdominal Compartment Syndrome	Pediatric Guidelines Sub-Committee for the World Society of the Abdominal Compartment Syndrome	KIRKPATRICK AW	Intensive Care Med, 2013,39(7):1190-1206.

文献名称	学术组织	通信作者	杂志
Gastrointestinal function in intensive care patients：terminology，definitions and management. Recommendations of the ESICM working group on abdominal problems	The Working Group on Abdominal Problems of the European Society of Intensive Care Medicine	REINTAM BLASER A	Intensive Care Med，2012，38（3）：384-394.
Recommendations for end-of-life care in the intensive care unit：a consensus statement by the American College of Critical Care Medicine	American College of Critical Care Medicine	TRUOG RD	Crit Care Med，2008，36（3）：953-963.
Seeking worldwide professional consensus on the principles of end-of-life care for the critically ill. The Consensus for Worldwide End-of-Life Practice for Patients in Intensive Care Units（WELPICUS）study	WELPICUS Study Group	SPRUNG CL	Am J Respir Crit Care Med，2014，190（8）：855-866.
KDIGO clinical practice guidelines for acute kidney injury	Kidney Disease Improving Global Guidelines	KHWAJA A	Nephron Clin Pract，2012，120（4）：c179-c184.
Implementing the kidney disease：improving global outcomes/acute kidney injury guidelines in ICU patients	Kidney Disease：Improving Global Outcomes（KDIGO）Group	HOSTE EA	Curr Opin Crit Care，2013，19（6）：544-553.
Prevention of acute kidney injury and protection of renal function in the intensive care unit：update 2017：expert opinion of the working group on prevention，AKI section，European Society of Intensive Care Medicine	European Society of Intensive Care Medicine	JOANNIDIS M	Intensive Care Med，2017，43（6）：730-749.
Guidelines on the use of therapeutic apheresis in clinical practice - evidence-based approach from the writing committee of the American Society for Apheresis：the eighth special issue	American Society for Apheresis	PADMANABHAN A	J Clin Apher，2019，34（3）：171-354.

续表

第二部分　神经病学与神经外科学			
文献名称	学术组织	通信作者	杂志
中国急性缺血性脑卒中诊治指南2018	中华医学会神经病学分会，中华医学会神经病学分会脑血管病学组	彭斌,刘鸣,崔丽英	中华神经科杂志,2018,51(9):666-682.
中国急性缺血性脑卒中早期血管内介入诊疗指南2018	中华医学会神经病学分会，中华医学会神经病学分会脑血管病学组,中华医学会神经病学分会神经血管介入协作组	刘新峰,刘鸣,崔丽英	中华神经科杂志,2018,51(9):683-691.
中国脑出血诊治指南(2019)	中华医学会神经病学分会，中华医学会神经病学分会脑血管病学组	朱遂强,刘鸣,崔丽英	中华神经科杂志,2019,52(12):994-1005.
中国蛛网膜下腔出血诊治指南2015	中华医学会神经病学分会，中华医学会神经病学分会脑血管病学组	董强,刘鸣,蒲传强	中华神经科杂志,2016,49(3):182-191.
尼莫地平治疗外伤性蛛网膜下腔出血专家共识	中国神经外科专家共识协作组	江基尧,高国一	中华创伤杂志,2011,27(1):8-10.
中国颅内静脉系统血栓形成诊断和治疗指南2015	中华医学会神经病学分会，中华医学会神经病学分会脑血管病学组	曾进胜,刘鸣,蒲传强	中华神经科杂志,2015,48(10):819-829.
中国自身免疫性脑炎诊治专家共识	中华医学会神经病学分会	蒲传强,崔丽英,贾建平	中华神经科杂志,2017,50(2):91-98.
中国吉兰-巴雷综合征诊治指南	中华医学会神经病学分会神经肌肉病学组,中华医学会神经病学分会肌电图及临床神经电生理学组,中华医学会神经病学分会神经免疫学组	崔丽英,蒲传强,胡学强	中华神经科杂志,2010,43(8):583-586.
中国重症肌无力诊断和治疗指南2015	中华医学会神经病学分会神经免疫学组,中国免疫学会神经免疫学分会	李柱一,胡学强	中华神经科杂志,2015,48(11):934-940.
中国视神经脊髓炎谱系疾病诊断与治疗指南	中国免疫学会神经免疫学分会,中华医学会神经病学分会神经免疫学组,中国医师协会神经内科医师分会神经免疫专业委员会	黄德晖	中国神经免疫学和神经病学杂志,2016,23(3):155-166.
中国中枢神经系统恶性胶质瘤诊断和治疗共识(简化版)	中华医学会神经外科分会肿瘤专业组		中华医学杂志,2009,89(43):3028-3030.

续表

文献名称	学术组织	通信作者	杂志
中国脑血管超声临床应用指南	中华医学会神经病学分会,中华医学会神经病学分会脑血管病学组,中华医学会神经病学分会神经影像协作组	黄一宁	中华神经科杂志,2016,49(7):507-518.
中国神经超声的操作规范(一)	中国医师协会神经内科医师分会神经超声专业委员会,中华医学会神经病学分会神经影像协作组	徐蔚海	中华医学杂志,2017,97(39):3043-3050.
2018 guidelines for the early management of patients with acute ischemic stroke: a guideline for healthcare professionals from the American Heart Association/American Stroke Association	American Heart Association/American Stroke Association	POWERS WJ	Stroke,2018,49:e46-e110.
Guidelines for the management of spontaneous intracerebral hemorrhage: a guideline for healthcare professionals from the American Heart Association/American Stroke Association	American Heart Association/American Stroke Association	HEMPHILL JC	Stroke,2015,46(7):2032-2060.
European Stroke Organization guidelines for the management of intracranial aneurysms and subarachnoid haemorrhage	European Stroke Organization	STEINER T	Cerebrovasc Dis,2013,35(2):93-112.
EFNS guideline on the treatment of cerebral venous and sinus thrombosis in adult patients	European Federation of Neurological Societies	EINHAUPL K	Eur J Neurol,2010,17(10):1229-1235.
Consensus guidelines for the investigation and management of encephalitis in adults and children in Australia and New Zealand	Australasian Society of Infectious Diseases(ASID); Australasian College of Emergency Medicine(ACEM); Australian and New Zealand Association of Neurologists(ANZAN); Public Health Association of Australia(PHAA)	BRITTON PN	Intern Med J,2015,45(5):563-576.

续表

文献名称	学术组织	通信作者	杂志
The management of encephalitis：clinical practice guidelines by the Infectious Diseases Society of America	Infectious Diseases Society of America	TUNKEL AR	Clin Infect Dis，2008，47（3）：303-327
ESCMID guideline：diagnosis and treatment of acute bacterial meningitis	European Society of Clinical Microbiology and Infectious Diseases	VAN DE BEEK D	Clin Microbiol Infect，2016，22 Suppl 3：S37-S62.
2017 Infectious Diseases Society of America's clinical practice guidelines for healthcare-associated ventriculitis and meningitis	None	TUNKEL AR	Clin Infect Dis，2017，64（6）：34-65.
European Society of Clinical Microbiology and Infectious Diseases（ESCMID）Fungal Infection Study Group（EFISG）and European Confederation of Medical Mycology（ECMM）2013 joint guidelines on diagnosis and management of rare and emerging fungal diseases	European Society of Clinical Microbiology and Infectious Diseases（ESCMID）Fungal Infection Study Group（EFISG）and European Confederation of Medical Mycology（ECMM）	CORNELY OA	Clin Microbiol Infect，2014，20 Suppl 3：1-4.
EFNS / ENS Guidelines for the treatment of ocular myasthenia	European federation of neurological society	KERTY E	Eur J Neurol，2014，21（5）：687-693.

第三部分　其他专科

文献名称	学术组织	通信作者	杂志
中国高血压防治指南（2018年修订版）	中国高血压防治指南修订委员会，高血压联盟（中国），中华医学会心血管病学分会，中国医师协会高血压专业委员会，中国医疗保健国际交流促进会高血压分会，中国老年医学学会高血压分会	刘力生	中国心血管杂志，2019，24（1）：24-56.
中国急诊高血压诊疗专家共识（2017 修订版）	中国医师协会急诊医师分会，中国高血压联盟，北京高血压防治协会	无	中国急救医学，2018，38（1）：1-13.

续表

文献名称	学术组织	通信作者	杂志
妊娠期高血压疾病诊治指南（2015）	中华医学会妇产科学分会妊娠期高血压疾病学组	杨孜,张为远	中华妇产科杂志,2015,50(10):721-728.
中国心力衰竭诊断和治疗指南2018	中华医学会心血管学分会心力衰竭学组,中国医师协会心力衰竭专业委员会,中华心血管病杂志编辑委员会	王华,梁延春	中华心血管病杂志,2018,46(10):760-789.
中国心力衰竭患者离子管理专家共识	中国医师协会心力衰竭专业委员会,国家心血管病专家委员会心力衰竭专业委员会,中华心血管病杂志编辑委员会	张健,张宇辉	中华心力衰竭和心肌病杂志,2020,4(1):16-31.
2008抗心律失常药物治疗指南	中华医学会心血管病学分会,中华心血管病杂志编辑委员会抗心律失常药物治疗专题组	无	无
诊断性可弯曲支气管镜应用指南(2008年版)	中华医学会呼吸病学分会	李强	中华结核和呼吸杂志,2008,31(1):14-17.
肝功能衰竭诊疗指南(2018年版)	中华医学会感染病学分会肝衰竭与人工肝学组,中华医学会肝病学分会重型肝病与人工肝学组	李兰娟,韩涛	实用肝病杂志,2019,22(2):164-171.
肝硬化肝性脑病诊疗指南	中华医学会肝病学分会	徐小元,段钟平	中华肝脏病杂志,2018,26(10):721-736.
应激性溃疡防治建议	中华医学杂志编辑委员会	许国铭	中华医学杂志,2002,82(14):1000-1001.
应激性黏膜病变预防与治疗——中国普通外科专家共识(2015)	中华医学会外科学分会	赵玉沛	中国实用外科杂志,2015,35(7):728-730.
中国急性胃黏膜病变急诊专家共识	中国医师协会急诊医师分会	郭树彬	中国急救医学,2015,35(9):769-775.
中国甲状腺疾病诊治指南——甲状腺功能亢进症	中华医学会内分泌学分会《中国甲状腺疾病诊治指南》编写组	无	中华内科杂志,2007,46(10):876-882.
中国2型糖尿病防治指南(2017年版)	中华医学会糖尿病学分会	贾伟平	中华糖尿病杂志,2018,10(1):4-67.
中国成人住院患者高血糖管理目标专家共识	中华医学会内分泌学分会	童南伟	中华内分泌代谢杂志,2013,29(3):189-195.
中国高血糖危象诊断与治疗指南	中华医学会糖尿病学分会	纪立农	中华糖尿病杂志,2013,5(8):449-461.

续表

文献名称	学术组织	通信作者	杂志
中国糖尿病患者低血糖管理的专家共识	中华医学会内分泌学分会	王卫庆	中华内分泌代谢杂志，2012，28（8）：619-623.
老年患者低钠血症的诊治中国专家建议	老年患者低钠血症的诊治中国专家建议写作组	李小鹰	中华老年医学杂志，2016，35（8）：795-804.
深静脉血栓形成的诊断和治疗指南（第三版）	中华医学会外科学分会血管外科学组	王深明	中华普通外科杂志，2017，32（9）：807-812.
弥散性血管内凝血诊断中国专家共识（2017年版）	中华医学会血液学分会血栓与止血学组	胡豫	中华血液学杂志，2017，38（5）：361-363.
急性有机磷农药中毒诊治临床专家共识（2016）	中国医师协会急诊医师分会	杨立山，卢中秋，田英平，于学忠	中国急救医学，2016，36（12）：1057-1065.
急性酒精中毒诊治共识	急性酒精中毒诊治共识专家组	田英平，石汉文	中华急诊医学杂志，2014，23（2）：135-138.
一氧化碳中毒临床治疗指南（三）	无	高春锦，葛环，赵立明，等	中华航海医学与高气压医学杂志，2013，19（1）：315-317.
血液净化标准操作规程（2010版）	中华医学会肾脏病学分会	中华人民共和国卫生部	无
儿童血浆置换临床应用专家共识	中国医师协会儿科医师分会血液净化专业委员会	吴玉斌，沈颖	中华实用儿科临床杂志，2018，33（15）：1128-1135.
2013 ESH/ESC practice guidelines for the management of arterial hypertension	European Society of Hypertension and the European Society of Cardiology	MANCIA G	Blood Press，2014，23（1）：3-16.
ASHP therapeutic guidelines on stress ulcer prophylaxis. ASHP commission on therapeutics and approved by the ASHP board of directors on November 14，1998	American Society of Hospital Pharmacists	None	Am J Health Syst Pharm，1999，56（4）：347-379.
2016 Guidelines for the management of thyroid storm from the Japan Thyroid Association and Japan Endocrine Society（First edition）	Japan Thyroid Association and Japan Endocrine Society	SATOH T	Endocr J，2016，63（12）：1025-1064.
2016 American Thyroid Association guidelines for diagnosis and management of hyperthyroidism and other causes of thyrotoxicosis	American Thyroid Association	ROSS DS	Thyroid，2016，26（10）：1343-1421.

续表

文献名称	学术组织	通信作者	杂志
Consensus statement on the diagnosis, treatment and follow-up of patients with primary adrenal insufficiency	None	HUSEBYE ES	J Intern Med, 2014, 275 (2): 104-15.
Diagnosis and treatment of primary adrenal insufficiency: an endocrine society clinical practice guideline	Task Force	BORNSTEIN SR	J Clin Endocrinol Metab, 2016, 101 (2): 364-389.
Society for endocrinology endocrine emergency guidance: emergency management of acute adrenal insufficiency (adrenal crisis) in adult patients	Society for Endocrinology	ARLT W	Endocr Connect, 2016, 5 (5): G1-G3.
Management of hyperosmolar hyperglycaemic state in adults with diabetes	Joint British Diabetes Societies (JBDS) Hyperosmolar Hyperglycaemic Guidelines Group	SCOTT AR	Diabet Med, 2015, 32 (6): 714-724.
Guidelines for the use of an insulin infusion for the management of hyperglycemia in critically ill patients	Society of Critical Care Medicine	JACOBI J	Crit Care Med, 2012, 40 (12): 3251-3276.
Emergency treatment of hypoglycaemia: a guideline and evidence review	International Diabetes Agencies	VILLANI M	Diabet Med, 2017, 34 (9): 1205-1211.
Clinical practice guideline on diagnosis and treatment of hyponatraemia	Hyponatraemia Guideline Development Group	SPASOVSKI G	Nephrol Dial Transplant, 2014, 29 (Suppl 2): 1-39.
Diagnosis, evaluation, and treatment of hyponatremia: expert panel recommendations	a panel of experts in hyponatremia	VERBALIS JG	Am J Med, 2013, 126 (10): 1-42.
Clinical practice guideline on diagnosis and treatment of hyponatraemia	None	BIESEN WV	Intensive Care Med, 2014, 40 (3): 320-331.
Guidance for diagnosis and treatment of DIC from harmonization of the recommendations from three guidelines	Scientific Standardization Committee on DIC of the International Society on Thrombosis Haemostasis	WADA H	J Thromb Haemost, 2013, 11 (4): 761-767.

附录二　神经重症相关教材和专著

1. 伯特兰·吉代.重症医学质量管理:实践指南.隆云,译.北京:光明日报出版社,2018.

2. 陈美香.血液净化标准操作规程 2010 版.北京:人民军医出版社,2014.

3. 陈孝平,汪建平,赵继宗.外科学.9 版.北京:人民卫生出版社,2018.

4. 陈新谦,金有豫,汤光.新编药物学.18 版.北京:人民卫生出版社,2019.

5. 葛均波,徐永健,王辰.内科学.9 版.北京:人民卫生出版社,2018.

6. 管向东,陈德昌,严静.中国重症医学专科资质培训教材.3 版.北京:人民卫生出版社,2019.

7. 郭洪志,麻琳.脑源性多脏器功能障碍综合征.济南:山东科学技术出版社,2009.

8. 胡长林,吕涌涛.颅内血肿微创穿刺清除技术规范.北京:人民卫生出版社,2014.

9. 华扬.实用颈动脉与颅脑血管超声诊断学.北京:科学出版社,2002.

10. 贾建平,陈生弟.神经病学.8 版.北京:人民卫生出版社,2018.

11. 菅向东,杨晓光,周启栋.中毒急危重症诊断治疗学.北京:人民卫生出版社,2009.

12. 克莱恩,约翰.急诊医学综合学习指南.5 版.崔书章,柴艳芬,寿松涛,译.天津:天津科学技术出版社,2003.

13. 拉斐尔·吉罗,卡拉姆·本杰里德.ICU 血流动力学监测:设备与原理.李刚,段军,译.天津:天津科技翻译出版有限公司,2018.

14. 林果为,王吉耀,葛均波.实用内科学.15 版.北京:人民卫生出版社,2017.

15. 刘大为.实用重症医学.2 版.北京:人民卫生出版社,2017.

16. 卡斯尔·马修,琼斯·罗切尔.精神科急症.王红星,译.北京大学医学出版社,2011.

17. 涂来慧,蒋建明,吴涛.重症肌无力.上海:上海第二军医大学出版社,2010.

18. 王春亭,王可富.现代重症抢救技术.北京:人民卫生出版社,2007.

19. 王力红,朱士俊.医院感染学.北京:人民卫生出版社,2014.

20. 吴江,贾建平.神经病学.3 版.北京:人民卫生出版社,2016.

21. 宿英英.脑损伤后昏迷评估.北京:人民卫生出版社,2011.

22. 宿英英.神经系统急危重症监护与治疗.北京:人民卫生出版社,2005.

23. 姚咏明.急危重症病理生理学.北京:科学出版社,2013.

24. 尤荣开.临床常见脑病救治.郑州:河南科学技术出版社,2017.

25. 余手章,岳云.临床监测学.北京:人民卫生出版社,2005.

26. 约瑟夫·M.朱兰,约瑟夫·A.德费欧.朱兰质量手册.6 版.焦叔斌,译.北京:中国人民大学出版社,2014.

27. 张波,高和.实用机械通气治疗手册.2 版.北京:人民军医出版社,2006.

28. 张建宁,王任直,胡锦.神经外科重症监护手册.北京:人民卫生出版社,2016.

29. 张晋碚.精神科疾病临床诊断与治疗方案.北京:科技文献出版社,2010.

30. 赵继宗.神经外科学.4 版.北京:人民卫生出版社,2019.

31. 赵靖平,施慎逊.中国精神分裂症防治指南.2 版.北京:中华医学电子音像出版社,2015.

32. 周建新,席修明.机械通气与呼吸治疗.北京:人民卫生出版,2007.

33. 周良辅.神经外科手册.上海:上海医科大学出版社,1994

34. 周良辅.神经外科手术图解.上海:上海医科大学出版社,1998.

35. 周良辅.现代神经外科学.2 版.上海:复旦大学出版社,2015.

36. ANISH B,MAREK AM. Handbook of neurocritical care. 2nd ed. New York:Springer,2011.

37. ATKINSON P,KENDALL R,RENSBURG LV. Emergency medicine. Edinburgh:Churchill Livingstone,2010.

38. BHARDWAJ A,MIRSKI MA. Handbook of neurocritical care. 2nd ed. New York:Springer-Verlag,2010.

39. BRENNER BM. Brenner and Rector's the kidney. 9th ed. Philadelphi:Saunders,2012.

40. Guideline Updates Team(UK). Acute kidney injury:prevention,detection and management. London:National Institute for Health and Care Excellence(UK),2019.

41. JEROME BP,POSNER CB,SAPER NS,et al. Plum and Posner's diagnosis of stupor and coma(contemporary neurology series). 4th ed. New York:Oxford University Press,2007.

42. LAYON AJ,GABRIELLI A,FRIEDMAN WA. Textbook of neurointensive care. 2nd ed. Germany:Springer, 2013.

43. MARX J,HOCKBERGER R,WALLS R. Rosen' emergency medicine. 9th ed. London:Mosby,2017.

44. MAYER S,ROWLAND L. Merritt's neurology. 14th ed. Philadelphia:Lippincott Williams & Wilkins,2021.

45. STEPHEN LH,SCOTT AJ. Harrison's neurology in clinical medicine. 2nd ed. Boston:McGraw-Hill Education / Medical,2016.